黃帝內經

把健康徹底說清楚

北京中醫藥大學名教授
曲黎敏◎著

作者序

誰能把健康說清楚？

就在出版社催促我寫這篇序言時，某家企業邀我去講一堂「四季養生與智慧理財」的課，看到題目，我有點愕然，因為我對「理財」一竅不通。趕緊查《說文解字》，「理」，治玉也；「財」，人所寶也。「理財」就是研究人人都喜愛的東西（錢財）。這當然傷腦筋，但也很有趣，且富有挑戰性。

「理財」耗費心力，且與「養生」觀念相違背，現代人往往就是被這兩個字給套牢，一個是「命」，一個是「財」，孰輕孰重，難以取捨。看看中國人的成語：輕身重財、謀財害命、要錢不要命，好像人人都只在意錢。就算大家都知道1000000000那數字前面的「1」，就像身子骨一樣重要，若「1」一倒下，就什麼都沒了，可是人們還是對後面無數的「0」著迷。這就叫做「悟則易悟，了則難了」。

懂得四季養生之理，才能智慧理財

但仔細想想，這題目出得高明。為什麼呢？因為懂得四季養生之理，才能智慧理財。四季養生之理就是「因天之序」，就是順其自然，就是明白人生如四季般更迭起伏，春生、夏長、秋收、冬藏，理財就是要先明白這個天理，「春生」就如同發財的創意，「夏長」就是投資和消耗，「秋收」就是收穫，「冬藏」就是把收穫變現、變成精，把這「精」藏在骨髓裡，該用的時候把它重調出來，為您生育一個可愛的寶寶，延續您生命的精彩。

而「智慧理財」這四個字妙在「智慧」上，於境決斷，為智；觀達為慧。要想得「大財」，得「大精」，關鍵在於能否不為外界所惑，當機立斷；在於能否看得通透長遠。智慧是一種境界和一種不可企及的速度，具有不可複製性。唯具有慧根，才能得大圓滿。

於是，生活爲之改觀。

於是，存天理，不必滅人慾。因爲「人慾」也有幡然而悟的那一刻。

天高地闊，有足夠的時間等待我們覺悟。

回歸生活藝術的養生

而誰又能把健康說明白呢？這世上哪件事是透徹明白的呢？都是明知不可為而為之。不得不感慨人，是最複雜的系統，不可能簡單，就算西醫已分析到細胞，也還是說不清楚。中國老祖宗的高明－採取一種對生命的詩意解讀，它的「大醫學」概念，排除過分專業化的傾向，而始終致力於「一個完整的人」的概念。因為任何專業化的傾向，都意味著缺乏活力、吝嗇與孤獨，而整體性、充滿活力、相互幫助，則是人類未來的希望。

養生越來越熱門。到底是青春期的衝動，還是更年期的熱潮，越來越讓人看不懂。但有一點是清楚的：就是人們需要的不是只會賣藥的醫生，而是生活的指導者和同情者，能相互交流身體感受、得到勸戒，並參與到病情的討論，也因此養生概念的表達會越來越完整，它關係到肉體和心靈兩個層面，是一種主動管理生活的態度，是對人類行為的必要調適，是完整的生活藝術。

對身體、對生活、對一切，當追求完美；但要明白的是：真正幾近完美的只有「心靈」。

2010年正月寫於元泰堂　曲黎敏

目錄

第七章 午時—心經當令，小睡有益健康

午時（上午11點到下午1點）
心經當令（心經在午時值班）

第八章 未時—小腸經當令，吸收營養精華

未時（下午1點到3點）
小腸經當令（小腸經在未時值班）

第九章　申時—膀胱經當令，學習的黃金時間

申時（下午3點到5點）

膀胱經當令（膀胱經在申時值班）

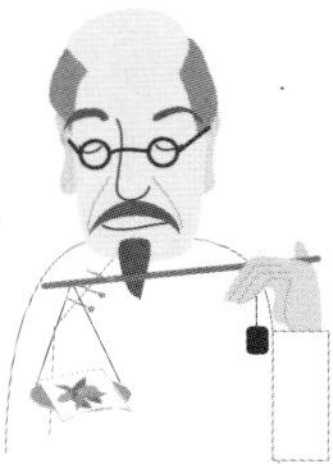

第十章　酉時—腎經當令，入腎補元氣

酉時（下午5點到7點）

腎經當令（腎經在酉時值班）

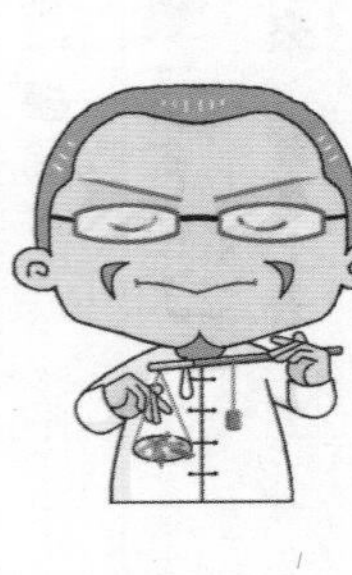

引子

● 傳統養生智慧的四大經典
● 2010年應該預防哪些疾病？

1 傳統養生智慧的四大經典

四大經典可「救民於水火」

從中國文化來談醫學，傳統的養生智慧，基本上依據的是四大經典。四大經典指的是哪四本書呢？一本是《黃帝內經》，專門講的是醫理；一本書叫《傷寒論》，是專門講如何辨證論治的方法。如果能把《黃帝內經》及《傷寒論》學好，這是非常棒的一件事，因為可以「救民於水火」。

大家可能覺得有些困難，我認為大學生來學習養生，不如已有工作經驗的人學得快，因為學這些是需要人生的閱歷。還有一本是專門講中藥的書，叫《神農本草經》；另一本是扁鵲所著的《難經》，能學好這兩本書，也是受益匪淺的。

要想學好傳統智慧，有一個前提，就是必須把自己的身心，全部放在一種很原始的狀態，這樣才能知道當時的人在說什麼。

四大經典簡介

書名＼項目	作者	成書年代	代表性	內容特色
黃帝內經	黃帝	西漢	貴族醫學	注重天人合一、陰陽平衡、順應四時的健康理念，二千多年來一直是中醫理論的基礎
傷寒論	張機（仲景）	東漢	平民醫學	實際涉及治療理論
神農本草經	不可考	東漢	最早的藥物學專著	秦漢時期，眾多醫學家總結、蒐集、整理當時藥物學經驗成果的合著
難經	扁鵲	漢代	最早的中醫基礎理論著作	透過對81個中醫學術疑難問題的深刻討論，構成中醫基礎理論體系

2

2010年應該預防哪些疾病？

金虎年，有金剋木之象

庚寅年，庚為金，寅為虎，所以叫「金虎年」，納音五行為松柏木。「庚」為天干，在五行中屬斧鉞之金，「寅」為地支，干動而不息，支靜而有常。「干」為氣，氣長變；「支」為根，根不動。這一年天氣為金，庚為出生之木，有金剋木之象。

上半年為少陽相火司天，中運為金運太過，下半年為厥陰風木在泉。從象上看，這一年的五運六氣，呈風火相煽之象。

金運太過，主燥氣流行，肺氣自傷，肝木受剋。容易生兩脅下少腹痛症，而且目赤痛、眼角爛，耳鳴、耳聾。殺氣太盛，會身體沉重，心煩怨怒，胸痛引背。兩脅脹滿，甚則疼痛直至小腹，脅痛不能反側。

五行與天干的對應關係表

五行	木	火	土	金	水
天干	甲乙	丙丁	戊己	庚辛	壬癸

燥氣太盛，肺自病加重，則會出現喘咳、氣逆、血溢、肩背痛。金不能生水，則身體的股膝、胯腳、腕關節，容易出問題。

金虎年可能出現的疾病

上半年少陽相火司天，火氣下臨，容易狂風暴起，木倒沙飛。氣候早溫，草木提前發榮，溫病隨之而起。炎火流行，雨水按時出現。火剋金，臟腑在膽、肺。少陽在身體裡對應三焦和膽，火氣上炎則為頭痛，火氣鬱阻於血脈，則外發瘡瘍。眼病、耳疾病人會比較多（聾瞑嘔吐），三焦不通則易形成中寒，上半身浮腫、惡性腫瘤等。

下半年厥陰風木在泉，厥陰在經脈指肝經和心包經，所對應的「腑」則是膽和三焦。厥陰主斂，主人體氣機由陰向陽轉化，為樞紐，若樞紐出問題，上、中、下三焦都會得病。所以這一年人們要多注意身體。

木剋土，疾病表現在肝、脾，易有身體沉重，兩脅脹痛、抑鬱不樂、肌肉萎軟、四肢不舉等症。風勝而肝自病，會出現一些兩脅裡急、咽膈不通和心痛，這是疾病在這一年中的大致趨勢。

2010年應預防哪些疾病？

時間點＼病名	疾病名稱
上半年	●頭痛 ●外發瘡瘍 ●眼病 ●耳疾病 ●上半身浮腫 ●惡性腫瘤
下半年	●兩脅脹痛 ●抑鬱不樂 ●肌肉萎軟 ●四肢不舉 ●咽膈不通 ●心痛

第一篇

從觀念談養生

● 如何判斷一位好醫生？
● 理解中、西醫的治療觀點

1

如何判斷一位好醫生？

好中醫，望、聞、問、切不可少

如何判斷一位中醫是「好」還是「庸」？只要記住一點：很多病症，西醫和中醫在認知上不同。如果病患跟中醫說明西醫的病名後，醫生就直接開藥，那麼這個藥的效力、這位中醫的醫術，就值得商榷，因為他用西醫的理念開中藥，肯定不是位「好」的中醫。

好的中醫治病，若是肝病，知道肝病一定往脾病傳，因為肝木剋制脾土，所以一定先從「脾」治療（見肝之病，知肝傳脾，當先實脾）。

西醫治肝病，不講究肝脾間的關係，只知道治肝。中醫和西醫很多概念都不同。如談到膽，西醫談膽囊功能、膽汁分泌的功能等。而中醫則肝膽脾胃都細看，就算沒有全都看，最起碼會提到「膽經」的概念。

中醫小辭典

肝陽上亢

又稱「肝陽上逆」、「肝陽偏旺」。多因肝腎陰虛，肝陽亢逆無所制，氣火上擾。表現為眩暈耳鳴、頭目脹痛、面紅目赤、急躁易怒、心悸健忘、失眠多夢、腰膝痠軟、口苦咽乾、舌紅等。治療上宜平肝、滋陰降火。

中醫小辭典

望、聞、問、切

「望、聞、問、切」是中醫看病的四種方法。

望：觀察氣色　　**聞**：診聽聲息
問：詢問症狀　　**切**：摸脈象

又如「高血壓」，這是一個西醫的名詞。中醫談到高血壓，一定會談到「脾」和「腎」的問題。

現代人如果有血壓的問題，以低壓（舒張壓）高者居多。低壓高是腎氣不足，不足以固攝，導致「肝陽上亢」（見18頁「中醫小辭典」），使得血壓升上來。往往低壓高的人，還有血壓不穩定的問題，每天量測的結果完全不同，而這些問題，好的中醫一「把脈」就能判斷出來。

現在一些中醫，都遺忘老祖宗的這個功夫，所以就剩「問診」，一問一答又都是採用西醫的名詞，往往無法達到看診的目的。

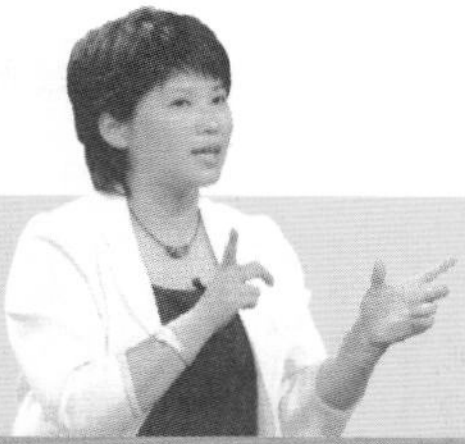

曲老師說分明

中醫診斷和西醫診斷的差別

中醫診斷講究「望、聞、問、切」，現在的一些中醫，都遺忘了老祖宗的這個功夫，所以就剩「問診」，一問一答又都是採用西醫的名詞，往往無法達到看診的目的。

中、西醫看肝病、看膽病

中醫角度看肝病	西醫角度看肝病
知道肝病一定往脾病傳，因為肝木克制脾土，所以一定先從脾治療（見肝之病，知肝傳脾，當先實脾）	不講究肝脾之間的關係，只知道治肝病
中醫角度看膽病	**西醫角度看膽病**
肝膽脾胃都要細看，就算沒有全都看，也會提到「膽經」的概念	談膽囊的功能、膽汁分泌的功能等

「把脈」不是一件簡單的事情

也許很多人認為「把脈」治病，是一件很簡單的事。生命是最複雜的系統，不可能簡單。因為很多問題不是一把脈就能解決，很多人都是因為情緒上的問題導致疾病，要想解決這些問題，比把脈、開藥複雜得更多。

這就需要跟病人充分溝通，但這樣非常耗費時間，很少有人願意花費大量的精力去做。若將來中醫能靠診療費的提高，而不是靠賣藥賺錢，人的醫術就會有所提升，就會有人願意與病人充分溝通。

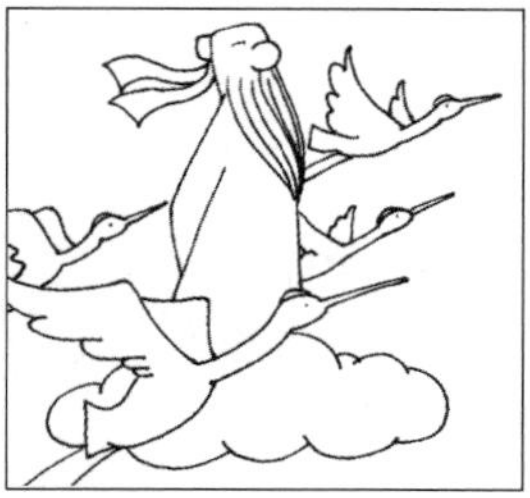

中醫最終要解決的是「人」的問題，而不是病。

因為溝通得越好，問題就解決得越深入，病情也就好得更快。現代人的疾病跟生活習慣、情緒因素密切相關，中醫最終要解決的是「人」的問題，而不是病。

中醫講究望、聞、問、切，其實醫生把「望診」功夫學精，對判斷人性非常有益，它可以使醫者對患者的脾氣個性，為人處世明白透徹，而「切脈」更可以探知病人一些不為人知的祕密。

我認識一位老師，他為了教會學生如何望、聞、問、切，通常會花二、三個小時在一位病人身上，無論是病人面容、脈象上的問題，他都會用《黃帝內經》的理論詳細解釋，那種縝密負責的態度，著實令人讚嘆。我常想如果醫生都能像他那樣，中醫的未來將何等光明，我們的病人是何等地有福。

中醫小辭典

把脈

又稱「脈診」、「切脈」、「按脈」，是中醫看病診察脈象的方法。用食、中、無名指等三指，按在患者橈動脈的寸口部，以檢查脈象的病情變化。

醫生的角色

1. 敢與死神爭奪生命的人
2. 把無常看得很透徹的人

瞭解病人的無助和無奈

我想病人去看醫生，大概像去見主管時，心裡忐忑不安、七上八下。病人更可憐，本來就不舒服，還不知道是哪裡的問題。戰戰兢兢的去醫院，想找醫生問個明白，可是還是一知半解，現在的病人特別無助和無奈。

病人見到醫生，若是鼻塞問題，往往直接說：「醫生，我感冒了。」這個時候醫生回答：「好，我給你開感冒藥。」或要想多賺點錢，就給病人做一系列檢查，這些都是很可怕的行為。

醫生的關懷是「心藥」

現在真正關心病人病情的醫生比較少。例如，病人看病，醫生不會很詳細地詢問，也沒有機會讓病人詳加描述病症，他只讓您簡單地說一下症狀，就進行一連串的檢查化驗，看到化驗結果，就依其結果開藥，也不跟病人說到底是怎麼回事，病人要真想知道，就自己看化驗單。

有位老太太肚子疼，到處求診，花大錢、吃藥、作檢驗都無效。後來她找到一位有名的老醫生看診，老醫生一個溫柔關懷的動作，老太太當場就哭了。

這位老醫生和顏悅色地伸出手說：「來，我摸摸你的肚子。」老太太說：「我看了七家醫院，沒有一個醫生碰我一下，每位醫生都面無表情，也不正眼看我，就讓我去做一些檢查，沒有一家醫院的醫生摸我的肚子。」

以上的例子相信是很多病人都有過的遭遇。**醫生一句簡單的話及動作，通常能讓病人備感溫暖，甚至可安撫病人的心靈，病人的病也就容易康復。**

病人大多是因為心裡有疑慮，才會求助於醫生，就是希望醫生給自己一個明白的說法。醫生應該是一位敢與死神爭奪生命的人，也是把「無常」看得很透徹的人。就請對病人多一些悲憫，多一些將心比心。

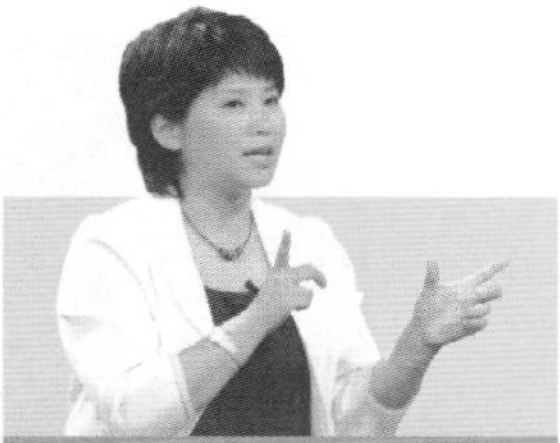

曲老師說分明

病人與醫生的關係

病人大多是因為心裡有疑慮，才求助於醫生，就是希望醫生給自己一個明確的說法。

2 理解中、西醫的治療觀點

中、西醫的治療層面大不同

中、西醫在治病時，治療的層面往往不同。例如，西醫做診斷時，有一個非常有趣的現象：只要最後確診的病症，大多都是「器質性疾病」（見「名詞小辭典」）。

「器質性疾病」一定是身體某個部位出現問題，如損傷、堵塞，就是器質性病變，西醫看的是最後的階段。而中醫看的是前面功能性的部分，指氣機的問題，而不是臟器問題。

假如中醫說病人心臟有問題，請不要以為心臟真的有病。例如，有人經常胸悶氣短、喘不過氣來，如果到醫院檢查，醫院通常會給病人做超音波或心電圖檢查。也許最後得出的結論是：病人沒問題，檢驗結果全都正常。

名詞小辭典

器質性疾病

中醫將疾病粗略分為「器質性疾病」和「功能性疾病」兩類。「器質性疾病」是系統方面的問題，如心臟病，肝病等；「功能性疾病」則像是局部痠痛，如頭暈。

中醫就不會發生如此情況，病人平常就感覺胸悶、氣短，是什麼原因呢？也許是因為「膈肌」（腹部與胸部的間隔）宣不開，氣整個憋在胸口。只要用藥疏通一下經脈，把膈肌宣開，胸悶問題就能解決。胸悶、氣短，也許還跟胸椎錯位有關。只要把胸椎矯正過來，自然能改善上述症狀。

中醫和西醫還有一個很大的區別，西醫講求的「指標」，是一大群人的平均數值，而中醫因人而異，沒有統一標準。

例如，血壓高的問題，西醫認為只要收縮壓到了140，就是高血壓。如果有人的收縮壓一直維持在140，偶爾去醫院一量，醫生就說他是高血壓；用藥降血壓，反而會造成他很不舒服的感覺。

所謂的「指標」只是一個參考值，是西方根據大量正常人，有關實驗測定的統計資料，來劃定的一個範圍，而不是個人個性化的指標。

西醫也提到，人到60歲以後，每增長10歲，血壓也會相對地升高。根據中醫理論，是因為這個時候人的氣血較不足，要透過加壓的方式來自救。在中醫看來，只要血壓不太高，其實是人體的自保功能，在發揮正常作用。但西醫卻不這麼認為，就會建議病人用藥降血壓。

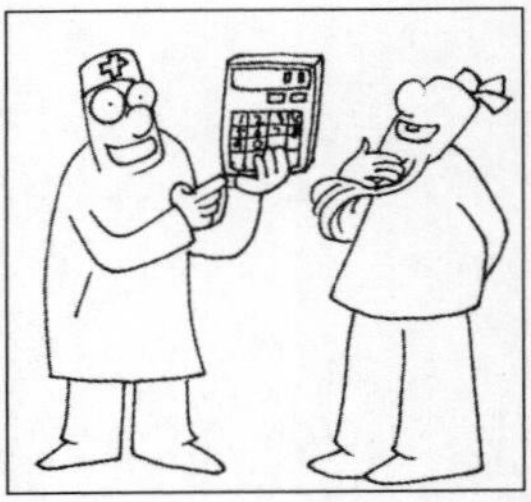

中醫和西醫最大的區別在於：西醫講求的是平均數值，而中醫則因人而異。

中醫和西醫有哪些區別？

	不同之處	實例
中醫	❶中醫治病，看的是前面功能性的部分，指氣機的問題，而不是臟器問題。 ❷中醫治病因人而異，沒有統一標準。	以血壓高的問題為例，西醫認為只要收縮壓到了140，就是高血壓。在中醫看來，只要血壓不太高，其實是人體的自保功能，在發揮正常作用。
西醫	❶西醫看的是最後的階段，只要最後確診的病症，往往是「器質性疾病」。 ❷講求一大群人的平均數值。	

中醫如何改善病人胸悶、氣短症狀？

❶用藥疏通經脈，把膈肌宣開，胸悶問題就能解決。

❷把胸椎矯正過來，自然能獲得改善。

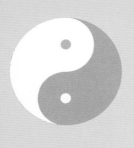

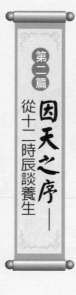

第二篇 因天之序——從十二時辰談養生

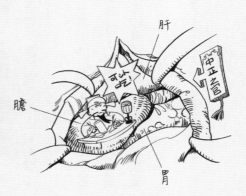

第一章 子時－膽經當令，要睡覺

- 膽經當令如何養生？
- 晚上沒睡，白天補眠，有用嗎？
- 引起膽病變的原因？
- 膽經和人體的關係為何？
- 什麼是造成「睡眠障礙」的元凶？
- 免疫力下降如何調理？
- 中醫如何解讀心理疾病？

1

膽經當令如何養生？

冬季是一年中的子時，晚上11點到凌晨1點是子時

萬事皆有開始，中國的時辰就從「子時」開始。「子時」指的就是晚上11點到凌晨1點。

而身體的子時由誰值班呢？就是「膽經」，子時的時候，對應的是人體的「膽經」。在這個時段應該做什麼呢？「應該要睡覺」。

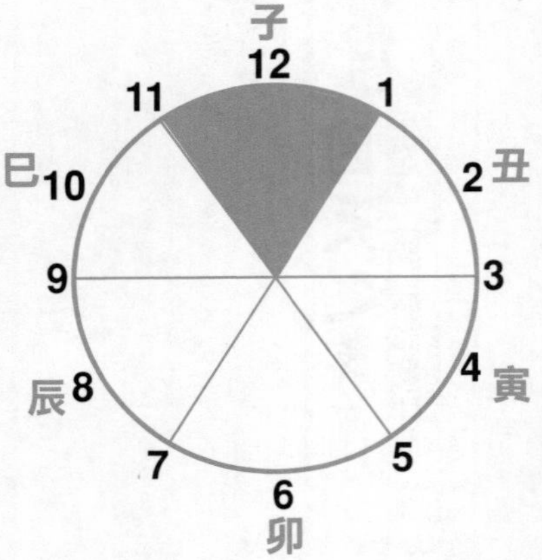

● 子時有一個重要的特點：「子時一陽生」。此時的陽氣應該細心養護，所以一定要睡「子時覺」。

十二時辰養生法

序號／項目	時辰	時間	說明	養生重點
1	子時	晚上11點到凌晨1點	**膽經當令**（膽經在子時值班）	要睡覺
2	丑時	凌晨1點到3點	**肝經當令**（肝經在丑時值班）	養肝血
3	寅時	凌晨3點到5點	**肺經當令**（肺經在寅時值班）	深度睡眠
4	卯時	早晨5點到7點	**大腸經當令**（大腸經在卯時值班）	應排便
5	辰時	早晨7點到9點	**胃經當令**（胃經在辰時值班）	一定要吃早飯
6	巳時	上午9點到11點	**脾經當令**（脾經在巳時值班）	運送養分
7	午時	上午11點到下午1點	**心經當令**（心經在午時值班）	小睡片刻有益健康
8	未時	下午1點到3點	**小腸經當令**（小腸經在未時值班）	吸收營養精華
9	申時	下午3點到5點	**膀胱經當令**（膀胱經在申時值班）	最佳學習黃金時間
10	酉時	下午5點到7點	**腎經當令**（腎經在酉時值班）	補腎元氣足
11	戌時	晚上7點到9點	**心包經當令**（心包經在戌時值班）	保持心情愉快
12	亥時	晚上9點到11點	**三焦經當令**（三焦經在亥時值班）	陰陽調和享受性愛

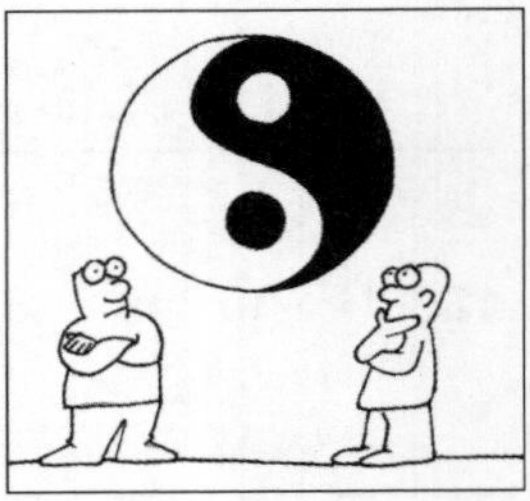

陰陽魚的何處陽氣最足呢？

在日常生活中，我們也會發現一個問題。例如，常有老年人晚上8、9點鐘，電視看著看著就睡著了。有一些人往往到晚上11點左右會醒來，醒來以後就開始找吃的。從西醫角度來講，膽汁開始分泌，人就有食慾。其實這時候想吃東西，是一種病態的表現。

為什麼到晚上11點會醒來？因為子時有一個重要的特點「子時一陽生」。此一時刻，人體的陽氣處於開始生發的狀態，此時的陽氣應細心養護，所以一定要睡「子時覺」。

在此我畫一個「太極圖」來說明，太極圖中什麼地方的陽氣力量最多呢？要記住，多不見得足，主要是看它有多大的生發力。

在整個陽魚裡面，最足的地方是陽魚的尾巴尖，所有的陽氣，都是從這一點生出來。那「魚眼」是什麼？如果說「魚尾」代表生發的力量，則「魚眼」代表「陽氣的固攝力量」。子時睡覺養生，就是在養陽氣生發的力量。人如果浪費這段時間，之後的陽氣都會出現問題。

為何子時要好好睡覺？

因為這段時間具有「一陽生」的特點。此一時刻，人體的陽氣處於開始生發的狀態。子時睡覺養生，就是在養陽氣生發的力量。

什麼是「子午覺」？

保持足夠睡眠，子時、午時要睡好「子午覺」（「子時」為晚上11點至凌晨1點，「午時」是上午11點至下午1點），這段時間一定要好好睡覺以養生。

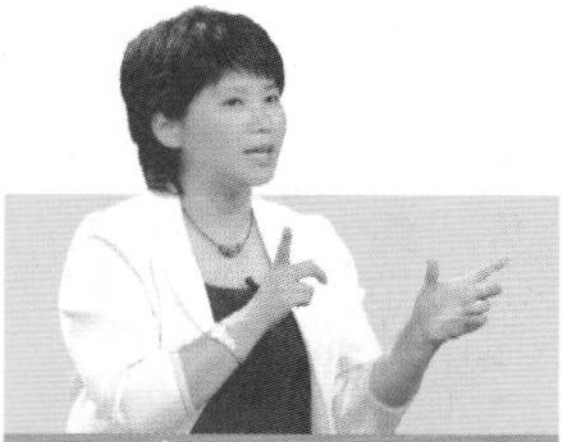

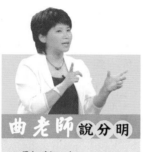

曲老師說分明

什麼是氣、神？

「膽經」是人體一條很長的經脈，從頭一直到腳，這也是它的形。而「氣」指的是什麼呢？「氣」是指經絡的運行，是生命的運動方式。「神」是指形、氣特別充足以後的外現。

屬鼠者屬於慢慢生發的人

中國有十二生肖，我們現在對「膽小如鼠」的解釋，是形容人的膽子特別小，就像老鼠一樣。但「子鼠」並不是這個意思。膽經子時正好對應著的屬相，就是「鼠」。什麼叫「鼠」？為什麼「膽」會用一個動物來表示？它代表的意義是什麼？

首先談談「老鼠」。老鼠有一種超強能力，就是「生育力」極強。假如全世界人類都毀滅，地球上還會有一樣生物存活，就是「老鼠」。

所以是用「老鼠」來比喻子時的生發力量。子時生發的力量像老鼠一樣，雖然小，但是多，它可以慢慢生發。凡是「屬鼠的人」，都屬於慢慢生發類型，適合做出版人或製片人。

十二時辰VS.十二生肖

時辰	生肖	合稱
子時	鼠	子鼠
丑時	牛	丑牛
寅時	虎	寅虎
卯時	兔	卯兔
辰時	龍	辰龍
巳時	蛇	巳蛇
午時	馬	午馬
未時	羊	未羊
申時	猴	申猴
酉時	雞	酉雞
戌時	狗	戌狗
亥時	豬	亥豬

經典檔案

禮記

又稱《小戴禮記》、《小戴禮》，西漢戴聖編定，共49篇。包涵從孔子到孟、荀各學派的論著，乃至秦漢之際儒家各派思想體系的傳承，內容涉及政治、法律、倫理、哲學、教育、歷史、文學、祭祀、民俗、衣飾、器物、飲食等領域，為儒家經典之一。

童年時期，父母不宜過度敦促孩子學習

在中國古代文化裡，「太極圖」上陽魚魚尾之處，又稱為「少陽」，代表人的童年。現在教育孩子的方式存在一個很大的問題：童年時期，父母往往過度壓抑小孩、拚命逼他學習。

有的孩子是達到好的學習成果，但還有很多小孩，或許依舊學不好，甚至將來還會有學習障礙。因為小孩在這個時候，承受的壓力過大，會傷害孩子的生機。《禮記》就說，小孩子12歲之前，應該處於一種「放鬆」的狀態。

什麼是「太極」？

《易傳・繫辭傳》：「易有太極，是生兩儀。兩儀生四象，四象生八卦。」這是「太極」概念最早的詮釋。到了宋代，對「太極」的解釋是：宇宙萬物即將變化前的狀態，一變動之後，即形成陰陽「兩儀」，進而衍生「四象八卦」，從此生生不息。太極概念也影響其他國家，如韓國國旗為「太極旗」，可見韓國深受中華傳統文化影響。

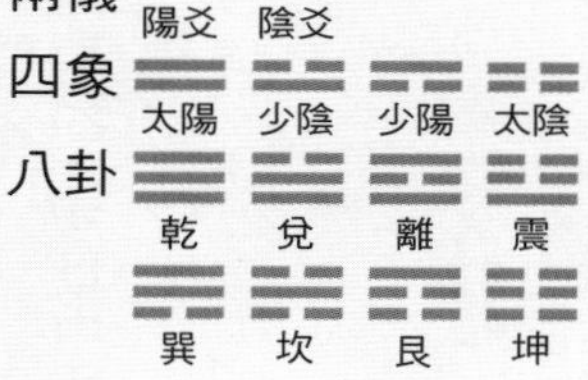
兩儀
陽爻
陰爻
四象
太陽
少陰
少陽
太陰
八卦
乾
兌
離
震
巽
坎
艮
坤

陽魚魚頭之處稱為「太陽」，或叫「老陽」。老子說過一句話，「物壯則老」，陽氣在這個時候已經快要消退，老的時候陽氣就即將消耗完。所以中國文化最看重的是「少陽」。

詞語小辭典

物壯則老

語出《老子》，意指事物（狀態）發展到極盛階段，就逐步接近衰亡和老去。

2 晚上沒睡，白天補眠，有用嗎？

晚上養陰，該睡覺；晚起不宜，壓制陽氣

有些人會有一些誤解。什麼誤解呢？若今天晚上加班到很晚，明天早上能不能晚點起床呢？晚起是不是就能減少對身體的傷害呢？答案是「一定有傷害」。

請大家記住，中國傳統養生理論認為，晚上要養陰，就是該睡覺，而太陽一升起，人身體的陽氣和天地之間的陽氣，是一同升起的。

如果整個上午您都在睡覺，等於壓抑自己的陽氣，久而久之對身體也會有影響。陽氣永遠起不來，就等於不順其自然，若沒有跟著天地的氣機走，也會造成身體的病變。

晚上沒睡、白天補眠，這是不可以的。白天就是陽氣生發，就是人該活動的時候，而不是應該睡覺的時候。所以早上要盡量早起，同時早餐要好好吃。

如果您真的怕胖，早餐更是重要，假如早餐沒吃好，只吃午、晚餐，肯定會越來越胖。為什麼呢？因為晚上已經是天地之間一派陰霾之氣，運化能力很弱，身體的運化能力也相對變弱，屆時會形成垃圾堆積，無法代謝。

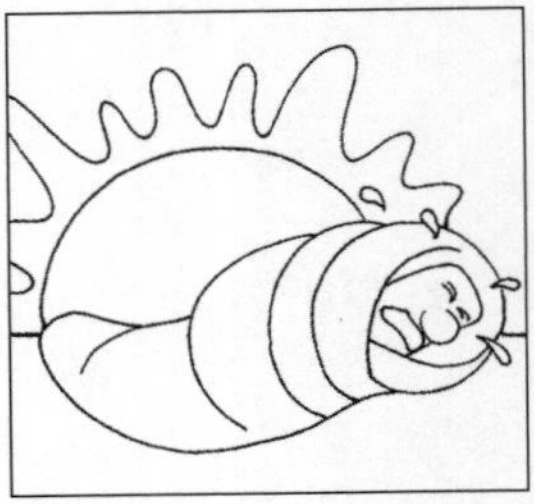

太陽一升起來，趕緊起床，不然陽氣就被憋住。

為何只吃晚餐，反而會越來越胖呢？

因為晚上已經是天地之間一派陰霾之氣，運化能力很弱，身體的運化能力也相對變弱，屆時會形成垃圾堆積在體內，無法順利代謝。

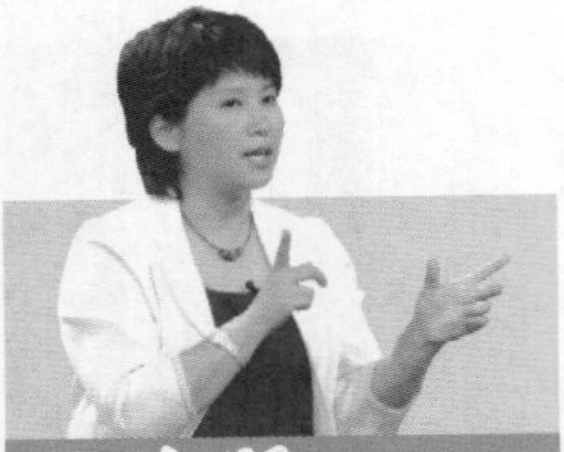

曲老師說分明

為什麼要早起？

太陽一升起，人身體的陽氣和天地之間的陽氣，是一同起來的，如果整個上午都在睡覺，等於壓抑自己的陽氣，久而久之，對身體也會有影響。

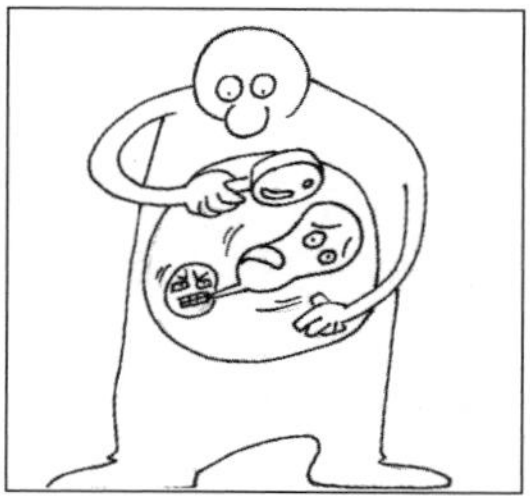

如果不吃早飯，膽呈現空運化，容易得膽病。

3 引起膽病變的原因？

膽病變原因 1 常晚睡和熬夜

現在很多人有膽囊的問題，只要是「膽病」，一般說來，有三個原因。第一，與晚睡和有熬夜習慣有關。這個問題在人年輕時，顯現不出來，等到年紀稍長以後，長期的晚睡，會造成「膽」的少陽生機受損。

也就是說人體在這個時候，本來是需要休息的，如果老是熬夜，逐漸會出現失眠的問題。為什麼呢？因為這時陽氣生發起來。只要在晚上11點前不睡覺，等陽氣生發起來時，就睡不著了。長期熬夜，必抑制生機，進而造成膽的病變。

造成膽病變的原因

1. 常晚睡和熬夜
2. 長期精神抑鬱
3. 長期不吃早餐

膽病變原因 2 長期精神壓抑鬱，易得膽結石

膽病的第二個原因，與「精神抑鬱」有關。人如果很壓抑，生機就起不來，且會造成膽病。

有一句話「凡十一臟皆取決於膽」。這是什麼意思呢？就是人體中，心、肝、脾、肺、腎等器官，想要都動起來，全靠一個「點火器」。膽就是人體的「點火器」，只要它動起來，全身就會跟著動。只要膽一受壓，就會出現凝聚不動，膽汁就會慢慢石化，形成「膽結石」。

膽病變原因 3 長期不吃早餐

膽病的第三個原因，就是「長期不吃早餐」。因為早晨起來是胃經當令，這個時候胃就開始蠕動，胃一動，膽汁就開始分泌。膽汁是用來消化食物的，如果不吃早餐，膽汁就處在空運化狀態。空運化就是沒事做；沒事做，慢慢就會產生凝聚。

現在西醫認為「膽結石」、「膽囊炎」這些膽病，都是有細菌和寄生蟲的問題，這是西醫的觀點，是另外一種說法。

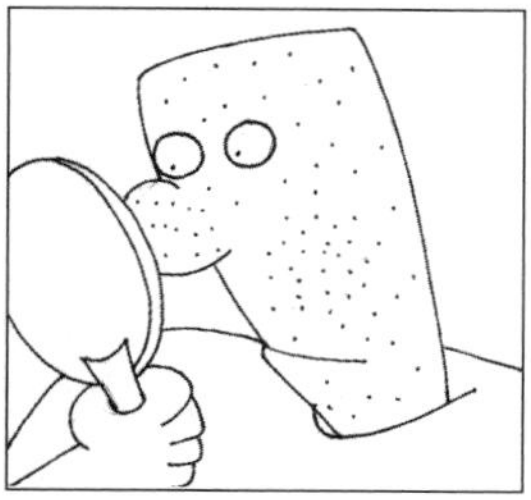

有膽病的人「面如蒙塵」，臉永遠像洗不乾淨，就像附著一層土一樣。

有膽病的人，臉永遠像洗不乾淨

有膽病的人，在外表上有什麼表現呢？我們最好學學「望診」，就是您一看這個人，就可能知道他的身體狀況。

膽病在「望診」上有一個特點，叫「面如蒙塵」，臉就像永遠洗不乾淨一樣，就好像蒙著一層土一樣。

「面如蒙塵」的人，多半是被別人壓抑。一般這樣的人以「副手」居多，總是無法獨當一面，就只是個副手，想做事，但是苦無機會。他的每一個想法，都被上級主管壓抑，所以心裏很悶。生機起不來，慢慢就「面如蒙塵」。

4

膽經和人體的關係為何？

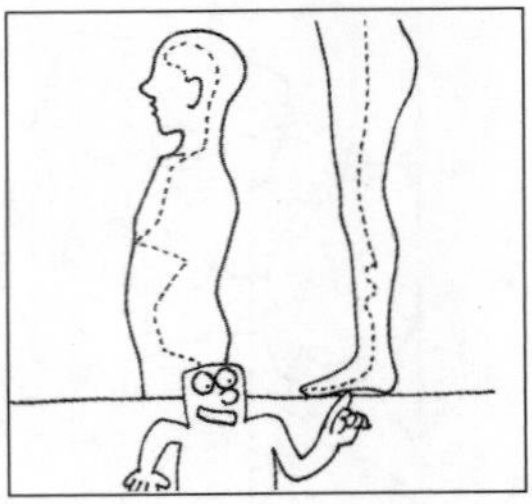

經脈是中醫的概念，是人體氣血的表現，切除膽囊後，氣血還在，經脈當然還是存在的。

切除膽囊後，膽經還在嗎？

「膽經」在哪裡呢？有人會問，膽囊一旦切除，膽經是否就不存在了呢？並非如此。西醫教會我們看實體器官，但這也會讓思考受限。經脈是中醫的概念，是人體氣血的表現，切除膽囊後，氣血還在，經脈當然還是存在。

膽經起於哪裡呢？

「膽經」，實際上是人從頭到腳的一條經脈。而「膽經」起於哪裡呢？

膽經起於「外眼角」，我們把中指放在外眼角，然後把五個手指放在一起，手指沿著側頭，走到頭，過耳區，再走到肩，然後沿著兩脅走下去，走兩腿的側面，一直到小腳趾的次趾。

所以兩邊頭痛、耳朵的病、兩脅疼痛等，都與「膽經」有關。人體的十二經脈一律是對稱的，這是原則。

中醫小辭典

膽經

起於外眼角，然後沿著側頭，走到頭，過耳區，再走到肩，然後沿著兩脅走下去，走兩腿的側面，一直到小腳趾的次趾。

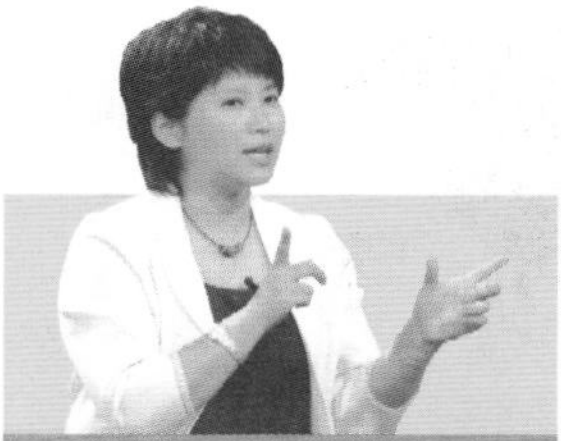

曲老師說分明

中醫與西醫理論的根本差別

西醫教會我們看實體器官，但這也會讓思考受限。經脈是中醫的概念，是人體氣血的表現，切除膽囊後，氣血還在，經脈當然還是存在。

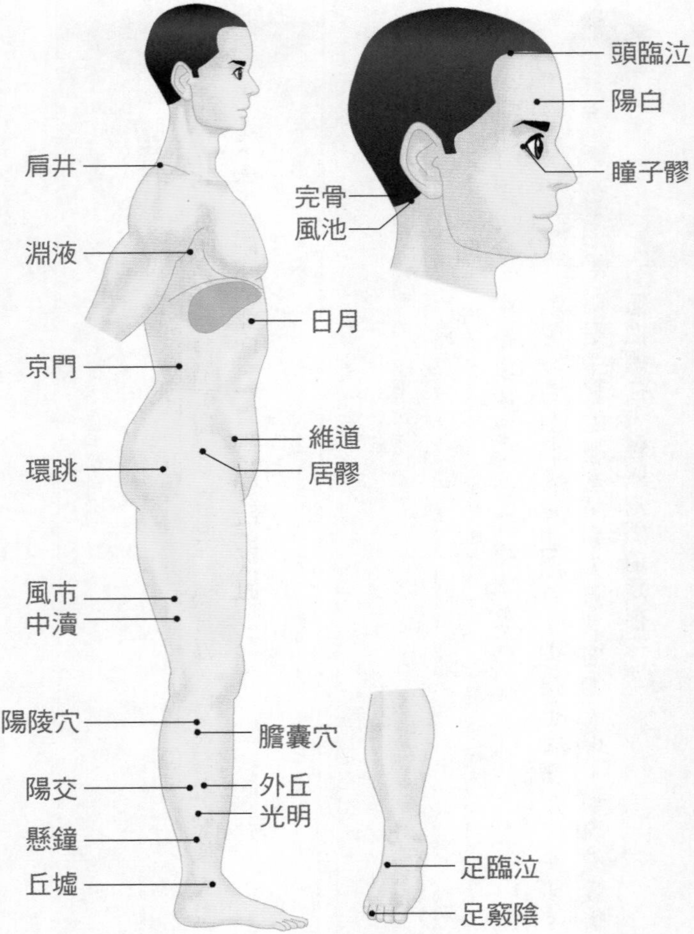
頭臨泣
陽白
瞳子髎
完骨
風池
肩井
淵液
日月
京門
維道
居髎
環跳
風市
中瀆
陽陵穴
膽囊穴
陽交
外丘
光明
懸鐘
丘墟
足臨泣
足竅陰
膽經經穴圖

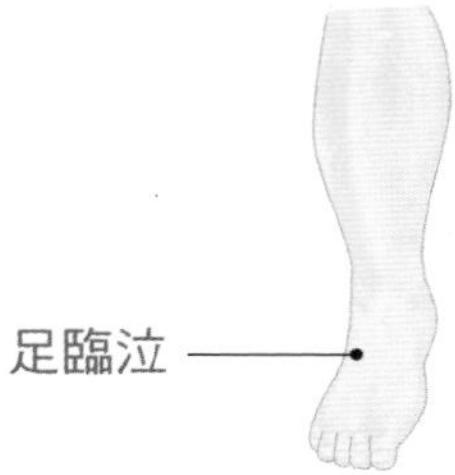

● 足臨泣穴

頭痛位置不同，改善方式迥異

兩側頭痛，如果是太陽穴痛，就是膽氣過旺或膽氣淤阻所造成。過旺的話，就在腳上下功夫，如按揉「足臨泣」等穴位；阻塞的話，就舒展兩臂和按揉「太陽穴」。

有人說若是偏頭痛怎麼辨？中醫講「左肝右肺」，左邊偏頭痛一般為肝血不足，肝血不能到達頭部，人就會失眠。婦女月經後期常有此症狀，可以喝點「當歸生薑大棗水」；還有些人屬肝鬱氣滯，可服用「逍遙丸」。

「右邊偏頭痛」一般屬於肺氣不降，「肺氣不降」則夜間多夢。這兩種頭痛，都會影響睡眠，必要時需求助醫生。

穴位小辭典

足臨泣穴

為足少陽膽經上的主要穴道之一，位於第四趾關節後方，與小趾結合部的外側凹陷處。可治療膽經頭痛、腰痛、目眩等症狀。

頭痛原因和改善方法

頭痛位置	頭痛的原因	速效改善頭痛方法
兩側：太陽穴痛	膽氣過旺，或膽氣淤阻	❶ **膽氣過旺：** 按揉「足臨泣」等穴位 ❷ **阻塞：** 舒展兩臂以及按揉「太陽穴」
偏頭痛	**左邊偏頭痛：** 肝血不足，無法到達頭部，人就失眠 **右邊偏頭痛：** 因肺氣不降，則夜間多夢	❶ 喝「當歸生薑大棗水」 ❷ 若屬肝鬱氣滯，可服用「逍遙丸」 ❸ 必要時需求助醫生

中藥小辭典

當歸

性味： 味甘辛，性溫

效用： 補血活血、調經止痛、潤燥滑腸、治貧血、增強身體免疫功能。

生薑

性味： 味辛，性熱

效用： 活血暖身，促進血液循環，消脹氣及消化不良，改善生理痛、氣管炎、風濕性關節炎。

大棗（紅、黑棗）

性味： 味甘，性溫

效用： 健脾胃、活血。紅棗偏重補血，黑棗偏重養腎。

藥方小檔案

逍遙丸

藥材： 由柴胡、當歸、白朮、白芍、茯苓、煨姜、薄荷、甘草所組成

功效： 可疏肝解鬱、健脾，保護肝臟。

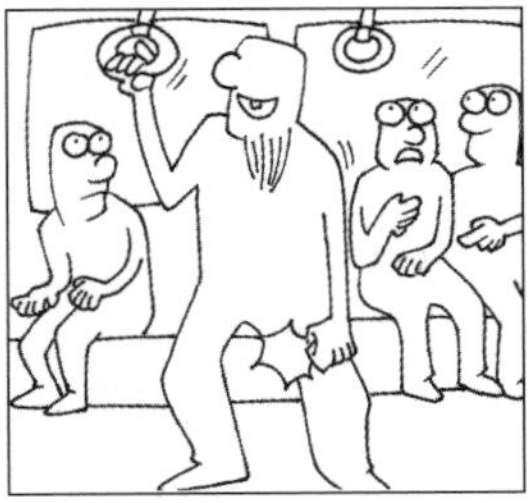

拍膽經要全身都拍到，站著可以拍，坐著可以拍，躺著也可以拍。隨時隨地隨便拍拍，任何一個動作都可能治病。

隨時隨地拍膽經

我們站直，手隨意放在大腿兩側，中指指尖停留處有一個「風市穴」。風指「風邪」，「風市穴」是風邪較易聚集之處，往往按到此處會覺得很硬。

只要稍微蹲著，沒事兩隻手左右兩邊拍拍就足夠，隨時都能動手「拍膽經」。只要把這個進風口，就是「風市穴」拍好，把青紫的瘀滯拍出去，不紫就表示通暢，對身體很管用。

如果有力氣，就拍拍全身。要拍經脈，就得整條經脈都拍。過去所謂「拍膽經」只拍腿，是因為腿比較容易拍，站著、坐著都可以。其實要「拍膽經」，最好連兩脅、頭的兩側都要拍，連全身一起拍。

運動身體可以隨時隨地進行。坐著時，沒事就拍打身體。上班、上課，看電視、用電腦，隨時隨地、隨便拍拍，任何一個動作都可能會治病。尤其看電視時，利用廣告時間，就可以隨意拍一拍。又如在公車上站著，也可以一手扶著扶杆，一手拍膽經，運動養生就是這麼簡單。

有一些病會關係到「膽經」，例如耳聾、耳鳴。若肝膽氣血不足，也容易中風。上眼皮下垂，這也跟膽經有關。

跟膽經有關的疾病有哪些？

耳聾、耳鳴、中風、上眼皮下垂等，皆跟「膽經」有關。

穴位小辭典

風市穴

「風」指風邪，「市」指聚集之處。為足少陽膽經上的主要穴道之一。位於人站立垂手時，中指指尖停留處。具有去除濕氣、疏通經絡，快速恢復健康的功效。

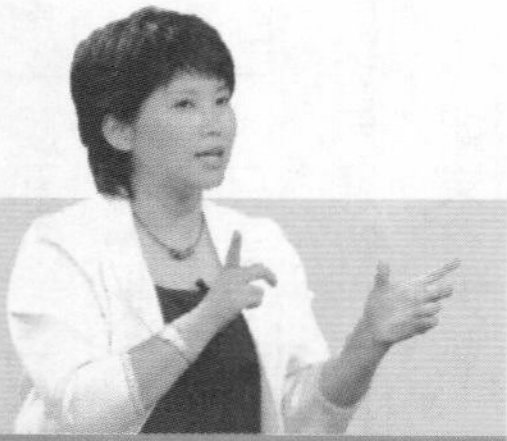

曲老師說分明

隨時隨地拍膽經養生

運動身體可以隨時隨地進行。坐著時，沒事就拍打身體。上班、上課、看電視、用電腦，隨時隨地、隨便拍拍，任何一個動作都可能會治病。

5 什麼是造成「睡眠障礙」的元凶？

夜夢不斷即是有睡眠障礙

失眠的人現在越來越多，但說句實在話，這些失眠的人並不是有失眠症，而是有「睡眠障礙」。

有「睡眠障礙」是什麼意思呢？例如，晚上經常不斷作夢，而且夢中有人物、有情節；還有人是半夜醒來，再入睡以後，可以接著前面的夢繼續作。最有意思的是，有個人跟我說，他晚上睡著後，還可以接續昨晚的夢境。可想而知，現代人的「睡眠障礙」已經到了何種程度？

這些人會出現以下症狀：第二天早上特別累，甚至起不來，就是起來也覺得渾身沒力氣。

有的人則完全睡不著。還有一種情況就跟老年人一樣，看電視就能睡著，電視一關就醒來，這叫「昏沉」。開著電視，也不知道是心情放鬆，還是什麼原因，反正就開始昏沉，不一會兒就開始打呼。

家人心疼他，怕電視聲音打擾他睡覺；把電視一關，他反倒立刻醒來。這樣的人，睡眠品質也非常不好。

這些問題都是「睡眠障礙」，都是因生活不規律、工作壓力大所引起。應該怎麼辦呢？最主要是減輕心理負擔，盡量讓自己處在比較輕鬆的生活、工作和學習狀態下，並且經常運動，多爬山、散步。這都是現代文明病，從中醫的角度來說，是「情志病」引起的睡眠障礙。

病症檔案室

情志病

導因於壓力及負面情緒，進而影響到心理狀態、身體機能的病症，中醫稱之為「情志病」。

分析睡眠障礙

出現的情況	❶ 晚上睡覺不斷作夢，而且夢中有人物、有情節 ❷ 半夜醒來，再入睡以後，可以接著前面的夢繼續作 ❸ 晚上睡著後可以接續昨晚的夢境 ❹ 完全睡不著 ❺ 看電視就能睡著，電視一關就醒來
症狀	有睡眠障礙的人，第二天早上特別累，甚至起不來，起來也覺得渾身沒力氣。
原因	生活不規律、工作壓力大。
改善方法	減輕心理負擔，盡量讓自己處在比較輕鬆的生活、工作和學習狀態下，並且經常運動，多爬山、散步。

肝血不足造成失眠

失眠分為好幾種類型，這裡所講的是第一種。血不足會造成失眠，尤其是「肝血不足」。「肝血不足」的外在表現是什麼呢？

凡是「肝血不足」的人，會有「入睡困難」的表現。

為何「肝血不足」的人會失眠？

因為「肝血不足」的人，氣上來了，但血上不來。也就是說經脈是通的，氣可以上來，但裡面的營養物質少。血不足，會讓人失眠，同時也會讓人多夢。

這就是氣上來了，但血上不來。也就是說經脈是通的，氣可以上來，但裡面的營養物質少。血不足會讓人失眠，同時也會使人多夢。這種人在白天可能會出現什麼狀況呢？嚴重者，可能出現頭暈。

「麻」和「木」是不同的？

關於頭暈的問題，請大家記住一點：假如覺得頭「木木」的，後腦到處都是「木」的，只要到「木」這個層面，就有「血栓」。我們經常說：「麻木」，「麻」和「木」是不一樣的。「木」是什麼呢？「木」就是有瘀血，氣血不通，也是氣血的問題。

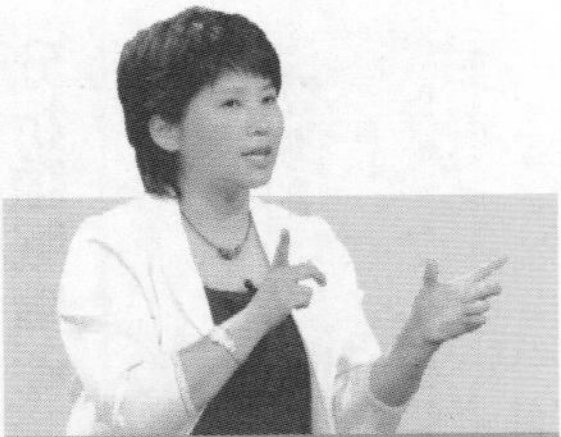

曲老師說分明

麻木是氣血出現問題

我們經常說：「麻木」，「麻」和「木」是不一樣的。「木」是什麼呢？「木」就是有瘀血、氣血不通，也是屬氣血的問題。

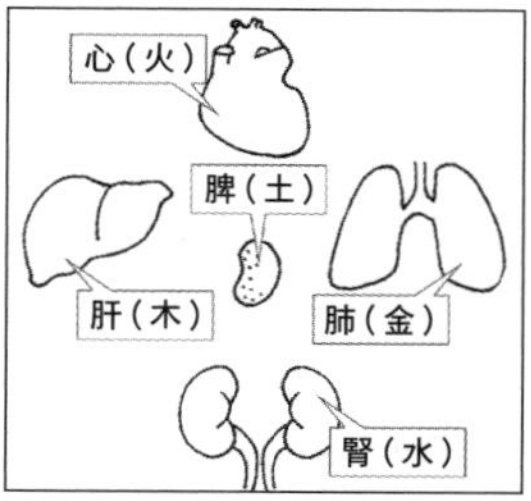

夜半難入睡、夢多，是因為「心火」降不下去，「腎水」升不上來所致。

造成失眠的原因？

1. 肝血不足
2. 心腎不交

「心腎不交」是多夢失眠的根本原因

基本上，失眠多夢的根本原因是「心腎不交」。所謂「心腎不交」，就是「心火」降不下去，不能溫煦丹田；「腎水」也升不上去。「腎水」不升，人就會口熱舌乾；「心火」不降，人就會多夢失眠。

中醫講究整體，認為看待人體，要把心、肝、脾、肺、腎全都看進去。在這裡，還要對應「六腑」，例如，肝膽、腎和膀胱、肺和大腸、心與小腸、脾和胃，它們是「互為表裡」的關係。

五臟六腑相表裡對照

五臟	六腑
肝	膽
心	小腸
肺	大腸
脾	胃
腎	膀胱
心包	三焦

請看人體五臟六腑圖（見右上圖）。談到人體時，一定要記住這張圖，人體中，心在上，腎在下，肝在左，肺在右，脾、胃在中間。這是中醫看待人體的一張簡明扼要圖，能深刻理解這張圖，身體的問題就能一目了然。

這是失眠的第二個原因。

中醫小辭典

心腎不交

指「心火」降不下去，不能溫煦丹田；「腎水」也升不上去。「腎水」不升，人會口熱舌乾；「心火」不降，人會多夢失眠。

虛火上炎

多因精虧血少，陰液大傷，腎陰虛損、陰虛陽亢，導致虛熱、虛火內生。表現為咽乾咽痛、牙痛、口乾唇燥、兩顴潮紅、頭昏目眩、心煩不眠、耳鳴、健忘、手足心熱，或目赤、口舌生瘡、舌質嫩紅等。

柴胡加龍骨牡蠣湯可治失眠

中國古代治療血不足引起失眠的方法就是喝「酸棗仁湯」，用酸棗仁湯改善「虛火上炎」的症狀。

若症狀嚴重些，火氣不易收回來呢？現在有些醫生，會使用「柴胡加龍骨牡蠣湯」。龍骨、牡蠣是什麼？都是屬於礦物質的中藥材。因為礦物質有「重鎮安神」的特性，只要是礦物質屬性，質沉，一吃下去，直接就可以到腎裡重調元氣上來，把神給定住。

失眠是「心腎不交」，用重鎮安神的方法，可以暫時有效，但也不是最好的徹底解決之道。最好還是按照《傷寒論》六經辨證的理論治療，才是根本大法。

養生料理講堂

酸棗仁湯

養血安神＋改善睡眠

材料：酸棗仁18克、甘草6克、知母12克、茯苓6克、川芎6克

作法：先將酸棗仁加水（1600c.c.）滾煮15分鐘，再將其他藥材加入，滾煮15分鐘，濾渣即可飲用。

養生功效：補血養肝。主治失眠、頭暈目眩、咽乾口燥等。

藥方小檔案

柴胡加龍骨牡蠣湯

安定神經＋清熱祛痰

藥材：柴胡、黃芩、大黃、桂枝、龍骨、牡蠣、茯苓、半夏、人參、甘草、生薑、大棗

功效：重鎮安神。主治失眠、神經衰弱、心神不寧、憂鬱、更年期不適等。

經典檔案

傷寒論

原名《傷寒雜病論》，相傳由東漢醫聖張仲景所著，為中醫經典著作，共16卷，但張仲景過世後，此書也隨著戰爭紛亂而散失，後由晉朝王叔和重新蒐集、整理，是極具臨床價值的中醫專書。

失眠是生活方式出現問題的警訊

治療因「心腎不交」造成的失眠，關鍵在於是否懂「氣機」（指氣的升降出入之運行）。如果是胃寒、腎寒造成的心腎不交，可破胃寒、腎寒；如果是氣機造成的格拒（指排斥、互斥），則打開格拒即可。

生活中，如何調適睡眠呢？

記住一句話，古代人「累身不累心」，所以古代人很少得精神疾病，也很少失眠，而現代人是「累心不累身」。舉個簡單的例子，工人很少失眠，因為他太疲累。若想治好失眠，先別找醫生，去當捆工、出賣勞力，工作勞動一段時間後，你肯定會呼呼大睡。記住，現在很多疾病，多半都是由於「生活方式」所造成，也就是個人的生活方式出現問題。

晚上出去跑步，跑到讓全身微微出汗，也是一種治療失眠的好方法。一般來講，「練功夫」應該在早晨，「練身體」則應該是在晚上。

還有一種從頭到腳放鬆的方法，您一定要學會，就是一點一點地全部身心放鬆。人緊張時，就連睡著時也都在緊張。例如，您的整個肩膀是繃緊的，所以必須有意識地把肩膀放鬆。

生活中調適睡眠的方法

1. 改變生活方式。
2. 晚上出去跑步，跑到讓全身微微出汗。
3. 睡覺時，有意識地「從頭到腳」放鬆。

晚上睡覺時，也一定要有意識地「從頭到腳」放鬆身體，而不是「從腳到頭」放鬆。

這是為了讓氣機往下走，而不是往上走。先想著頭放鬆、眼睛放鬆、耳朵放鬆、脖子放鬆、肩膀放鬆，想著想著，可能還沒想到腳，就已安然入睡。

晚上少看連續劇。一看連續劇，不少人就會過於入戲，想著明天劇情會如何發展。每天晚上看看《黃帝內經》、《傷寒論》這類經典，可以修身養性兼怡情悅志。

經典檔案

黃帝內經

為現存最早具備醫學理論體系的彙編醫籍，共18卷，內容包括「素問篇」、「靈樞篇」兩大部分。內容注重天人合一、陰陽平衡、順應四時的健康理念，二千多年來一直是中醫理論的基礎。

6 免疫力下降如何調理？

唾液的免疫力最強，可以治病

在人體五臟六腑圖上，「心」和「腎」之間是什麼關係？心為火、腎為水，日常生活中的水、火，只要碰到一起，就會立即發揮作用。但從人體上來說，「心」為真陰、「腎」為真陽，故兩者互相保持平衡，就叫「水火相濟」。

從人體來看，人之所以能活下來，就是因為「心腎相交」，就是「心火」一定要降下來，「腎水」則需要升上去。這種說法在人體裡，是有實際效果的。

「腎水」能不能上濟，就看嘴裡有沒有「唾」，有唾液的人，「腎水」往上走的功能還不錯，因為「唾為腎之液」。

中醫小辭典

心腎相交

意指「心火」一定要降下來，「腎水」則需要升上去。心在「上焦」屬火，腎在「下焦」屬水。心陽下降至腎，可溫養腎陽；腎陰上升至心，能涵養心陰。「心火」和「腎水」保持平衡，就叫「心腎相交」，亦即「水火相濟」。

反之，如果老是口乾舌燥、上火的人，一定是心和腎的功能出現問題。從某種意義上說，「唾」的免疫力最強，可以治病。滋補營養珍品「燕窩」就跟「唾」（燕子的口水）有關，是相當補身的營養保健品。

食材小辭典

燕窩

金絲燕或其他雨燕科的燕類，吐出唾液所築的窩巢。依種類可分為血燕、官燕、毛燕等三種，富含膠質、蛋白質和醣類等營養。中醫說法具有養陰、潤肺、益氣等功效。主要產於東南亞、中國福建、廣東。燕窩自古即為養生食補佳品，且因築巢於山或海邊的洞穴，不易取得，因而價格不斐且相當珍貴。

病症檔案室

愛滋病

簡稱AIDS，又稱為「後天免疫缺乏症候群」。主要透過接觸感染者的體液和血液而傳染。患者由於感染愛滋病毒（HIV），使身體的免疫系統，漸漸受到破壞、導致功能低下，無法對抗環境中存在的細茵、病毒，進而出現一連串的感染症狀，最終導致死亡。

血不足，表現在口腔潰瘍

所謂「心腎相交」，「心火」一定要降下去，在現實生活當中有一個實例。例如人們常說：「我上火。」大家經常說的「上火」，如喉嚨痛、舌頭和口腔乾燥、口腔潰瘍等症狀，實際上就是「心火」沒有發揮正常往下降的功能，或是有胃寒、腎寒，使得真陽火都飄出去，這個就是「虛火上炎」。

如果常吃消炎藥，抵抗力會越吃越差。凡是口腔經常潰瘍的人，一定是血不足。因為心主血脈，血的動能不足，血就到不了嘴巴裡。所以有很多婦女經期過後，會出現「口腔潰瘍」。

得愛滋病的人，有一個特別明顯的症狀，就是潰瘍長年不癒，這說明其免疫力極端低下，血的動能極度不足。

五臟對應五體

五臟	腎	肺	脾	心	肝
五體	骨	皮毛	肌肉	脈	筋

西醫對免疫力低下和遺傳病的對策

西醫怎麼醫治「免疫力低下」呢？西醫一般從「補」著手，醫生會開營養劑給免疫力低下的病患吃，讓病人回家調養，至於能不能「補好」，就沒有十足的把握。很多病一旦與遺傳因素有關，即只要是有關遺傳方面的病，西醫就會說：「很難醫治。」

「元氣」等於「免疫力」？

「免疫力低下」該如何治？免疫力低下的問題，西醫較無法對症下藥，因為西醫主要靠「激素」來治病。什麼叫「免疫力」？免疫力在中醫裡有一個較貼切的名詞，叫「元氣」，元氣藏於腎。「元氣」就類似西醫所說的「免疫力」，人元氣足就能對抗疾病。

為什麼西醫一用激素，病症立刻就會減輕？實際上，激素的作用不是治病，激素發揮重調元氣的作用，把元氣調上來，讓元氣來治病，把這個病克制住。若經常如此做，元氣就會虛。所以，激素不可能久用，用得越久，劑量就越大，直到元氣被調空。

元氣被調空以後，就容易導致「股骨」（即大腿骨，是全身最長的骨頭，約占身高的1/4）壞死。為什麼呢？因為元氣藏於腎，腎藏於骨，這些都是有關聯性的。腎主骨，骨頭的病變，肯定是「腎病」，是元氣、元精出現問題。

中醫也有重調元氣法，只要中藥裡有大量的礦物質，就是屬於重調元氣。

名詞小辭典

元氣

指人的精氣，類似西醫所說的「免疫力」。

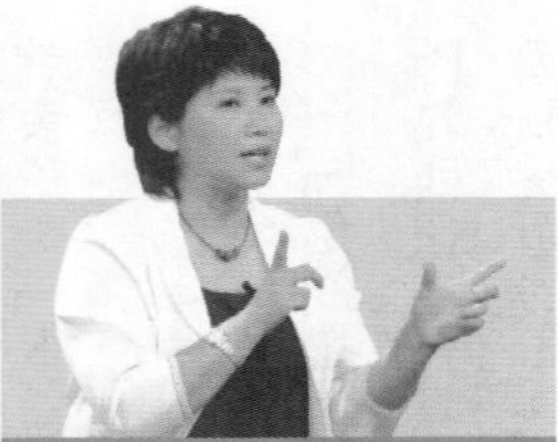

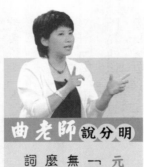

曲老師說分明

元氣相當於免疫力

「免疫力低下」怎麼治？免疫力低下的問題，西醫較無法對症下藥，因為西醫主要靠「激素」來治病。什麼叫「免疫力」？免疫力在中醫裡有一個較貼切的名詞叫「元氣」，元氣藏於腎。

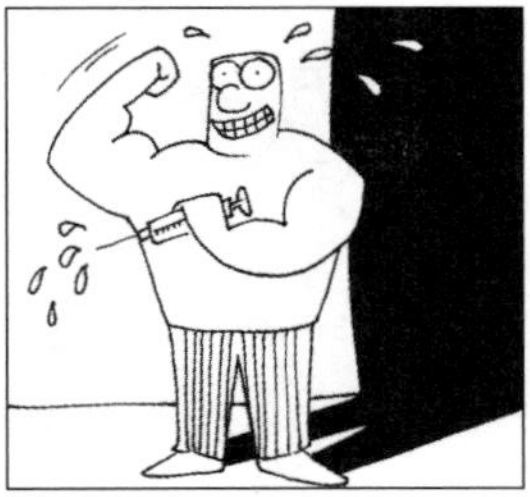

激素不能久用，用得越久，劑量就越大，直到元氣被調空。調空以後，就容易導致「股骨」壞死。

多服礦物質類的藥材，會導致身體中毒

現代人都想養生，卻不知道如何養生。有些人養生甚至走火入魔。例如，拚命吞一些維他命，或一些中藥方劑。但基本的原則是，不可以吃過多含礦物質的藥材。礦物質的作用，在於大調元氣。

我們要明白一個原理，就是礦物質一多，就會重調元氣。吃藥也是一樣。在吃營養品和用藥之前，首先要看身體是否有足夠的元氣來重調。

中國古代很多皇帝，終其一生追求長生不老藥，結果多少皇帝，因為吃了這些藥而死亡。光唐朝就至少有五位皇帝，是因為服用丹藥中毒而喪命（太宗、憲宗、穆宗、武宗和宣宗）。

唐太宗晚年，由於身患重病，服用天竺方士煉製的「延年之藥」，導致病情加重而死，年僅50歲；中唐的憲宗遍尋長生不老的偏方，40來歲服用丹藥中毒；唐穆宗服用丹藥，30歲就中毒死亡；武宗服丹藥後，死的時候也年僅30多歲；唐宣宗服用仙丹，由於中毒太深，背上長出膿瘡，因而踏上黃泉路。

為什麼服丹藥會死，甚至死得更快？

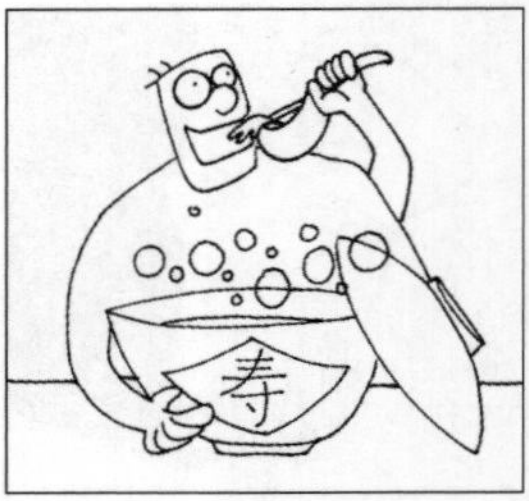

「長生不老藥」大多是用礦物質所煉成，礦物質重調元氣，所以服用這些丹藥，容易猝死。

因為古人無法解決「硫化汞」（即朱砂）的氧化中毒問題，另一方面因為這些「長生不老藥」，都是用礦物質煉成，礦物質重調元氣，把這些皇帝體內的元氣全部調光，人也就因此死亡。

為何古人過量服用丹藥，會導致死亡？

❶ 古人無法解決「硫化汞」（朱砂）的氧化中毒問題。

❷ 因為這些「長生不老藥」都是用礦物質所煉成，礦物質重調元氣，把人體內的元氣全部調光，人也就因此死亡。

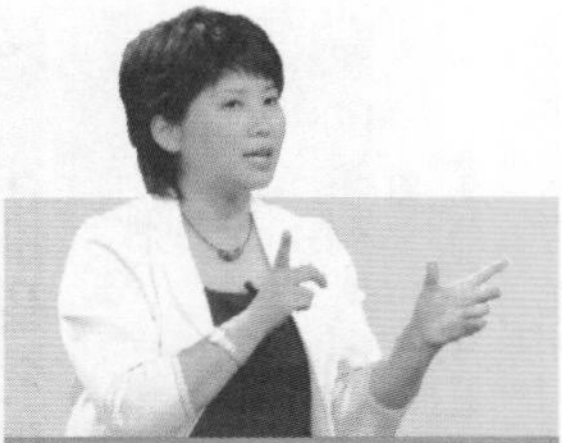

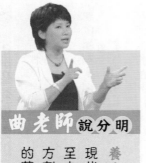

曲老師說分明

養生不要吃含礦物質太多的補品

現代人都想養生，卻不知道如何養生。有些人養生甚至走火入魔。例如，拚命吞一些維他命，或一些中藥方劑，但根本的養生原則是：不可以吃過多含礦物質的藥材。礦物質的作用，在大調元氣。

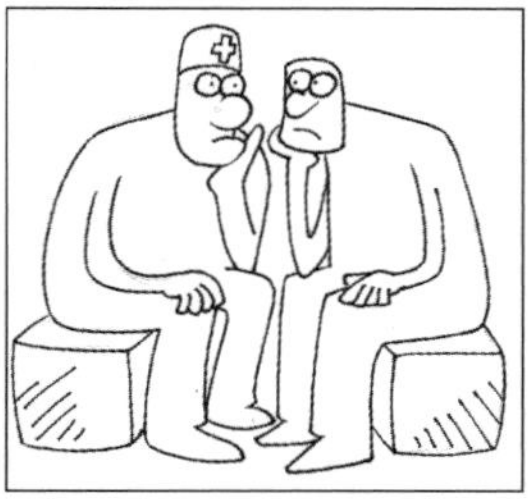

病是「魔」，心理醫生也是會抑鬱的。如果醫生氣不足，沒「殺氣」，殺不了魔，就很容易身陷其中，成為「為病人看病的病人」。

7 中醫如何解讀心理疾病？

心理疾病由身體治起

資料顯示，中國目前罹患「精神疾病」的人數，已超過「心腦血管病」。

現今，精神疾病患者，都是由心理醫生診治，經常接觸精神疾病的心理醫生要是缺乏自制力、氣不足、沒「殺氣」，很容易身陷其中，有些心理醫生甚至也會產生抑鬱的現象。

病是什麼？病就是「魔」。沒有「殺氣」，是鎮不住的，所以醫生一定要有點「殺氣」才行。心理疾病要先治療身體，這是首要原則。

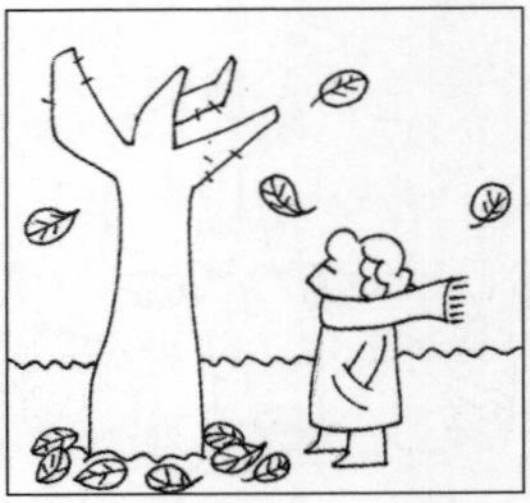

男人在秋天若沒有成就、尚未成家，就容易情緒不穩定。

男性的情緒問題，好發於秋

肺的情緒表現形式是「憂傷」。報紙上，每天都可以看見跳樓自殺的新聞，而且對象以男性居多。

男人情緒上的疾病一般好發在秋天，女人情緒上的疾病一般好發在春天。秋天，男性的情緒特別不穩定。據觀察，男人寫詩大多在秋天，這是其昇華的一個管道；女性寫詩多在春天，情意綿綿。

這跟企業管理也有很大關係，企業的高層人士要知道，男性在秋天容易出現情緒的問題。

為什麼呢？因為秋天的氣機是「收斂」和「肅殺」，萬物在秋天結果，氣機都會收斂住。當男性看到萬物結果，自己卻什麼成就都沒有的時候，他一定會有情緒反應。

所以，男性到秋天肅殺之氣起來時，就會要求加薪，或想跳槽。為什麼呢？因為他感覺不滿足。而企業高層應該如何因應？要善用這股殺氣，這也算是一種良性的企業文化。秋天，男人感情特別脆弱，卻是適合發展男、女情感的好時機。

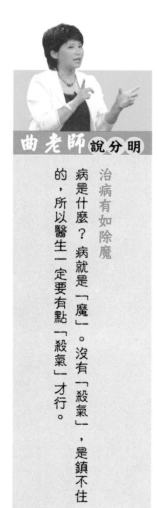

曲老師說分明

治病有如除魔

病是什麼？病就是「魔」。沒有「殺氣」，是鎮不住的，所以醫生一定要有點「殺氣」才行。

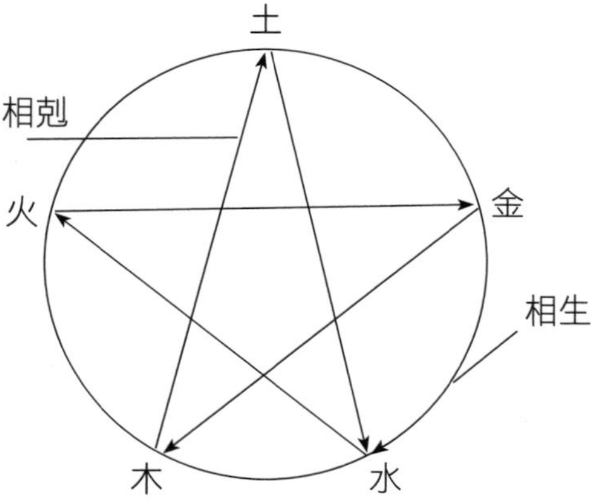

五行相生相剋示意圖

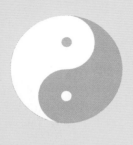

第二章 丑時—肝經當令，養肝血

- 中西醫對病因和治療方式的相異處？
- 頭痛和經脈有何關係？
- 為什麼現代人的性功能越來越差？
- 膽子越小表示身體越不好嗎？
- 如何利用經絡來養生？
- 為何說「電腦」是妨礙養生的大害？
- 最化肉食的是「酒」？
- 為何有「男抖窮，女抖富」一說？
- 男怒傷肝，女怒易傷乳腺、子宮？
- 解肝鬱、養肝有什麼好方法？
- 「五臟」、「六腑」有何關係？
- 人體所有的祕密都在手指？

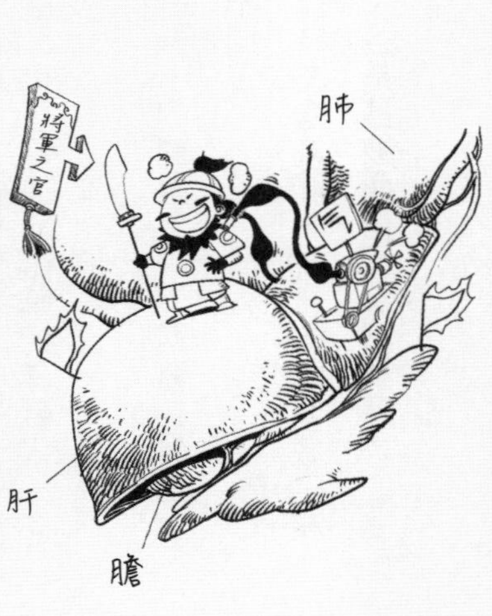

1

中西醫對病因和治療方式的相異處？

中醫和西醫「看肝」大不同

肝經當令的時辰是凌晨1點到3點（丑時），這個時段是「養肝血」的時候，對於常熬夜上網、傷了肝血和眼睛的年輕人，尤其重要。

談到「肝」的問題，中、西醫在看法上有很大的不同。

中醫認為左邊為肝，有一句話叫做「左肝右肺」，這是最被西醫懷疑的地方。

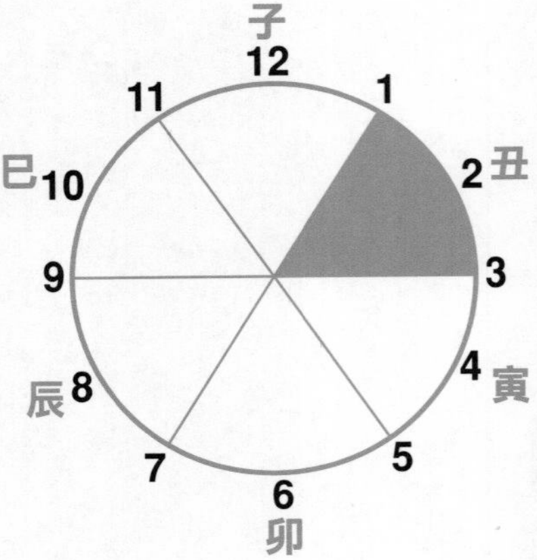

凌晨1點到3點（丑時），是養肝血的時候，對於經常熬夜上網，傷了肝血和眼睛的年輕人尤為重要。

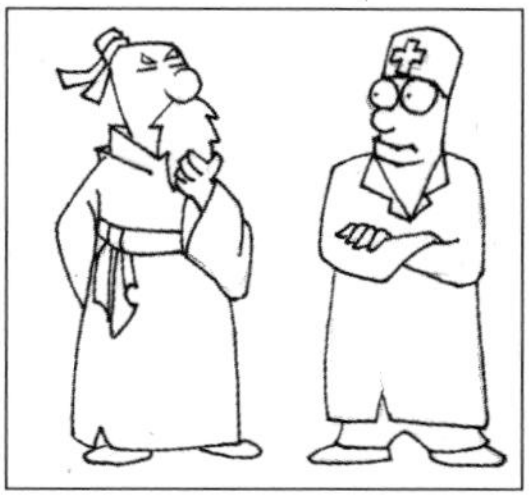

中醫和西醫在治療疾病的療效上，各有不同，但有些病症較適合中醫療法，如「偏頭痛」。

根據西醫的解剖理論，肝在右邊，右肋骨下緣。若您的右肋骨下緣老覺得隱痛，實際上不是中醫的肝出問題，而是西醫的肝出問題，也就是出現器質性問題。

中醫認為肝氣升於左、肺氣降於右，和西醫有很大不同。中醫認為人只要生氣就會「傷肝」，傷肝是傷了肝氣，一般先是左脅有感覺，兩脅有緊脹感。

西醫不認為肺臟在右邊，西醫認為肺是在五臟的最上面，怎麼會在右邊呢？中醫注重的是氣機，一切從陰陽論，左邊肝氣升、右邊肺氣降。總而言之：西醫注重的是實際存在的東西，中醫注重的是看不見、摸不著的氣。

中、西醫對「肝」、「肺」位置的看法

中醫看「左肝右肺」	西醫看「右肝左肺」
肝氣升於左，肺氣降於右。中醫認為人只要一生氣就會「傷肝」，傷肝是傷了肝氣，一般先是左脅有感覺，兩脅有緊脹感。	肝在右邊，右肋骨下緣；肺是在五臟的最上面。

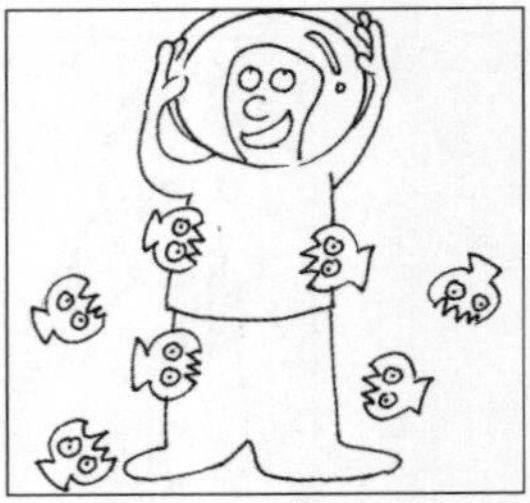

止痛藥的作用，就是抑制神經。其實您身上的某個部位還在疼痛，但神經系統被抑制住，使您不覺得疼痛。

從根去病邪，中藥一點都不慢

大家回想一下，西醫治頭痛通常開什麼藥？「止痛藥」。腳趾頭疼也是開止痛藥、胃痛也是開止痛藥、婦女經痛也是開止痛藥。西醫不管哪裡疼，統統用「止痛藥」。這是中、西醫的一個極大不同處。

大家想過嗎？為什麼止痛藥對哪裡都管用？從某種意義上來講，西藥直接針對人的神經系統，這也就是為什麼哪裡痛都用止痛藥的道理。若濫服西藥，一定會損傷人的神經系統，即為何服用西藥過量，會有一些副作用。

為什麼大家都認同西醫呢？因為西醫有兩個特點。其一就是「快」，而它為什麼快呢？止痛藥作用在人的神經系統，所以才快。還有一個特點就是「簡單」，一粒小藥片，就能解決疼痛問題。但是它的副作用也不容小覷。

事實上，中藥也不慢，只是現今一些中醫師不熟悉醫藥經典，而且對中醫醫療體系缺乏自信，中藥、西藥一起亂用，把好好的中醫理論給糟蹋了。

如果中醫師精通《傷寒論》，治感冒、發燒，也只是一、兩劑藥的事。很多朋友不知道中藥對症的藥效快（只要用對），一是因為現在很多人亂服藥，還有就是很多中醫依循西醫的思路。所以請大家記住，中藥一點都不慢。

即便中藥在治療慢性病的時間較久，也是有道理的，因為病不是一天得的，要想累積精氣也不是一、兩天的事。中藥進的是人體的後天系統，也就是臟腑系統，病得一個一個地去除，想求快，就只有用激素。

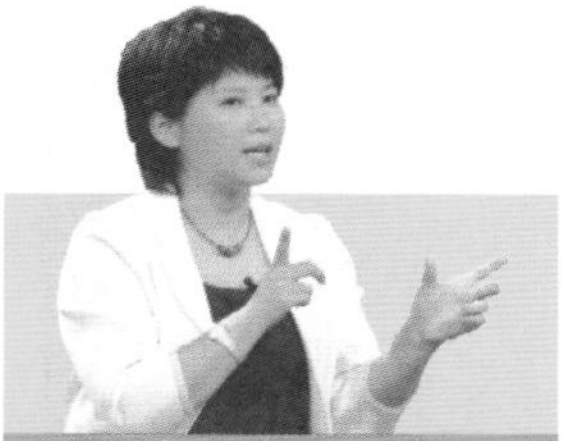

曲老師說分明

西藥止痛效果快

為什麼大家都認同西醫呢？因為西醫有兩個特點。其一就是「快」，而它為什麼快呢？止痛藥作用在人的神經系統，所以才快。還有一個特點就是「簡單」，一粒小藥片，就能解決疼痛問題。

2 頭痛和經脈有何關係？

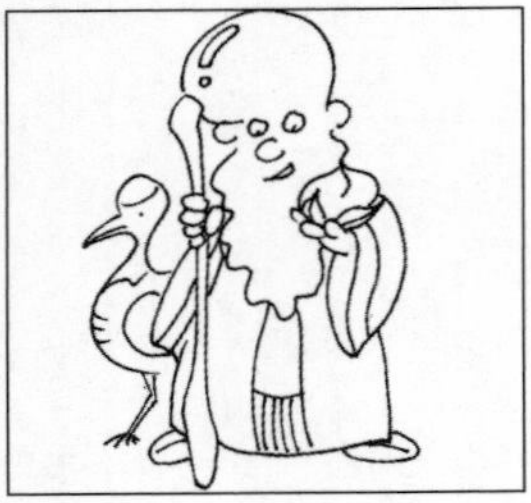

所謂「頭上無壞骨」，頭上不論哪裡有包，都是好現象，這說明人的某一個區域特別發達。您看廟裡那些羅漢像，一個個全長得怪模怪樣。

前額痛屬於「胃經」痛

中醫在治療頭痛，一定先要區分是發生在哪條經脈上。例如，眉棱骨上方（大家請記住，眉棱骨疼痛屬於胃經痛）這一片的頭痛屬於胃經痛。胃經起於「迎香」至「交中」穴，然後循頭角至額顱，所以額頭這一塊全屬於胃經。

舉例而言，大家都看過一些長壽人瑞的圖像、照片，人瑞的額頭有一個包，說明他胃氣特別足，而胃氣特別足的人就長壽！

俗語：「頭上無壞骨，臉上無好痣。」相書上說，頭上不論哪裡有包，都是好現象。例如，您去北京西山碧雲寺看五百羅漢，羅漢的頭上都歪七扭八，沒有一個是好看的，為什麼呢？只要頭長得歪七扭八，就說明人的某一個區域特別發達。例如，額頭突出，就是胃經特別發達。

解決胃經頭痛的小妙招

方法：用手指或一根小羽毛，探一下喉頭，馬上會嘔吐，這樣就舒服多了。

原因：因為胃氣被憋或胃寒，它降不下，也上不來，讓人很難受。您把它吐出去，再喝點溫水，人就能馬上變得清爽。

如果眉棱骨疼或前額痛，就跟胃經疼有關，但這種疼痛經常伴隨噁心。怎麼治呢？

如果您一時找不到好醫生，又想把這個毛病立刻解決，有一個很好的辦法：可以用手指或一根小羽毛，探一下喉頭，馬上會嘔吐，這樣就舒服多了。因為胃氣被憋或胃寒，它降不下，也上不來，讓人很難受。您把它吐出去，再喝點溫水，人就能馬上變得清爽，這就是胃經頭痛的問題。

名勝廟宇小辭典

碧雲寺

位於北京西山風景區香山東麓，創建於元至順二年（1331年），後經明、清時期擴建。內有羅漢堂、孫中山紀念堂、水泉院、金剛寶座塔等名勝。明清時期建築的代表作品，為西山風景區中最完整的一座寺院，風貌類似西湖靈隱寺。

頭痛和經脈的關係

頭痛位置	所屬經脈
兩側：太陽穴痛	膽經
左邊偏頭痛	肝經
右邊偏頭痛	肺經
眉棱骨上方、額頭痛	胃經
後腦勺疼痛	膀胱經
巔頂痛：頭頂痛	肝經

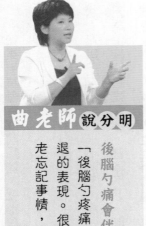

後腦勺痛是「膀胱經」的事

先前談到兩邊頭痛和偏頭痛，分別屬於膽經、肝經和肺經。因為左邊偏頭痛，一定是肝血虛，右邊偏頭痛，則屬於肺氣不降，一般得這病的人都是個性強、求完美的人。要怎麼做才能改善呢？先紓解焦慮的心情，不可以被壓抑，所以還是「氣機」的問題。

頭痛還有後腦勺痛，後腦勺整個走的是什麼經呢？就是「膀胱經」。只要後腦勺疼痛，就叫做「陽虛」，就是陽氣虛弱所造成。後腦勺疼痛，經常還會伴隨記憶力衰退。很多人現在漸漸地陽氣不足、記憶力衰退、老忘記事情，這也是一個很大的問題。

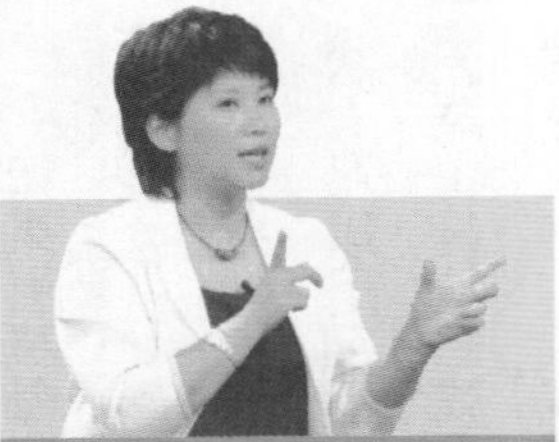

曲老師說分明

後腦勺痛會伴隨記憶力衰退

「後腦勺疼痛」經常會有什麼現象呢？會有記憶力衰退的表現。很多人現在慢慢陽氣不足、記憶力衰退、老忘記事情，這也是一個很大的問題。

巔頂痛和縱慾有關

所謂「巔頂痛」，就是「頭頂痛」，這屬於肝經。「巔頂疼痛」應該是頭痛裡面最難治的一種，因為它已經不是陽虛，而是「陰陽俱虛」的問題，巔頂痛跟年輕時的縱慾過度有關。

我在Y市認識一位老闆，他就有「巔頂痛」。巔頂痛疼起來痛得讓人想撞牆、尋死，嘴唇、臉也發青，這位老闆疼得特別厲害。他問我：「這類頭痛是什麼原因造成的？」我說：「您年輕的時候縱慾過度。」他馬上不說話，因為確實如此。

在北京，我遇到一位上市公司的總會計師，他也有「巔頂痛」，但我一看見這個人，就覺得他特別注重養生。他問我這是什麼問題，我說：「縱慾過度」。他說：「天啊，老天可以作證，我從來不縱慾。」

我為什麼這麼說呢？大家要記住，這就是中醫的一個重要問題，要「因人而異」。

從五竅看五臟

- 肝開竅於目
- 心開竅於舌
- 脾開竅於口
- 肺開竅於鼻
- 腎開竅於耳

以前面那位老闆為例，放縱一千次算縱慾；對於後者來說，放縱一次也算縱慾。一方面他天生的氣血偏弱，又是總會計師，所以全部氣血都調到腦袋上，所有的精力全都放在帳務上，這也就是「耗散」，這個耗散比做愛要厲害得多。

「巔頂疼痛」是很麻煩的一件事，因為肝開竅於目，跟肝經有關，經常會造成眼睛的疼痛、乾澀。以上這樣解說，讀者就能知道身體的很多問題出在哪裡，這也是中醫、西醫的不同之處。

3 為什麼現代人的性功能越來越差？

「暗耗」比「明耗」更傷腎精

現代人真正縱慾的並不多，但性功能卻越來越差；同時生育率也越來越低。為什麼呢？一方面身體出現問題，一方面是不想生育。

性生活會耗散腎精，叫做「明耗腎精」；凡用腦過度、成天焦慮的人叫「暗耗腎精」。大家想一想，「暗耗」厲害還是「明耗」厲害？答案一定是「暗耗」。

舉個例子，我們跑步不能跑一天，但人卻能坐一整天。坐相當於「暗耗」，人有體力就跑步，累了就休息。這就跟性生活一樣，你不可能天天做愛，所以叫「明耗」，累了自然就不做，也知道要休息、知道自保。

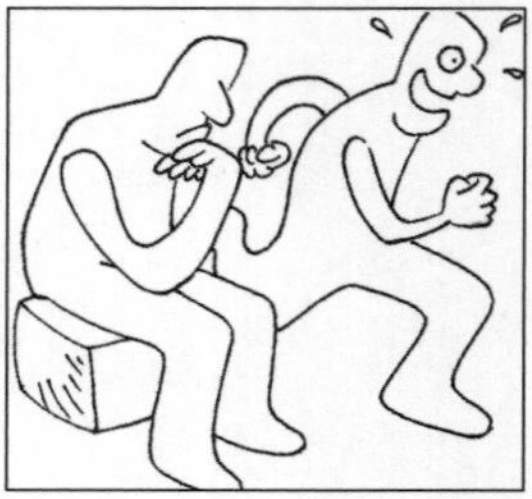

凡用腦過度，成天焦慮的人叫「暗耗腎精」。我們跑步不能跑一天，但人卻能坐一整天。

但「暗耗」不一樣，從早晨就開始想女人，想到晚上還睡不著覺，這就叫「暗耗」，想事可以想一整天。所以並不是說「耗腎精」，就是性生活過度，人如果思慮過度，想事想得太深，也會耗散腎精。

明耗腎精與暗耗腎精

明耗腎精	性生活會耗散腎精
暗耗腎精	用腦過度、成天焦慮

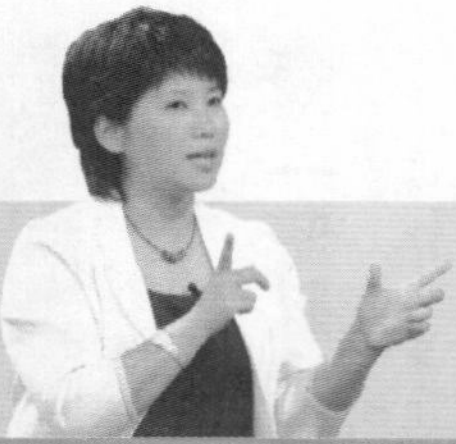

曲老師說分明

用腦過多傷腎精

大家一定要分清楚，說「耗腎精」，並非就是指性生活過度。人如果思慮過度，想事想得太深，也會耗散腎精。

經典檔案

易經

也稱《周易》、《羲經》，共六十四卦、三百八十四爻。由伏羲始畫八卦，周文王繫辭，孔子作十翼，其內容最早只是記載自然、天文和氣象等變化，古代帝王做為施政參考之用，一般百姓用來卜事看卦象。孔子為之作傳後，成為哲理之書，也是儒家的重要經典。

4 膽子越小表示身體越不好嗎？

沒事算命，是身體不好的表徵

我以前經常跟人開玩笑，我說：「假如有一百個人創業，在這個過程中，有三分之一的人已經累死；還有三分之一的人，不是傾家蕩產，就是因信用破產入獄；到現在能在這裡上養生課的，幾乎都是病人。」

「病」是什麼呢？「病」就是自保功能在發生作用，就是您身體不好，膽有點小。年輕的時候做事，絕對不會算卦，現在學《易經》的人越來越多，就是「算」這件事，不能常常做。人做事老是去算卦，就是身體不行、膽子也變小了。

如果您沒事就找算命先生，沒事就問大師：「我下一步會怎麼樣啊？還能發多少年的財？」這就表示身體正在走下坡，因為當年您賺「第一桶金」（第一個一百萬）的時候，絕對沒有算過命，就靠身體好，敢衝敢拚、想做就做，就這麼簡單。所以我說，最後剩下的三分之一全都是病人。

曲老師感悟

我覺得未來的成功人士，身邊將缺少兩種人才：一種是懂健康管理的人，就是針對家族的健康管理，企業就像一個家族，企業的身體也需要健康；一種是理財專家兼律師。我將對培養的一些人，包括新學員，都灌輸這個觀念，成立一個以團隊爲目標，爲大家提供健康管理方面的事業。

中醫小辭典

六經辨證

指太陽、陽明、少陽之三陽證與太明、少陰、厥陰之三陰證的總稱。

5

如何利用經絡來養生？

善用經絡圖，尋找正確的調理方法

剩下的三分之一病人要試著找到自己的精神支柱，或是找到調理身體的方法。這些都很重要，大家要想知道如何調理，先得明白「中醫」的道理。

例如，左肝右肺，像肝病，若一生氣馬上傷左邊，所以左邊「期門」、「章門」這些穴位就容易疼痛，只要吃藥或做運動，再調適一下情緒就會舒服。如果是身體右邊的肝區疼痛，患者天天頂著桌子止疼，病情可就嚴重了。

中醫和西醫是兩回事，千萬別拿西醫那些名詞來跟中醫說明。我跟學生明確地說過，若是想當一代名醫，就請記住一點：不要過分在意病人口中的西醫名詞，只要按照中醫「六經辨證」（見「中醫小辭典」）來治療，治癒率就會很高。

如果中醫聽了病人口中的西醫名詞，例如「高血壓」，就開中藥裡能降血壓的藥，病則絕對治不好，這就是道理。病人看病要跟醫生說哪裡疼痛、疼痛的症狀，不要醫生還沒看，病人自己就先給病症下結論。

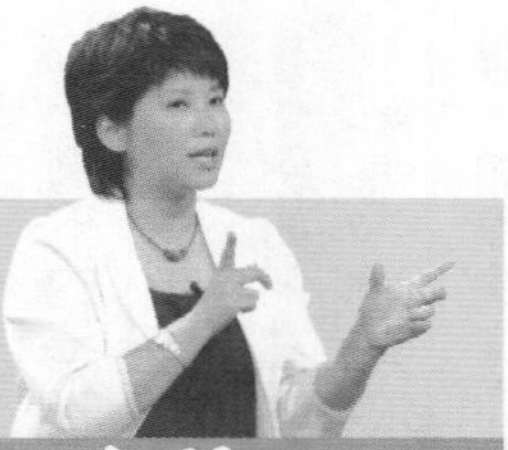

曲老師說分明

中醫依「六經辨證」治病

我跟學生明確地說過，若想當一代名醫，就請記住一點：不要過分在意病人口中的西醫名詞，只要按照中醫「六經辨證」來治療，治癒率就會很高。

6

為何說「電腦」是妨礙養生的大害？

電腦奪人神氣，多上網無益身體

電腦是一個大惡魔，是奪人神氣的工具。為什麼長期使用電腦、上網的人，就會有「網路成癮症」，甚至精神錯亂？這就是「神」散。我們不能否認網路上提供很多知識，但不管是大人、小孩，都要瞭解網路上有多少「糟粕」，這是很重要的。

我建議能不上網就別上。家中的孩子不要讓他常上網，也要督促身邊的親朋好友少上網，一旦有了「網路成癮症」，想要戒除，不是件簡單的事。所有的父母一定要以身作則，多帶孩子出去走走、透透氣，這才是養生關鍵。

有些孩子已經上網成癮，怎樣才能讓孩子少上網或不上網呢？孩子如果年紀還小，可以協助他培養其他興趣，多帶他出去遊山玩水。

名詞小辭典

糟粕

1. 指酒糟、豆糟等殘渣
2. 比喻沒有用處的東西

說不定孩子轉移注意力，就忘記要上網；孩子年紀如果比較大，可以讓他去打工，或安排一些活動，讓孩子減少注意力在網路上。很多事情都是家長可以做的，但必須付出代價。

成天上網有害健康

有一個三口之家，家境十分優渥，父母將全部的希望，都寄託在唯一的孩子身上，指望孩子長大後能接手家族事業。但孩子成天上網，整個人萎靡不振，身體狀況也越來越差，精神慢慢抑鬱，只能在家待著，哪裡都去不了。

父母束手無策，而求助於我。我給他們的建議是：「把網路停掉，在家養身吃中藥，再找事情讓孩子做，別讓他沒事老是在上網，白天多出去曬太陽，每天晚上都要跑步和早點睡，父母多抽空陪陪孩子，可以全家一起出遊，網路成癮症一定會好。」

依照我的建議去做，孩子的網路成癮狀態，果然獲得改善，後來自己也變得不太愛上網。因為經過這段時間的反省，他自己也覺得上網有害健康。

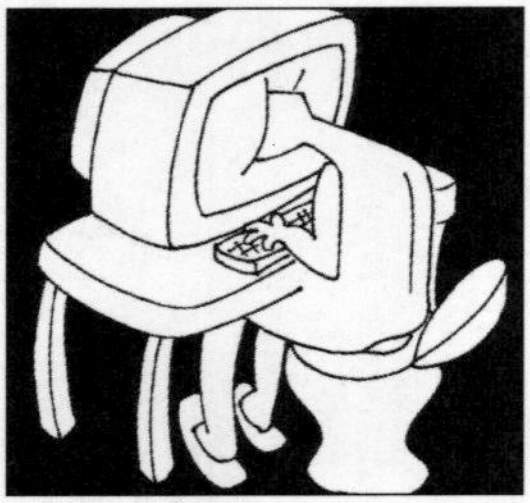

長期使用電腦、上網的人，容易上癮，甚至精神錯亂，這就是「神」散了。

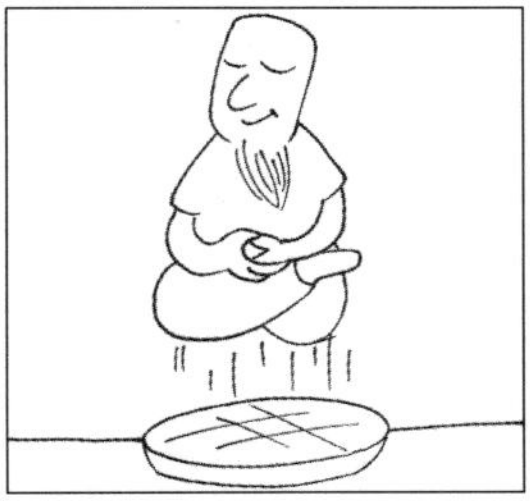

眼睛一閉就養肝，因為「肝主目」。

眼睛一閉就養生

前面説過「左肝右肺」，病痛發展到右邊，情況就相當嚴重。而「肝主藏血」，藏血是肝臟很重要的功能。「肝主藏血」是什麼概念呢？就是肝有收斂氣機的作用。肝在五行中歸屬於木（見86頁「五行和五臟對應關係表」），木有曲直之性，因此肝的功能一定是「生發」當中含著「收斂」，不是一味地生發。

中國古代有個簡單的養生大法：「肝主藏血」，眼睛一閉就能養肝。因為肝主目（見86頁「五行和五官對應關係表」），迎風流淚，屬於肝的收斂功能不足；眼睛乾澀，是肝的精血不足。因此養肝方法很簡單，就是閉眼睛（閉目養神），五臟六腑之精氣全都聚於目，眼睛不單純是肝的問題。人的神明，都可以從眼神消耗出去。

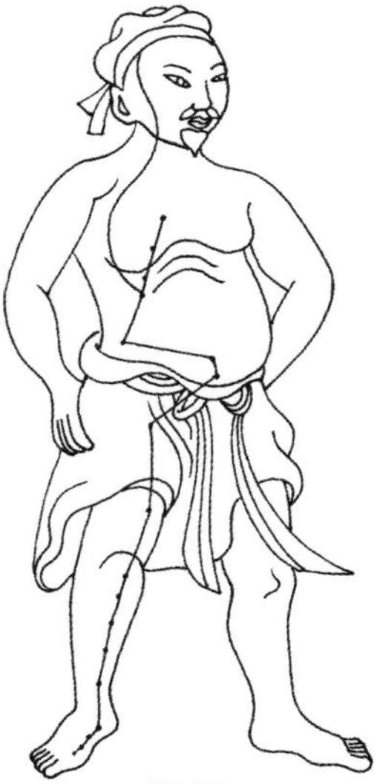

肝經

為何眼睛一閉就養肝？

因為肝主目，且肝有收斂氣機的作用。因此養肝大法就是閉眼睛，且五臟六腑之精氣，全都聚於目。

肝臟的功能

❶ 肝主藏血　❷ 收斂氣機

有人可能看過曾國藩的《冰鑑》，他在《冰鑑》一書中說：相面，最難相的就是「神」。相神，首先要從「眼神」看。

很多企業管理者都懂「面相」，面相帶給人們感覺上的不同，可從人的「眼睛」來看。一般人的眼神是藏不住內心的好、壞，眼神就是心靈的窗戶，一看就能明白。但是也有一些人，我們看不到其內心，他們能藏住，能藏得住的才是高人。

五行和五臟、五官對應關係表

五行	五臟	五官
肺	金	鼻
肝	木	目
腎	水	耳
心	火	舌
脾	土	口

中醫小辭典

肝主藏血

人休息的時候，全身的氣血就會歸於「肝」，由肝來藏血，重新進行血的濾化，這是肝經的一個主要功效。心主血脈，是往外發；肝主藏血，是往裡收。若只會往外發，收不回去，這時候就血虛，所以「肝主藏血」就顯得尤為重要。如果血不足，「諸風掉眩，皆屬於肝」，即風動之症、抖症、頭搖晃等，都是肝血不足的現象，這些病症都會表現在「肝」上。

人物列傳

曾國藩

曾國藩（1811～1872）。清末民初軍事家、政治家，字慰亭，號容庵，河南項城人。一生奉行程朱理學，同時為晚清散文「湘鄉派」創立人。在清由盛轉衰的年代，曾組地方團練「湘軍」平定太平天國，對當時的政治、軍事、文化、經濟等各方面，都有相當的影響。

經典檔案

冰鑑

曾國藩著，書名取以冰為鏡、能察秋毫之義。分「神骨」、「剛柔」、「容貌」、「情態」、「鬚眉」、「聲音」、「氣色」等七章，可說是曾國藩的識人、觀人之術。

生氣傷肝引發胃疾

將來中國社會男性肝病患者一定特別多，現在很多人得胃病，都是由生氣傷肝所引起。什麼造成肝病？第一是「怒傷肝」，第二是「喝酒傷肝」。怒傷肝，肝為木，木所剋是土，所以生氣先傷脾胃。（見86頁「五行和五臟對應關係表」）

「怒傷肝」意指男人老是生氣、生悶氣，會先傷脾胃，得胃病。胃癌、肝癌之間是相關的，這個因果關係一定要記住。

男人有胃病，原因不外兩個：受上司的氣，或受妻子的氣。如果丈夫有胃病、胃出血、胃疼，妻子應該自我檢討，是不是經常給先生氣受。

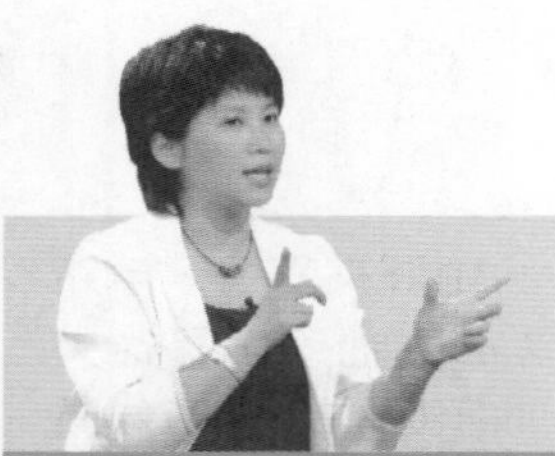

曲老師說分明

造成肝病的主因

什麼造成肝病？第一是「怒傷肝」，第二是「喝酒傷肝」。怒傷肝，肝為木，木所剋是土，所以生氣先傷脾胃。男人有胃病，原因有兩個：受上司的氣，或受妻子的氣。

老婆的臉部表情，對丈夫非常有威懾力，女人一沉著臉，男人的心裡就難受。我經常說：「女人要變快樂、美麗，得先學會笑。」女人一張苦瓜臉，往往就會使男人的心情盪到谷底。

現在許多有錢男人，喜歡和體育界的女孩子交往。為什麼呢？因為體育界的孩子純真、肯吃苦、意志力堅定。古諺有云：「男不娶藝，女不嫁醫。」男人應該娶相對來說比較單純的對象，也需要具備智慧，從事體育工作的人一般都很單純，至少能吃苦、有毅力。

沒有智慧的女人，會把簡單的事情複雜化，讓人心煩意亂；成天嘮叨的女人，也會造成人的心神散亂。

急功近利，不利療效

曾有位家長帶孩子來看診，那位媽媽弄得我哭笑不得。孩子的濕疹嚴重，且症狀已經持續好幾年。孩子的母親不斷重複一句話：「曲老師，怎麼辦？怎麼辦啊？什麼時候能好？明天能不能好呀？」

我說：「孩子都病了十年，您以為明天就能好嗎？」她說：「我不是這個意思。」光這一句話七個字，她就說了十遍。

病症檔案室

濕疹

一種常見的皮膚科疾病，一般常見症狀是劇烈搔癢、起紅疹、脫屑，會反覆發作，但不具傳染性。發作原因可分成內在的遺傳過敏、內分泌失調等；外在因素則為各種過敏原所誘發。西醫通常開外用藥塗抹患部，嚴重時則會開口服藥；中醫則依病患體質，分別開清熱利濕、祛風止癢等不同藥方。

名詞小辭典

譫語

譫讀詹。指一種心神散亂的象，表現出來的症狀為喃喃自語、語無倫次。

她擔心兒子的心情無可厚非，但操心過頭，就連自己也會生病。什麼病？叫「譫語」，是心神散亂的象。（譫讀詹，「譫語」見「名詞小辭典」）

孩子一臉呆滯，孩子的父親則一臉愁苦，孩子得這樣的病、病人有這樣的母親，更不好醫治，因為母親太急功近利。她太過著急，今天到一家醫院，吃了藥，沒好；明天趕快換一家醫院，再吃藥，如此重複，藥效還沒發揮，當然也就沒有效果。

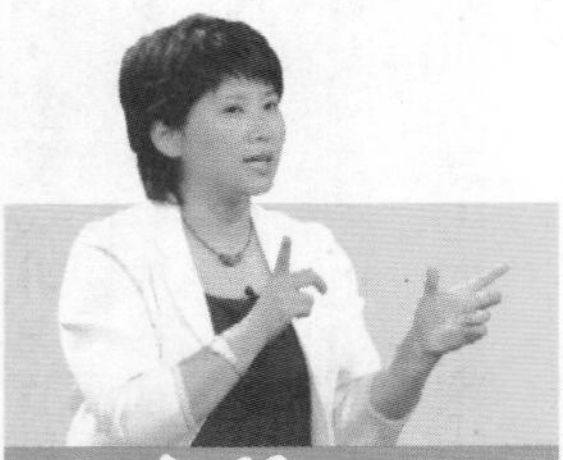

曲老師說分明

生悶氣會導致胃癌

「怒傷肝」就是，如果男人老是生氣、生悶氣，會先傷脾胃，得胃病。胃癌、肝癌之間，是密切相關的。

為何喝酒傷肝？
肝有代謝人體內毒素的功能，若毒素老淤積在體內無法代謝，肝淤越來越嚴重，對身體健康也就產生影響。

男人喝酒尤其傷肝

酒喝到什麼程度最好呢？喝酒要喝到「微醺」。如果看什麼是什麼，能說出話來，甚至還能馬上說出詩句，這時是半醉不醉、心情最好。如果已說不出話來，說一句話還得想半天，您已經開始醉了，最好別再喝了。喝到「微醺」這種境界，能消除煩惱、放鬆心境，對身體特別好。

喝酒會傷肝，男人喝酒尤其傷肝，這是因為相較於女人，男人少了一道出氣系統。女人有月經，可以自行排除體內一部分的瘀血。男人沒有月經，所以男人都淤在「肝」。肝有代謝體內毒素的功能，若毒素老淤積在體內無法代謝，肝淤越來越嚴重，對身體健康也就產生影響。

男人天生酒量比女人小。中國有一句話：「女人天生三分酒」。意思就是女人比男人多一道出氣系統。別看男人老是在聚會中狂飲，女人雖不輕易喝酒，可是真要比起來，當男人一個個都喝掛了，喝到最後的往往都是女人。

酒喝多，絕對損害身體，首先「肝」就受不了，不但會罷工，還容易導致臉上有皺紋，對男性尤其明顯。

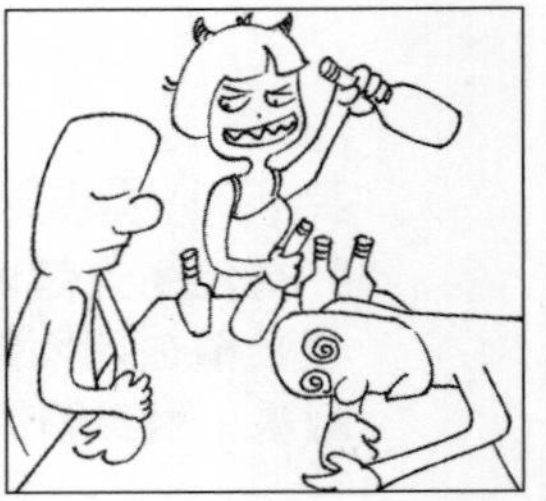

肝有代謝體內毒素的功能，若毒素老淤積在體內無法代謝，肝淤越來越嚴重，對身體健康也就造成影響。

陽痿早洩跟肝經不通有關

縱慾也傷肝。觀看肝經圖（見93頁圖），會發現一個很有趣的部分。「肝經」從腳上大腳趾前端起，沿著大腳趾、二腳趾中間開始往上走。肝經的起止點相當容易找到，在大腳趾上有幾根毛，稱為「三毛穴」，三毛穴就是肝經的起始。

肝經圍著生殖系統繞一圈，再往上走，所以十二經絡中和生殖系統最為密切的是「肝經」。男人、女人都一樣，女性生殖系統的疾病，也與「肝經」有關。一般中醫治療生殖系統方面的疾病，全都從肝治，這是不可不知的中醫治病原理。

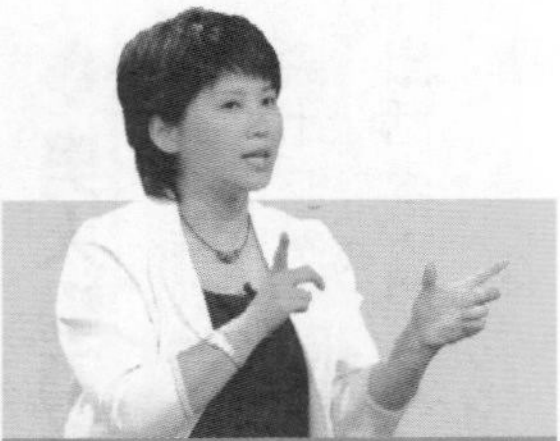

曲老師說分明

過度勞累易傷肝

人肝氣足，筋的彈性就好，人就有力氣。人如果過度的勞累，就會傷肝進而傷筋，平時要注意避免過度的勞累。

中醫小辭典

肝經

從腳上大腳趾前端起，沿著大腳趾、二腳趾中間開始往上走。大腳趾上的「三毛穴」是肝經的起始。肝經圍著生殖系統繞一圈，再往上走，所以十二經絡中，跟生殖系統最為密切的是「肝經」。

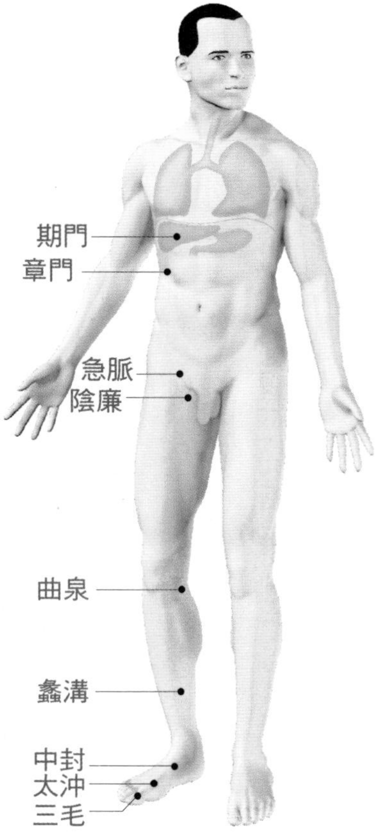

肝經經穴圖

易傷肝的不良行為有哪些？

1. 長期使用電腦、上網
2. 老是發脾氣、生悶氣
3. 喝酒失「度」
4. 過度勞累
5. 熬夜

過度勞累，傷肝傷筋

現在有肝病的人相當多，這跟「過度勞累」有關，勞累非常傷肝。

中醫認為，肝主筋。人的運動能力靠筋，又稱之為「筋力」。因肝主藏血，又主筋，所以肝為人體運動能力的發源地。

五行和五臟、五官、五體對應關係表

五行	五臟	五官	五體
肺	金	鼻	皮毛
肝	木	目	筋
腎	水	耳	骨
心	火	舌	脈
脾	土	口	肌肉

男子有沒有力氣首先與「肝」相關。人肝氣足，筋的彈性就好，人就有力氣。人如果過度勞累，就會傷肝進而傷筋，平時要注意避免過度勞累。

《黃帝內經》中說的「疲勞過度」，包括「勞力傷」、「勞神傷」、「房勞傷」。勞力過度，耗肝氣；勞神過度，陰精暗耗；房勞過度，元氣虧損。

當今社會瞬息萬變，激烈的競爭，使生活步調加快，疲勞接踵而至，尤其用腦過度，是危害上班族健康的重要原因。

人長期在疲勞的狀態下，免疫能力下降、免疫系統失調、生活習慣不規律、生理時鐘紊亂等，常是誘發肝病的原因。尤其有過肝炎病毒感染史，或罹患慢性肝病的人，要特別注意，切勿疲勞過度，要勞逸適度、張弛有序。

熬夜也傷肝，如果凌晨1點到3點（丑時）還不睡覺，肯定傷肝。

肝病發生的誘因有哪些？

人長期在疲勞的狀態下，免疫能力下降、免疫系統失調、生活習慣不規律、生理時鐘紊亂。

7 最化肉食的是「酒」？

穀物之精華—酒

「酒」為奇特之物，具有某種別類物質不具備的性質：同時具有「水」、「火」兩性。

天底下看來是水，點著是火的物質並不多。天上有什麼？閃電，閃電是從水裡來的。地下有什麼？石油。石油看上去是水，點著是火。在人間，酒，看上去是水，點著是火，同時具有水火兩性，這就是「酒」的奇特之性。

酒又是什麼？酒是富有的象徵。一個「富」字，其實「富」字底下，就是一個酒罐，家裡有一個酒罐，這就是「富」。什麼叫「富」？就是家裡有多餘的糧食變餿、發酵成酒，這就叫「富」。過去物資匱乏，有這頓沒下一頓，家裡有多餘的糧食，可以發酵製酒，就是「富」。

具有化肉食功效的飲品或調味料
❶ 酒　❷ 芥末　❸ 麥茶

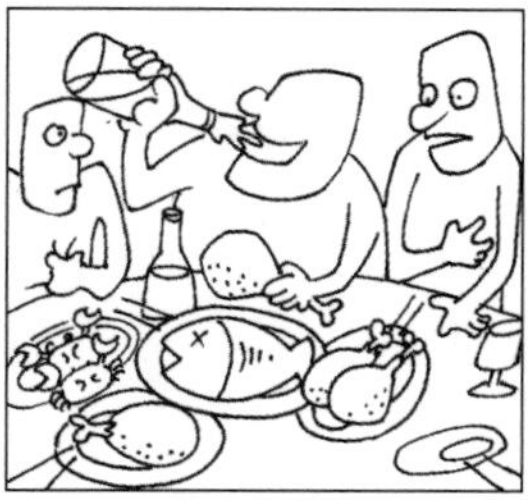

吃肉一定要喝點酒，因為酒是用來化肉食的。

酒是穀物之精華，其實酒是好東西，但是也很矛盾，因為現代人大多出現「濫飲」的問題。

中國古代有一句話：「大口吃肉，大口喝酒。」天底下最化肉食的是「酒」。例如，吃日本料理、烤肉，都要喝酒。且還要配芥末，芥末是辛散的，也可以化肉食。而吃韓國燒烤，則一定要先喝麥茶，麥茶也是化肉食的。

唯酒無量，不及亂

中國古代有一位聖人，天天都喝酒，只有他有資格天天喝酒。猜猜是誰？不是李白，李白是「酒仙」，不是聖人。答案是「孔子」。

孔子說過一句話叫「唯酒無量，不及亂」。孔子贊同喝酒的效用，但認為要有所節制，不可亂性。為什麼呢？孔子收的學費是「束脩」（脩讀休，見98頁「名詞小辭典」），就是「肉乾」。孔子對吃肉特別講究，一定要切得特別細，然後還得喝點酒釀，才能化掉肉食。

但現代人主食不吃，只吃菜，只喝酒，就會出現大麻煩，而且喝的量實在太驚人。

名詞小辭典

束脩

脩讀休，也作「束修」。古人以肉脯十條，紮成一束，作為拜見老師的禮物。現在用來指給老師的學費或酬金。語出《論語‧述而》：「自行束脩以上，吾未嘗無誨焉。」

詞語小辭典

唯酒無量，不及亂

喝酒只要可以自我克制，不擾亂生活規律即可。

人物列傳

孔子

孔子（西元前551～前479年），名丘，亦稱「孔丘」，字仲尼。春秋魯國人。思想家、教育家，也是中華文化儒家的宗師。曾周遊列國13年，不被重用，晚年致力於整理古代經典。有弟子三千人，身通六藝者有七十二人。首倡「有教無類」和「因材施教」，開平民教育先河，後世尊為「至聖先師」。

李白

李白（西元701～762年），字太白，號青蓮居士。唐朝著名詩人，有「詩仙」之美譽。為人和作品都很豪放飄逸、自然率真，賀知章譽為「天上謫仙人」，後人又稱「李謫仙」，著有《李太白詩文集》。

水果的精華在果核

飽滿多汁的果實，是用來滋潤裡面的果核。果核是什麼？是「種子」，所以果實是用來滋潤種子的。其實真正的好東西，是裡面的「果核」。好東西一定不好吃，因為不好吃，才能存活。您要知道中國人什麼東西不吃？東西若好吃，早被吃光了。所以大家一定要懂這個道理，漂亮的女孩脾氣一定有點怪，那就是她身上帶刺，因為不易親切，才能自保。

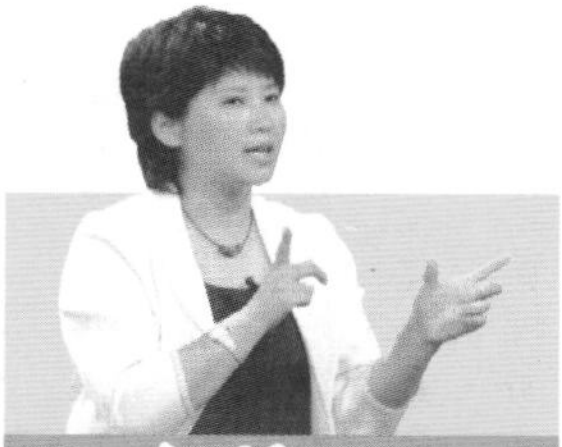

曲老師說分明

水果的精華在果核

好東西一定不好吃，因為不好吃，才能存活。中國人什麼東西不吃？東西若好吃，早被吃光了。

詞語小辭典

無用之用，是為大用

意即因為無用所以自保，得以避開災禍。

曲老師感悟

凡是好東西一定有「自保」的功能。一定要先保護自己，不被別人隨便糟蹋。所以，莊子經常講「無用之用，是爲大用」。

有一棵大樹，長得非常高大，吸引很多遊客觀賞。但是有位木匠路過的時候，看都不看，木匠的徒弟問道：「師傅，這棵樹這麼高大，吸引這麼多人來看，爲什麼您看都不看一眼？」木匠說：「別看這棵樹這麼高大，其實裡面是空的，材質不好，什麼都無法做，沒有用處。」

到了晚上，這棵樹托夢給木匠說：「我是沒有用，但是您知道嗎，要是我有用，是塊好木材，能做家具、做馬車、做棺材，早就被人砍了，能活到今天嗎？我能活到今天，就是因爲我沒有用處，沒有用處就是最大的用處。」

大用，就不用，這樣才能存活下去。樹長那麼高大，但材質不佳，您說能做什麼用？因爲沒用，才能存活上百年、上千年。

8 為何有「男抖窮，女抖富」一說？

「抖」是腎精不足的象

經常有人問，你看我這手一直抖，水杯端不穩、用電腦打字也發抖、繡花更繡不了，手抖得厲害是什麼毛病？「抖」，是屬於腎精不足的象。

在現實生活中，如果一個人的腿沒事老是在抖，這說明他腎精不足。肝是木，腎是水，水生木，腎精足，肝就壯；腎精不足，肝精也就不足，肝風內動，就容易「抖」。

五行和五臟對應關係表

五行	肺	肝	腎	心	脾
五臟	金	木	水	火	土

人物檔案

西門慶

明代四大奇書之一《金瓶梅》中的人物，為一善於討好女性、家有萬頃良田、生活錦衣玉食、身旁不乏美眷相伴的風流好色男子。

古人說：「男抖窮」，很多男人習慣抖腿，常抖腿的男人，即使現在是老闆，以後也可能失敗。意思是男子如果沒事常抖腿，表示這個人腎精斂不住虛火，虛火上炎，特別容易發火、煩躁，做事常會不理智，很容易失敗。

男抖窮，那女抖什麼呢？古人說：「女抖賤」，現在則說：「女抖富」。女人是什麼？男人是天、女人是地，地是坤，厚德載物。古代的女人天天待在家裡，相夫教子。

古人認為，若女人肝血和腎精不足，就容易坐不住，老愛站在窗前，看見樓下像西門慶之類的男人經過，就故意掉下簪子什麼的，一來一往就勾搭上。這樣的女人有礙風化，所以古說「抖」就是「賤」。這種說法較為狹隘，我們暫且略過。

到了現在，情況完全不一樣，男人、女人各有事業。女人努力工作，亦有機會成就一番事業，成為職場上的女強人。所以，現在改稱說「女抖富」。

為什麼還是與肝血不足、腎精不足有關呢？因為成為女強人，要做的事情更多、想的事情也多，人就更加勞累。**勞累傷肝，也耗費精氣。**有肝病、腎精不足，這可不是好事。

不論是「男抖窮」還是「女抖富」，我們的身體都不能「抖」，保養好自己的肝，才是關鍵。

男抖窮與女抖富

狀態	「抖」的原因
男抖窮	男子如果沒事常抖腿，表示這個人腎精斂不住虛火，虛火上炎，特別容易發火、煩躁，做事常會不理智，很容易失敗。
女抖富	現今社會，女性在工作上亦有機會成就一番事業，成為女強人。因而要做的事情更多、想的事情也多，人就更加勞累。勞累傷肝，也就更加耗費精氣。

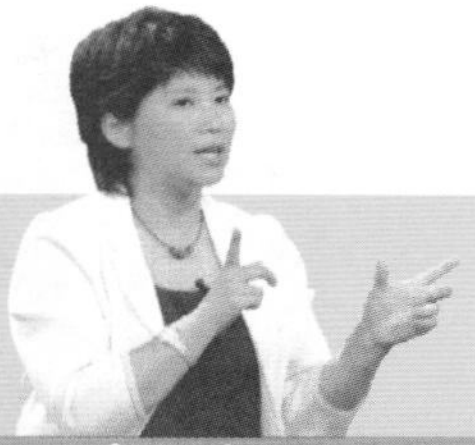

曲老師說分明

古代女人負責家事

女人是什麼？男人是天、女人是地，地是坤，厚德載物。古代的女人天天待在家裡，相夫教子。女人肝血不足、腎精不足，就容易坐不住。

9 男怒傷肝，女怒易傷乳腺、子宮？

女易怒，乳腺子宮疾病就來報到

怒傷肝，男人生氣傷肝。女人生氣不傷肝，因為女性有月經。女人生氣傷哪裡？傷「乳腺」和「子宮」。乳腺走脾胃系統，子宮走肝。肝主筋，身體上有彈性的部位，都跟「肝」有關。子宮也有彈性，一懷孕，子宮就變大；孩子生下來後，子宮就縮小。

五行和五臟、五官、五體對應關係表

五行	五臟	五官	五體
脾	土	口	肌肉
心	火	舌	脈
腎	水	耳	骨
肝	木	目	筋
肺	金	鼻	皮毛

女性該如何保健呢？

1. 定期自我健康檢查
2. 好好吃飯、睡覺
3. 勿太追求完美

當今「乳腺癌」已成為女性頭號殺手，以前中老年婦女是高危險群，現在年齡層逐漸下降。導致乳腺癌主因是人的壞「心情」，即情志不遂、愛生氣。得乳腺疾病的女性，大多心高氣傲、脾氣不好，「氣」總是上升，就會傷到乳腺；而習慣「忍氣吞聲」的女性，「氣」一下沉，又會傷到子宮。一般得子宮疾病的人，個性都偏鬱悶、內向。

女性該如何保養呢？平時注意不要發「無名火」（不太正常的生氣）。當您想生氣或經常發火時，想想身體的變化，好好調理自己，才是治本之道。

❶ **定期自我健康檢查：**首先要自我檢查，發現胸部有硬塊、下體有異物，及時去醫院檢查，最好定期檢查。

❷ **好好吃飯、睡覺：**其次要好好吃飯、好好睡覺，不生氣。「好好吃飯」就是避免暴飲暴食，吃飯要有規律，要定時、定量，吃七、八分飽。按時睡覺，睡飽覺也很重要。更不可常常熬夜，熬夜加上情緒抑鬱，會造成氣血不通、生病致癌。

❸ **勿太追求完美：**對人、對事要求不要太高，不要想得太多。維繫家庭和睦，對小孩和顏悅色，快快樂樂地工作。調理好身體，經絡通暢，心平氣和，就可遠離乳腺癌和子宮癌的威脅。

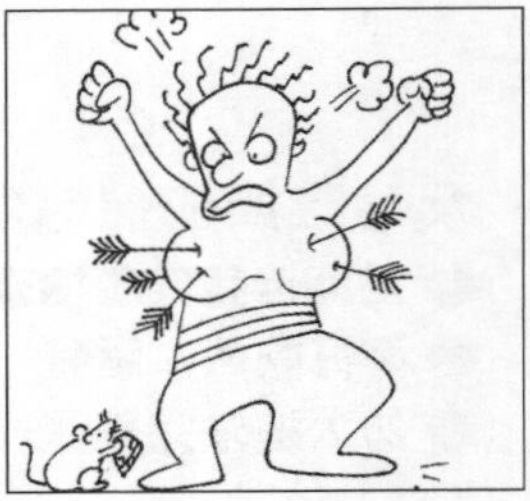

男人生氣傷「肝」；女人生氣、心高氣傲者，傷「乳腺」。

乳腺癌、子宮癌的罹病原因和養生之道

罹患原因	**乳腺癌：**心高氣傲、脾氣不好的女性，「氣」總是上升，就會傷到乳腺 **子宮癌：**習慣「忍氣吞聲」的女性，「氣」一下沉，會傷到子宮
保養之道	❶ **自我檢查：**發現胸部有硬塊、下體有異物，要及時去醫院檢查，最好定期檢查。 ❷ **好好吃飯：**避免暴飲暴食，吃飯要有規律，要定時、定量，吃七、八分飽。 ❸ **按時睡覺：**不可常常熬夜，熬夜加上情緒抑鬱，會造成氣血不通、生病致癌。 ❹ **不生氣：**對人、對事要求不要太高，不要想得太多。維繫家庭和睦，對小孩和顏悅色，快快樂樂地工作

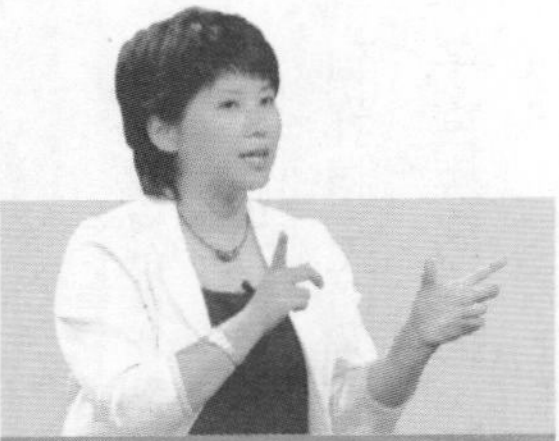

曲老師說分明

女性保養注意「氣」

心高氣傲、脾氣不好的女性，「氣」總是上升，就會傷到乳腺。而習慣「忍氣吞聲」的女性，「氣」一下沉，又會傷到子宮。

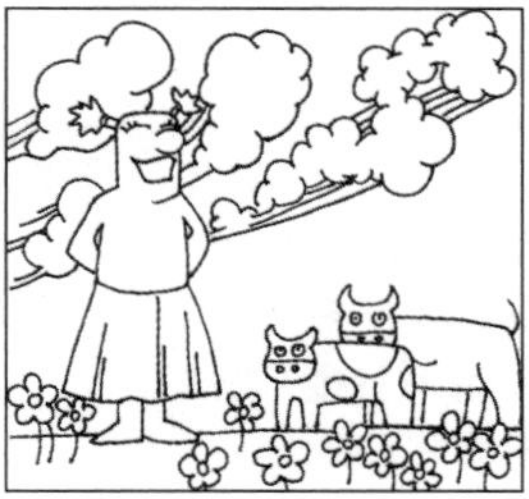

待字閨中的女性，有空要多到郊外走走，放鬆心情、活動筋骨。

曲老師感悟

現在很多能力強的女性都待字閨中。這些女性或多或少都有一些乳腺和子宮疾病。爲什麼？因爲她們心高氣傲，放不下身段，想挑個如意郎君，可惜沒遇到合適的人，就容易鬱悶得病。

最好的「治病」方法，是趕快「結婚」，但是沒有合適的對象，也不能隨便嫁。在找對象的過程中，必須多調適自己的心態，隨遇而安，可多做一些有益身心健康的事。例如多到郊外走走、呼吸新鮮空氣、體驗田園生活、種菜養花。

中國人都有土地情結，與土地天生就有一股親近感。農民知道該下種子的時候播種，該收成的時候收穫。偶爾體驗田園生活，就可明白什麼是過「生活」，不會胡思亂想。

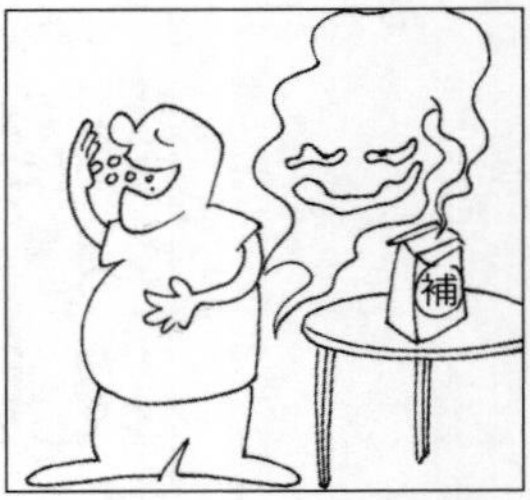

● 凡是「補肝藥」，都是透過調腎精、調元氣來補肝。腎精要足才可以調，腎精不足調腎，就會與肝同亡！

天下沒有補肝藥

現在很多人肝臟不好，吃補肝藥的人越來越多、賣補肝藥的人也越來越多，而且價格並不便宜。

其實，根本沒有所謂的「補肝藥」，或「沒有真正有效」的補肝藥。為什麼？現代人補肝，都是透過調腎精去補，腎為水、肝為木，水生木，腎是肝的母親，常調腎精，把母親越調越弱，還能保護孩子嗎？

凡是補肝藥，都是透過調腎精、調元氣來補肝，腎精要足才可以調，腎精不足，就會母子（腎、肝）同亡！

全面理解中醫，就知道天下沒有補肝藥。那有肝病怎麼辦？只有用「疏通法」，就是用「揉肝法」，才能運動肝臟、補肝精。

五行和五臟對應關係表

五行	五臟
肺	金
肝	木
腎	水
心	火
脾	土

中醫看補肝

觀點	天下沒有所謂的「補肝藥」，或「沒有真正有效」的補肝藥。
原因	現代人補肝，都是透過調腎精去補，腎為水、肝為木，水生木，腎是肝的母親，常調腎精，母親越調越弱，自然無法保護孩子。
補肝之道	只有用疏通法，就是用「揉肝法」，才能運動肝臟、補肝精。

10

解肝鬱、養肝有什麼好方法？

方法❶ 常揉肚子，經脈通暢

肝鬱怎麼辦呢？治療肝鬱有一個方法：平常沒事要常揉肚子。如果出現肝鬱、肝腹水，找到對的醫生，就可以輕易解決，但還要靠平常多揉肚子。每天早上起來按摩肚子一、兩百下，就什麼毛病都沒有。

肚子要如何揉呢？一般來講是逆時針為「泄」，順時針為「補」。先逆時針還是順時針？大家不要以為「泄」像瀉藥般，一股腦使人排泄，泄法是「疏通法」，先「通」才能「補」進去，所以要先「逆時針」方向揉肚子。

同樣的道理，生病去看中醫，如果身體虛，中醫直接開補藥，就一點用也沒有。因為沒有先通開經脈，補藥無法消化吸收，全都變成無用的垃圾。所以，治病先要「通經脈」。

按摩肚子的祕訣

要先「逆時針」揉肚子，再做「順時針」。因為逆時針為「泄」，順時針為「補」。泄法是「疏通法」，先「通」才能「補」進去。治病先要「通經脈」，也是這個道理。

經典檔案

易筋經

《易筋經》的來源眾所紛紜，其中有一說是「達摩」所著。以結合動靜為特點，可強健體魄、強化肌肉，為習武者練習的一種內功心法。

如何使經脈通暢呢？一般人靠「運動」，有錢人則靠「按摩」。按摩一定要有一套系統，例如，我們專門學的按摩法是道家的方法，它是跟《易筋經》搭配（見「經典檔案」）。每天打一套《易筋經》，身體裡外就都可運動得到。

如果沒精力打《易筋經》，也可找現成的經絡按摩師，按《易筋經》的方法，從頭到腳地幫您舒展一遍，就相當於打了一套《易筋經》。

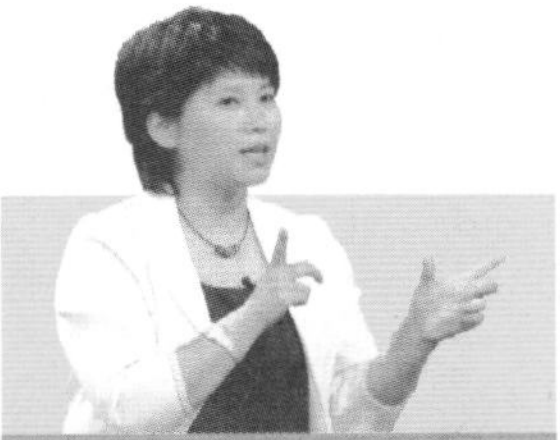

曲老師說分明

按摩暢通經絡

如何使經脈通暢呢？一般人靠「運動」，有錢人靠的就是「按摩」。按摩一定要有一套系統。

方法❷ 坐著宣開兩腋

「解肝鬱」還有一個方法，就是「宣開兩腋」。這是古代一種很好的解肝鬱方法，坐著也可以做。

作法：雙掌交叉，抱著後腦勺撐住，再將手與肩膀齊平，盡量撐開拉住。這個動作，能將兩腋宣開。維持這個動作慢慢左轉，在左轉的過程當中，兩腋不許合上，慢慢地轉，轉到最靠邊時，屏住呼吸停留幾秒。然後再慢慢地回正過來，再右轉繼續做以上動作，過程中，眼睛要拚命地往最後面看。眼睛也是「肝」所主，所以往後看。

每天坐在辦公桌前，左右各做6遍，有益養肝。這是解肝鬱滯之大法，每天持續做很有效。

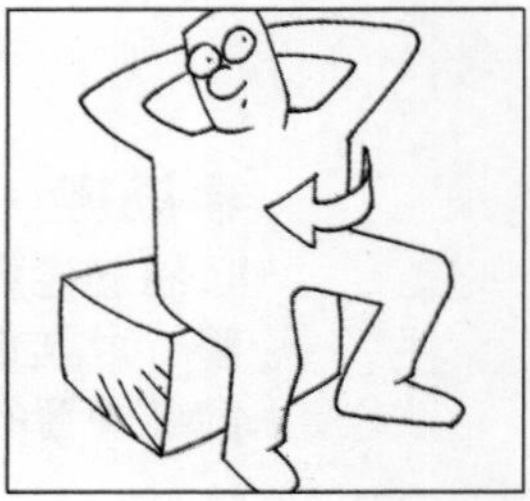

● 坐著也能「解肝鬱」。雙掌交叉，抱著後腦勺撐住，再將手與肩膀齊平，盡量撐開拉住。這個動作，能將兩腋宣開。

解肝鬱的方法

❶ **常揉肚子：**每天早上起來按摩肚子一、兩百下。
❷ **宣開兩腋：**每天坐在辦公桌前，左右各做6遍。
❸ **發「呼」或「噓」的音：**透過發「呼」或「噓」的音，解肝鬱、藏肝血。

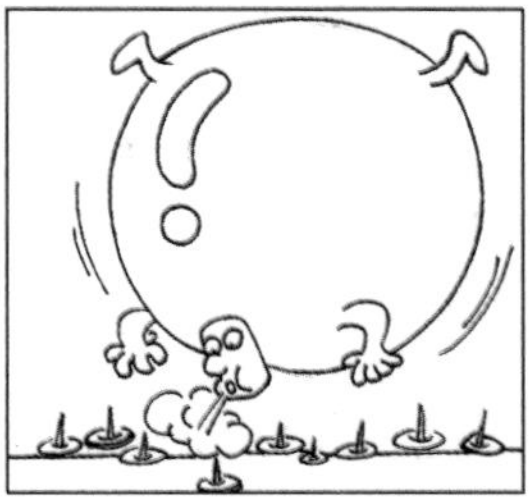

人體發出「呼」或「噓」聲，是出於自救。發「噓」這個音，一方面解肝鬱、解鬱悶，同時肝又藏血，所以又有止血的功效。

方法3 發「呼」或「噓」的音

想要「肝」好，一個要「運動」，另一個就是中國健身氣功中的「六字訣」，其中「噓字訣」專門運動「肝」。

在日常生活當中，例如，我們被主管訓斥後，回到辦公室通常會有個下意識的動作，就是不自覺發出「呼」或「噓」的音，這是人體為了不讓肝鬱的反應。這種自動發音，就是人體的自救。

如果研究「六字訣」，明白其內涵，可以得到很多知識。例如，發「啊」音，「啊」這個音是心音，凡是發「啊」音，都是心意的表達。例如，傳一封簡訊：「過來，過來。」從字面對方看不出感情。如果打「過來啊！過來啊！」別人就會知道，您很希望他過來，甚至有點撒嬌的意味，這就是心意的表達。

發「噓」這個音，一方面能解肝鬱、解鬱悶，同時肝又藏血，所以又有止血之功效。透過發聲就能治病，這是中國古代最古老、有效的方法。

名詞小辭典

六字訣

古代流傳下來的養生方式，為一種吐納法。六字為「吹、呼、嘻、呵、噓、呬」，皆為長息吐氣之法。只要長期練習，從讀字、口形、呼吸動作到意念，循序漸進，就可以調整虛實、延年益壽。

「啊」音與「噓」音的發音功效

聲音／效用	發音功效
「啊」音	是心音，凡是發「啊」音，全是心意的表達。
「噓」音	一方面能解肝鬱、解鬱悶，同時肝又藏血，又有止血功效。

11

「五臟」、「六腑」有何關係？

五臟即五「藏」

「五臟」是什麼？就是心、肝、脾、肺、腎。五臟實際上是五「藏」，這個字讀「ㄘㄤˊ」，五臟都藏在身體裡。藏在哪裡呢？藏在「肋骨」裡，五臟被關在一扇大門後面，前後都有肋骨，把它包住。摸摸我們身上的肋骨，包得很厚，若要傷到裡面的五臟，除非是先天不足或後天衰老，才可能傷到。

五臟容易受傷嗎？怎麼才會傷到五臟？最起碼先得把肋骨給打斷。因為重要的五臟包在裡面，所以很難被傷到。對人來說，只有先天不足或老化，才可能傷到五臟，這是一個很重要的原則。

例如，要讓心臟復甦需要用什麼方法？西醫使用電擊，要用那麼大的力量，才能刺激到心臟，讓人體整個跳起來，這是很可怕的力量。五臟基本上無法按摩，治五臟只有一個方法：「自我鍛鍊法」。

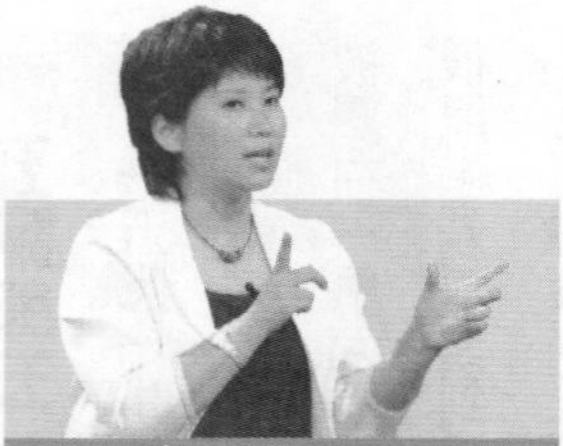

曲老師說分明

肋骨保護五臟

五臟容不容易受傷？怎樣才會傷到五臟？最起碼先得把肋骨給打斷。因為五臟包在肋骨裡面，所以重要的五臟很被難傷到。

中醫小辭典

三焦

六腑之一，又名「外腑」、「孤腑」，有主持諸氣、疏通水道的作用。從部位可分為上焦、中焦、下焦。

上焦：指胸膈以上部位，包括心、肺在內。

中焦：指膈以下、臍以上部位，包括脾、胃等臟腑。

下焦：指臍以下部位，包括肝、腎、膀胱、小腸、大腸。

人物列傳

老子

老子（生卒年月不詳），春秋時代楚國苦縣人。姓李名耳，字聃，字伯陽。曾任周朝的守藏室之史。主「無為」之說，為春秋時著名的思想家、道家學派的創始人，後世尊稱其為「老子」，著有《道德經》。

六腑暢通，人體健康

凡是沒有被肋骨包住的部分，就叫「六腑」。什麼叫「腑」？「腑」就是空的地方。六腑包括哪些？它指胃、大腸、小腸、膀胱、膽、三焦。五臟裡，額外對應「三焦」的是「心包」，這是西醫沒有的名詞。

到底五臟重要，還是六腑重要？這就好像問一棟房子是屋頂、地基、門窗，還是其他地方重要？這個問題不要急於回答，這是中國古代智者老子的問題。既然是老子的問題，就不是輕易能回答的。

有人說，房子由各個結構組成，缺一不可，所以都很重要，屋頂、地基、門窗都重要。可是即便都重要，也會有一個地方是最重要的，到底是哪裡最重要呢？老子講「空」最重要，因為真正要用的，就是這個「空間」。

臟與腑的關係

臟	腑
婦	夫
陰	陽
內藏，看不見	空的地方
堅守、收斂	運化

如何評斷「健康」

晚上睡覺看到枕頭，躺下去就能睡著；該吃飯就吃，胃口很好；要排尿，馬上就尿出來，這就是「健康」。

五臟和六腑哪個重要？五臟被包在人體裡，它不再變化。真正在一天當中，反覆變化的是「六腑」，人是活在六腑是否暢通的情況下。

什麼是「健康」？晚上睡覺看到枕頭，一躺下去就能睡著；該吃飯就吃，吃得津津有味；想排尿，馬上就尿得出來，這就是「健康」。如果晚上上床睡不著，胃口差，進廁所半天又拉不出來，就絕對有病。

五臟和六腑是夫婦關係，六腑是「夫」，五臟是「婦」。為什麼說它們是「夫婦」關係？中醫的核心稱「陰陽」。五臟為「陰」，六腑為「陽」。陽就要運化，陰就要收藏，所以「六腑」為夫、「五臟」為婦。

中國傳統文化都是從「身體原理」總結出來。女人待在房子裡，男人就在外邊運化。如果男人能運化地很好，就可把許多好東西變成「精」，讓女人加以堅守、收藏。

五臟對應六腑

五臟	六腑
肺	大腸
肝	膽
腎	膀胱
心	小腸
脾	胃
心包	三焦

人體小檔案

五臟六腑

五臟六腑是人體器官總稱。「五臟」指心、肝、脾、肺、腎。「六腑」指胃、大腸、小腸、膀胱、膽、三焦。五臟六腑相對應，五臟裡另對應「三焦」的是「心包」，這是西醫沒有的名詞。

擠壓六腑來鍛鍊五臟

因為五臟按摩不到，中醫是靠什麼來治療五臟？答案是「六腑」。五臟與六腑之間是相表裡關係。例如心臟復甦，西醫是靠電擊療法；真正的好中醫，因為瞭解「心和小腸相表裡」，只要在小腸經上，按住一個恰當的穴位，就會刺激到心臟。

中國的按摩救人也是有道理的。按摩六腑非常重要，平時沒事就揉揉肚子、輕輕拍打肚子。除此之外，還有一個最好的姿勢：穿平底鞋，抱著肚子蹲下，腳後跟不許翹起，維持此姿勢抱著。天天擠壓六腑來鍛鍊五臟，對六腑也會有好處。

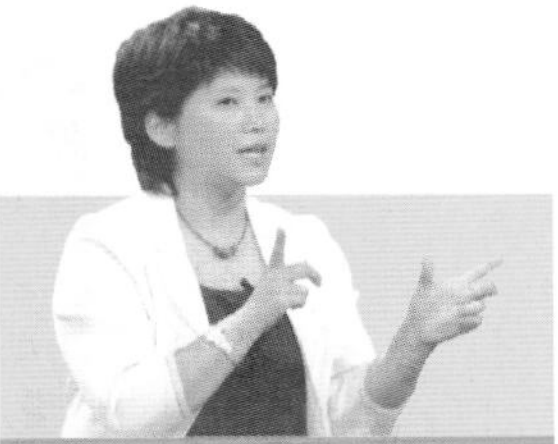

曲老師說分明

從六腑醫五臟

五臟按摩都按摩不到，中醫是靠什麼來治五臟的？是「六腑」。五臟與六腑之間，是相表裡關係。

中醫治療五臟的方法為何？

1. 按摩六腑。
2. 穿平底鞋，抱著肚子蹲下，腳後跟不許翹起，維持此姿勢抱著。

曲老師感悟

有位學員跟我說，人的吸氣和呼氣，對五臟六腑有很好的保健功能。而人吸氣時肚子是鼓起來的？還是呼氣時肚子會鼓起來？一個是「逆腹式呼吸」，一個是「順腹式呼吸」，這是兩種不同的呼吸方法，其實兩種都可以。

從道門上來講，則強調「逆腹式呼吸法」，例如吸氣時，一般來說肚子應該會鼓起來，但是「逆腹式呼吸法」，恰好要求收腹，就是吸氣時，腹部一定要收緊，這就叫「逆腹式」。

「順腹式」則是吸氣時鼓肚子，出氣時縮緊肚子。這兩種呼吸方法，不管用哪一種都可以。重點是當你吸氣進來以後，必須要有一段屏息的時間，這個屏息的時間，就是讓吸進來的氣在五臟六腑之間、在三焦之間鼓蕩，可以按摩五臟六腑。

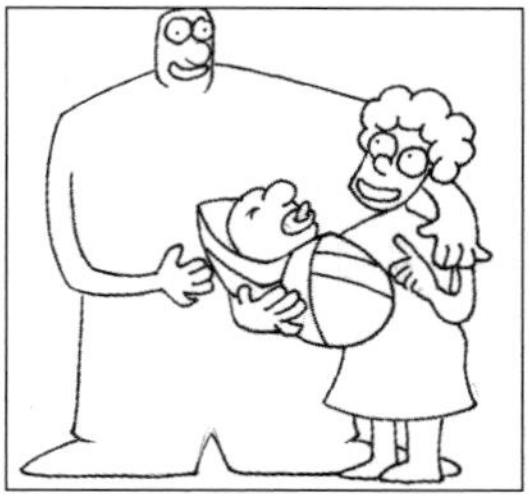

「精」就是錢，是用來養妻子、孩子和自己的。

陽運化，交陰收藏

「精」是什麼？就相當於現實生活中的「錢」，平時在生活中，想要什麼，有錢就能買。身體缺少什麼時該怎麼辦？把「精」調出來，就可以買到東西。

六腑運化半天，把錢（氣血）交給五臟。五臟只負責一件事，就是「收」。收的都是精華，全都是錢。六腑為陽、為夫，五臟為陰、為妻，所以男人把錢交給妻子是對的。男人賺的錢，一定要交給妻子。妻子要用「精」來養其後代。但是只要把錢交給妻子後，就很難再要回來，所以中國男人多少都知道要留點「私房錢」。

「六腑」就是夫，六腑一定要運化。「五臟」為陰，五臟就堅守，五臟的作用是收斂。歸結到中國文化的根本上，「陽」的運動方式是運化，「陰」的運動方式是收斂、收藏。

12

人體所有的祕密都在手指？

指尖是經脈相交會之所

很多人按摩時，特別相信精油等按摩用油的功效，我則更強調按摩要好好用「手」。人體所有的祕密，全都在手上，手的所有「指尖」全是經脈相交會之所。

對運動員有一種測法，專門測試指尖氣血，如果裡面有輕微的跳動感，就算通了。指尖脈跳動得越厲害，把脈越準，對生命感知的能力就越強。平常沒事應該多活動指尖，像拍手、鼓掌，都是很好的動作。十個指尖的頭相碰，這個動作可以有效防治「老年痴呆症」（見124頁「病症檔案室」），因為氣血全都流到末梢。

名詞小辭典

扳指

為中國古代拉弓射箭所用的輔助配件。因為弦既細又硬，為了避免拉開時被割傷，戴在右手大拇指以扣弦。最初是以鐵片或皮做成，清朝建立後，玉製的扳指盛行，為王公貴族身分地位的象徵，裝飾性遠大於實用性。

豎起大拇指，是誇讚別人或態度傲慢？

大拇指為肺經，肺經從「中府」、「雲門」出來，鎖骨與肩之間這個部位疼痛，就是肺氣被憋，這時應雙手交叉拍這個部位，把肺氣拍順。肺經沿著手臂裡側的上緣一直走，到大手指的外端，有另一個支脈，從「列缺穴」流到大腸經。大拇指為肺氣所主，所以大拇指主「傲慢」，翹大拇指，代表誇讚別人或是態度傲慢。

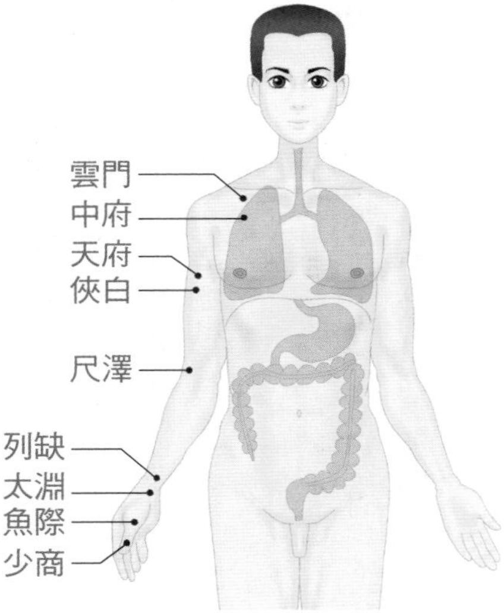

肺經經穴圖

很少人把戒指戴在大拇指上，只有古代的皇帝，敢在大拇指戴一個大扳指（見「名詞小辭典」）。把戒指戴在大拇指上，有「從來不倒」的意思。

病症檔案室

老年痴呆症

又稱「老人痴呆症」、「阿茲海默症」（Akzgeuner），是一種因年老而發生的慢性器質性腦病。最早由德國神經病學家阿洛瓦・阿茲海默（Alosis Akzgeuner）提出，病理特徵是大腦皮質內細胞的消失及死亡，導致廣泛的「腦回」（腦溝與腦溝間的部位）萎縮。

通常發生於老年人，特徵是智力衰退、情緒不穩、記憶障礙，和外界溝通困難，以及包括語言、認知空間、社交能力的遲鈍、退化。若平日多用腦力、勤思考，可有效預防此病症的發生。

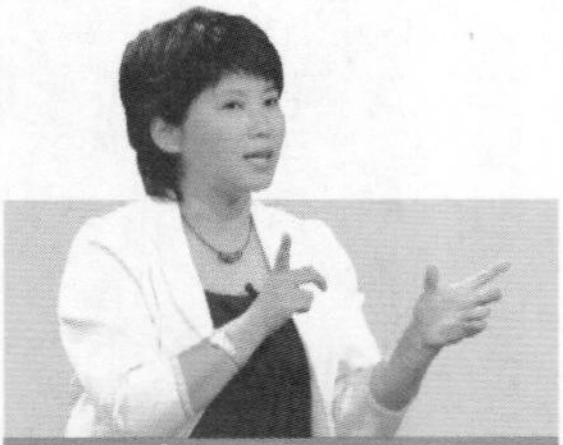

曲老師說分明

大拇指與肺經

大拇指為肺氣所主，所以大拇指主「傲慢」，豎起大拇指，一般有誇讚別人，或是態度傲慢之意。

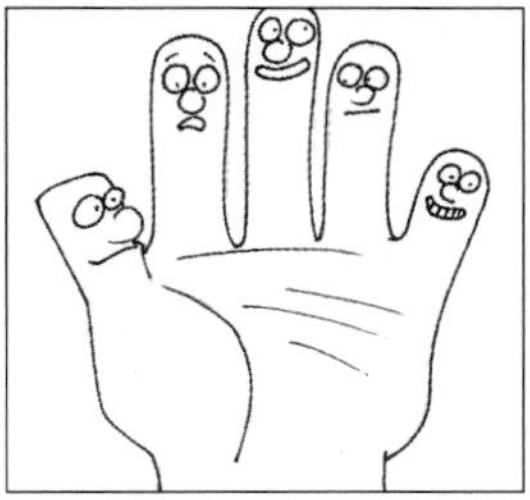

大拇指代表讚揚或傲慢，食指代表本能，中指上有「心包經」的穴位，無名指上有「三焦經」，小指是「心經」和「小腸經」通過的地方。

食指跟本能有關

食指上有「大腸經」的穴位。大腸跟本能相關，有的人在做決定的時候，習慣用「食指」敲桌子，實際上是拚命地調動本能，來幫助自己做決斷（某些事不是靠理智能解決的，要靠本能來判斷）。

中國人有時候說：「自己心裡有數」，指的就是「大腸」。喜歡把戒指戴在「食指」的女孩子，通常具有一點宗教傾向。

心跳得越厲害反而是心臟輕症

中指上有「心包經」的穴位，心包經相當於心臟周邊。中國文化有個特點，就是外在表現出來的事，反而都不是最重要的，重要的是「其背後沒有表現出來的意涵」。

一個人要是修行很好，一眼就能看出蘊藏在事物背後的意涵。例如心包經的問題，心臟周邊如果有病，在病症上表現得特別強烈，心跳得慌，好像特別嚴重，讓人產生得了心臟病的錯覺。但也許不是這樣，心跳得厲害可能是「心包」有病，反而是心臟的輕症。

心臟病重症平常沒有症狀，突然出現「心下急痛」，這才算重症。心臟病的重症，主要表現在小指上。心經跟小腸經都走小指，有時小指麻木、小指出問題，反而是心臟病的重症。不過因脊椎受壓迫，也會造成小指的麻木，要先排除脊椎的問題。如果中指會麻木，多是心臟病輕症。有時候反應強烈，病症反而輕；反應沒有那麼強烈，病症反而重，這就是身體的問題。

由手指看心臟病器官

心臟表現／症狀反應	心臟的重症表現	心臟的輕症表現
症狀	突然出現心下急痛	心跳得厲害
手指反應	小指麻木、小指出問題	中指麻木

手的握力越大，肝氣越足，人越長壽

西方有一種說法：70歲以上的老年人，手的握力越大越長壽。因此建議70歲以上的老年人，應該經常鍛鍊自己手的握力。但西方人只是做出統計，得出結論，卻不知道其中的道理。

名詞小辭典

握固法

指初生嬰兒的握拳方式。嬰兒的握拳方式，是把大拇指放在無名指的指根處握住。這個方法是道教中非常重要的握拳方法，稱為「握固法」。

為什麼手的握力越大，人越長壽呢？

不知有沒有人留意到，嬰兒出生時，手都是什麼樣子？重點在於嬰兒的「握拳方式」。嬰兒的握拳方式，是把大拇指放在無名指的指根處握住。這種方法是道教中非常重要的握拳方法，叫「握固法」。

每個新生兒都不用教，出生時手都以此法握拳。當然也有嬰兒是張著手出生的，張著手出生的小孩，體質偏弱。一般嬰兒懂得自保，都是以「握固法」出生，這是先天的本能，不用父母教。

我在學中國古代養生法時，曾經問過老師，道教說：這是「握固」。我問：「握固是怎麼來的？」老師也不知道，只教我們這樣握著，就可以「定魂魄」。等我生了孩子，一看嬰兒握著手出生，一下就開悟：人的手首先得能握住，肝氣才會足。這是一種與生俱來的人體自保功能。

人死時，是撒手而歸

從中醫角度來講，肝主血，就是「肝主藏血」。肝很重要，人的生死其實全跟「肝」相關。

人能從母親肚裡出生，第一必須肝氣足，才能握住拳頭。人死的最後一瞬間，您想想看是什麼樣子？是「撒手而歸」，手一下鬆開，肝氣全散。人死前最後斷絕的經脈，一定是「肝經」，這是一個原則，跟「肝」有關。

握緊拳頭是「握固」，是「固」什麼呢？中醫講「神明」，肝的神明叫做「魂」。什麼叫「神明」？肝氣足以後，外現出來的能量叫做「魂」。肝氣、肝血足以後，人的魂就不會飛掉，因為它的固攝能力強。

平時該怎麼「固肝魂」呢？無名指的指根處就是「肝」的竅，把手壓在此處，就等於是「固肝魂」。

手指的意涵

手指名稱	所屬經脈與意義
大拇指	肺氣所主。大拇指主傲慢，翹大拇指，是誇讚別人，或是態度傲慢之意。
食指	食指上有「大腸經」的穴位。大腸跟本能相關，故食指代表本能。
中指	中指上有「心包經」的穴位。中指麻木，多是心臟病輕症。
無名指	無名指上有「三焦經」。無名指的指根處就是「肝」的竅，把手壓在此處，就等於是「固肝魂」。
小指	小指上有「心經」和「小腸經」經過。當小指麻木、出問題，多是心臟病的重症。

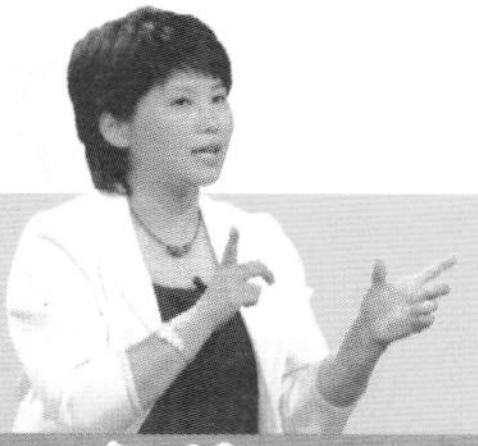

曲老師說分明

肝與人的生死

從中醫的角度來講，肝主血，就是「肝主藏血」。肝是很重要的，人的生死其實全跟「肝」相關。人能從母親肚裡出生，第一必須肝氣足，才能握住拳頭。

「握固」意義是什麼？

❶ 肝氣足的表現　❷ 固肝魂

如何觀察孩子是否受到驚嚇？

若孩子兩眼之間有條青筋或額頭兩側有青筋，就是肝膽受到驚嚇，該部位皆屬於肝膽。

小孩青筋暴起是因為受到驚嚇

「握固」的意義是什麼呢？第一是「肝氣足」的表現，第二是「固肝魂」。小孩子最怕什麼？孩子最怕受到驚嚇。注意觀察孩子，只要兩眼之間或額頭兩側有條青筋，就是被驚嚇到的。

很多父母想測試新生兒的聽力是否正常，會故意用力關門，觀察嬰兒是否會轉頭。一般聽力正常的嬰兒會轉頭，尋找聲音來源。但用傳統話語來說：「就是魂飛了，嚇得嬰兒魂都飛走。」所以孩子額頭兩側若出現青筋，這青筋屬於肝膽，即肝膽受到驚嚇。

測試孩子的聽力，其實小聲試就可以，用小小的撥浪鼓在旁邊敲，小孩聽力正常，一樣會到處尋找，沒必要用力關門測試。

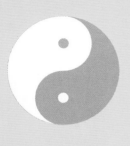

第三章

寅時—肺經當令，深度睡眠

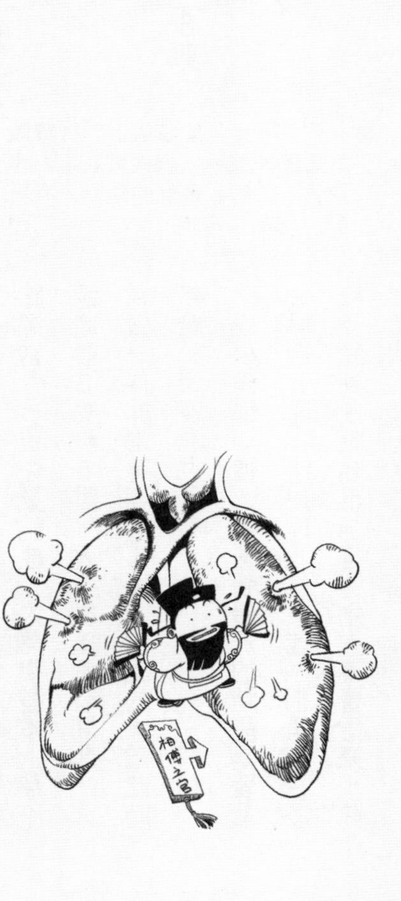

- 為何人「熬夜」無法超過3點到5點？
- 如何「出汗」才健康？
- 過敏性鼻炎其實是「肺病」的問題？
- 空調病和「肺」有什麼關係？
- 生病為何和個性有關？
- 為什麼新生兒出生，哭得越響亮越好？
- 發燒可提高孩子的免疫力？
- 男性常咳嗽，生育能力就不佳？

1

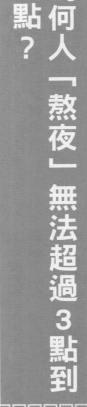

為何人「熬夜」無法超過3點到5點？

小偷一般在凌晨3點到5點偷東西

「寅時」是凌晨3點到5點，這個時候肺經當令。首先要記住，人熬夜基本上熬不過凌晨3點到5點，因為從這個時間起，人在做一件非常重要的事情，健康的人體此時都處於深度睡眠狀態。

小偷都知道，人睡眠最沉的階段是凌晨3點到5點，所以他們偷東西，都集中在凌晨4點到5點動手，打賭主人不會醒來，除非這戶人家裡有病人或老年人。

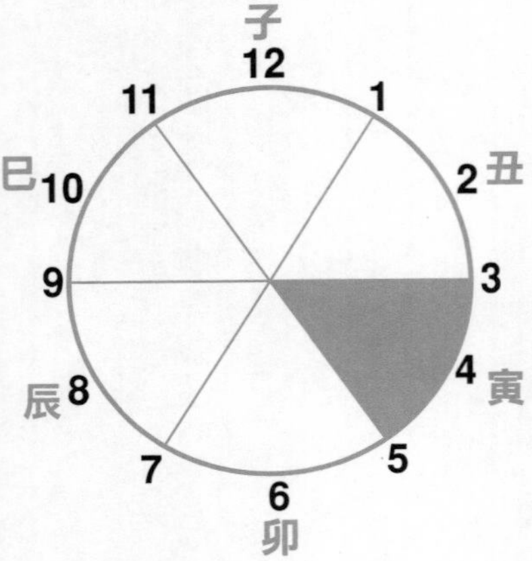

● 小偷都知道什麼時候上門行竊最好，除非這戶人家裡有老年人或病人，人睡眠最沉的階段是凌晨3點到5點（寅時）。

中醫小辭典

肺朝百脈

意即透過經脈將全身的血液聚合於肺，透過肺的呼吸，進行氣體交換，然後再輸布到全身。

相傅之官

所謂「相傅」，就是皇帝的宰相或老師。從人體來看，肺的位置高於心臟，心為君主之官，肺則是相傅之官，擔當起「均衡天下」的職責。

凌晨3點到5點，老年人不睡覺容易心臟病發作

人體在凌晨必須做一件關鍵的事「睡覺」，否則會對身體造成相當大的傷害。這時候肺主肅降，在凌晨3點到5點（寅時），肺一定要重新分配全身的氣血，要求人體進入到深度睡眠中。

如果這時候哪個器官甦醒，該器官就需要較多的氣血，會對氣血分配不利。所以凌晨3點到5點，實際上是人體睡眠最沉的時候。但現在有很多年輕人，常在凌晨3點到5點之間就醒來，這個時候醒來最糟糕，如果同時還有「盜汗」的症狀，表示身體的問題更大。

為什麼肺經在人體經脈當中是第一條經脈？因為「肺朝百脈」，會發生很大的作用。全身氣血都會在肺經上再分配。這個時間出現失眠，真的需要找時間去看醫生。

老年人常在凌晨3點到5點間就醒來，為什麼？因為人年紀大，沒有多少氣血可分配，肅降的能力也越來越差，這個時候也要多提醒家裡的長者，注意身體狀況。

《黃帝內經》「靈蘭秘典論」解析五臟

- 心為君主之官（心是君主）
- 肺為相傅之官（肺是宰相）
- 肝為將軍之官（肝是將軍）
- 脾為諫議之官（脾是諫官）
- 腎為作強之官（腎是大力士）

為何老年人在「寅時」，特別容易心臟病發？

因為「寅時」（凌晨3點到5點）人身體各部位開始由靜轉動，各部位對氣、血的需求量都開始增加，會加重心臟的負擔。這時若氣血不足，心臟病特別容易發作。

老年人醒來後睡不著，往往會出去活動身體，如果氣血不足，心臟病在此時特別容易發作。

很多老年人在早晨劇烈活動後突然去世，我建議老年人早晨不要做劇烈運動。因為寅時人身體各部位開始由靜轉動，各部位對氣、血的需求量都逐漸增加，會加重心臟的負擔。

這時，肺為「相傅之官」擔當起「均衡天下」的職責。它一旦肅降失職，就會造成嚴重的後果，這也是老年人容易在此時心臟病發的原因。

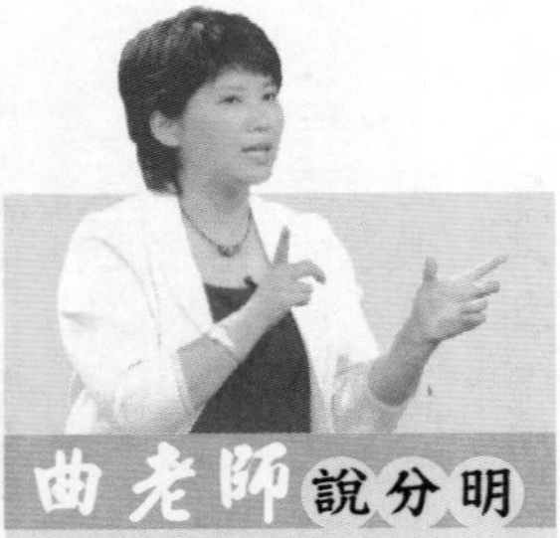

肺功能失調容易心臟病發

肺為「相傅之官」，擔當起「均衡天下」的職責。它一旦肅降失職，就會造成嚴重後果。這就是老年人在此時容易心臟病發的原因。

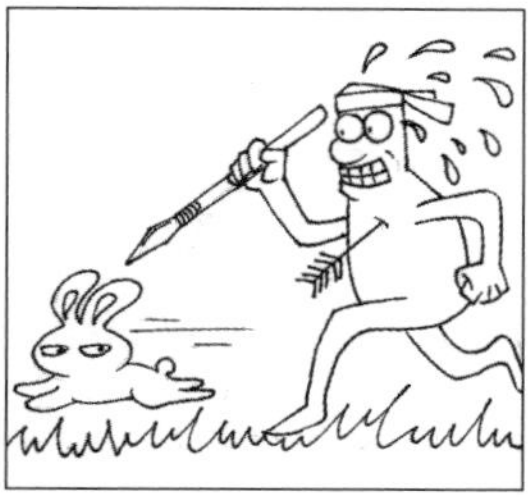

運動的時候，最好的狀態是腳微微出汗，出大汗必損心液。

2

如何「出汗」才健康？

微微出汗最佳，出大汗必損心陽

什麼事也沒做，就渾身出汗，叫「自汗」（見136頁「病症檔案室」）。現在有這種症狀的人越來越多，這就是太陽表虛，皮表固攝不住汗液，這也是一種病。汗為心液，出汗要適時且恰當，出汗太多，肯定會出問題。

怎樣「出汗」才算適時且恰當呢？

國外很多人跑步鍛鍊身體。例如在加拿大，街上天天都有人在跑步，跑得氣喘吁吁、大汗不止。而中國人日常生活的運動方式，像練太極或練健身氣功，練到一定程度，就微微出汗。外國人和中國人運動的區別在哪裡？答案就在「出汗」。

病症檔案室

自汗

指自行出汗，亦稱「自汗出」。不是因為勞動、穿衣、運動出汗，多因傷風傷暑、喜怒驚恐、房事虛勞等所致，為氣虛者的症狀之一。

關於運動出汗的常識一定要知道，只要一出大汗必損心陽。大汗淋漓並不是運動身體，還會對身體產生一定程度的損傷。大汗淋漓後，若出現大渴和喜歡冷飲的現象，就更損傷身體。

古代對「汗」是很忌諱的。古人運動時一定是身上微微出汗，從頭到腳，包括腿全部微微出汗，這樣才叫「運動」，才不會傷身傷心。而且出汗不要吹風，要趕快把汗擦乾，這點很重要。

頭汗多是陽虛

頭為諸陽之會，是陽氣最足的地方，所以頭不怕冷。冬天，有的人非常怕冷，但就只有臉部不怕，因為氣血特別足。

很多人的頭部容易出汗，而且汗粒豆大的冒出。為什麼呢？陽氣最足的地方能壓抑住汗，陽氣虛就大汗淋漓，例如，有人運動時只有脖子以上會出汗，或一吃熱、辣的食物，頭上揮汗如雨，然後再虛就精脫，就是出「油汗」，汗跟油一樣流下來。如果頭上出汗不止，出油汗，就是典型的「陽虛」現象。

如何「出汗」才健康？

1. 運動時從頭到腳，包括腿都微微出汗。
2. 出汗不要吹風，要趕快把汗擦乾。

看外國人運動身體，會發現他們後背和胸膛中出汗，腰以下不出汗，這是「腎虛」的表現。如果只有上半身出汗、下半身不出汗，就是「上下不通」。

真正健康的出汗方式，是腿一定要出汗，如果運動到腿出汗，身體肯定好。

由出汗看身體健康

出汗部位狀況	健康意義
頭部	陽氣虛
頭上出汗不止，出油汗	典型的陽虛
後背和胸膛中出汗，腰以下不出汗	腎虛
上半身出汗，下半身不出汗	上下不通
腿	身體好

中醫小辭典

盜汗

在睡覺中出汗，醒後即止的異常現象，又名「寢汗」。意思是像盜賊，在人睡覺時偷走人體的心液，盜汗不僅陽虛，更是陰虛。若長期盜汗，人就會越來越消瘦。

人物檔案

林黛玉

《紅樓夢》中的主角，小名「顰兒」。自幼體弱多病，母親死後，寄居賈府，由外婆賈母撫育，與表哥賈寶玉相戀，最後未能結合，傷心吐血而亡。文思敏捷，多愁善感，有「才女」之稱。後世亦將「林黛玉」一詞，用來形容體弱多病的女子。

盜汗是陰陽俱虛

平常運動出汗，只要出得恰到好處，都是正常。出現「盜汗」（見「中醫小辭典」），就不正常。盜汗就像一個賊，人在睡覺，像有一個賊來偷走人體的心液，所以盜汗不僅陽虛，更是陰虛。若長期盜汗，人就會越來越消瘦，像林黛玉就是天天盜汗淋漓。陽虛只傷六腑，陰虛就五臟全傷。

陰虛盜汗的人，精神很好，喜歡喝「冷飲」；陽虛盜汗的人，平日倦怠無神，喜歡喝「熱飲」。

如何治療「盜汗」？我建議食療，嚴重者可看中醫用中藥調理。如果沒有選對治療方式，就只能治標不能治本，一旦停藥還是會很嚴重，且盜汗的人身體虛不勝補，食療加適當運動，是最好的治療方法，雖然效果慢，但對身體好。

盜汗的分類與療法

盜汗種類	陰虛盜汗	陽虛盜汗
症狀	很有精神，喜歡喝冷飲	平日倦怠無神，喜歡喝熱水
結果	長期盜汗，人會越來越消瘦。陽虛只傷六腑，陰虛就五臟全傷。	
治療方法	建議食療加適當運動，嚴重者可看中醫，用中藥調理。	

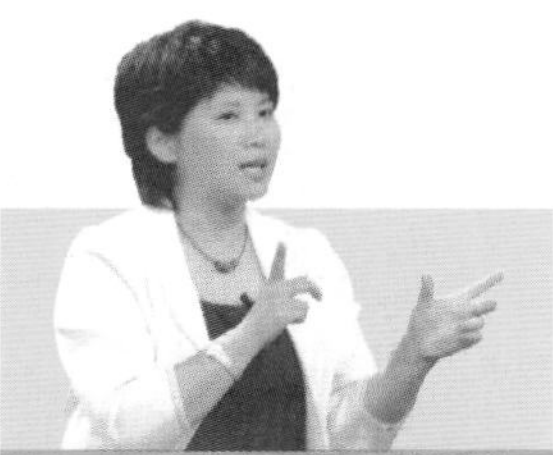

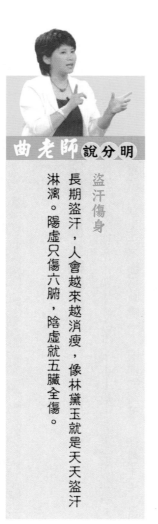

曲老師說分明

盜汗傷身

長期盜汗，人會越來越消瘦，像林黛玉就是天天盜汗淋漓。陽虛只傷六腑，陰虛就五臟全傷。

3

過敏性鼻炎其實是「肺病」的問題？

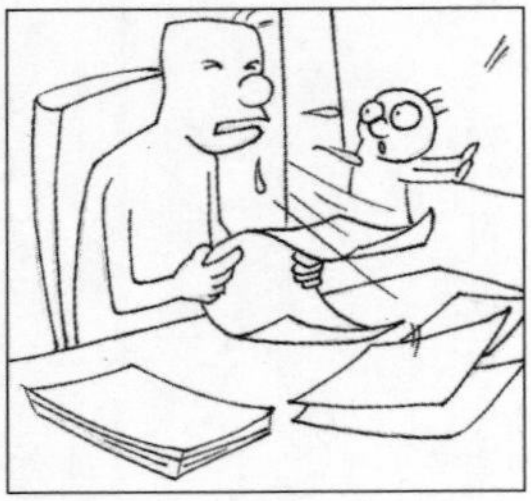

噴嚏從腎來，從鼻子走，實際上是調動腎氣，試圖把肺的寒氣趕出去。

不斷打噴嚏是過敏性鼻炎的表徵

現在得過敏性鼻炎的人越來越多，過敏性鼻炎根本上是「肺病」的問題，其有一個特別明顯的表徵，就是「不斷打噴嚏」。噴嚏從腎來，從鼻子走，實際上是調動腎氣，試圖把肺的寒氣趕出去。原則上，過敏性鼻炎應該很好治，但是現在，不論中、西醫都沒辦法根治。

為什麼易得過敏性鼻炎？

這種病症，在西方社會特別多。原先我無法理解，後來，有人從西方國家回來後表示，因為西方人過於清潔，也就是環境太好，造成當地人對花粉特別敏感，才易得到此病。

但中國近幾年過敏性鼻炎的患者也逐漸增加，又是為什麼呢？環境並沒有改變多少，環境並不是主要原因，更重要的原因在於「情緒」。

西方較早邁入工業化社會，在以市場經濟為導向下，一般人壓力都很大。所以可以把得過敏性鼻炎的原因，歸納為以下兩點：

❶ 跟情緒的緊張關係密切

第一，跟情緒的緊張關係密切，為什麼呢？因為肺主一身之氣，焦慮在哪裡，氣機就凝聚在哪裡，就易得肺病。

❷ 肺主皮毛

第二，「肺主皮毛」。未來將有更多的人得「皮膚病」，現在過敏性鼻炎只是剛開始而已。焦慮在頭，就會「斑禿」；焦慮在皮膚，就會得「神經性皮膚炎」，繼而加重成各式各樣的皮膚病。這些都跟焦慮、生氣絕對相關，因為肺主一身之氣，包括全身感覺沒力氣，也大多與肺有關。

多數中國人很焦慮，得過敏性鼻炎的人也就增多，將來皮膚病的患者勢必會增加。經常待在冷氣房裡，也易罹患過敏性鼻炎或皮膚病。

多吃冰品傷肺，也容易得過敏性鼻炎

除了情緒因素容易導致過敏性鼻炎，生活習慣也是一大因素。現代人都喜歡吃冰冷的食物，不管夏天、冬天，總是離不開冰品。

要讓小孩子遠離過敏性鼻炎，關鍵就在「拒喝冷飲」。像我的孩子，不管是夏天還是冬天，從小我就不准他吃冰冷的食物，也不給他喝飲料。現在10歲，已經養成習慣。

有時候跟朋友聚會，偶爾孩子也在場，服務生問孩子：「要點什麼飲料？」我的兒子會說：「不要飲料，要開水。」孩子知道父母是為他好，才這樣做。家長要及時對孩子說一些話，從小養成好習慣很重要。

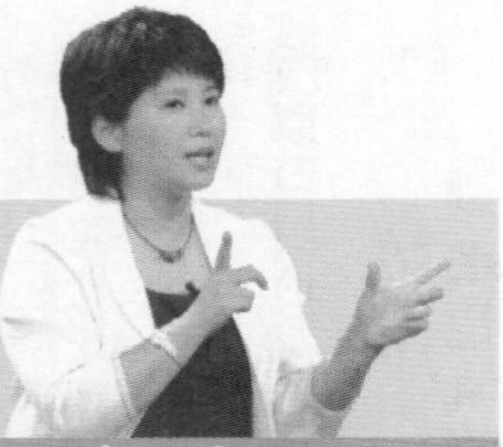

曲老師說分明

喝冷飲傷身

現代人都喜歡吃冰冷的食物。不管夏天、冬天，總是離不開冰品。

病症檔案室

過敏性鼻炎

當季節交替，或遇到如塵蟎、花粉等某些過敏原，就會出現鼻子發癢、打噴嚏、流鼻水等症狀。過敏性鼻炎通常與先天體質有關，基本的治療方法是找出過敏原，並盡量遠離過敏環境。而強化體質、增強免疫力，才是改善的基本方法。

斑禿

一種突然發生的局限性斑塊狀的脫髮性毛髮病。其病變處頭皮毛囊正常，無明顯自覺症狀。發生年齡以青壯年居多，目前病因不明，但普遍認為精神因素，是一個重要的原因。

神經性皮膚炎

又稱為「單純苔癬」或「慢性苔癬化濕疹」，是一種具有極度搔癢症狀的皮膚病，指皮膚出現一或多塊慢性、脫屑、增厚的現象。由於這些病灶的外觀明顯，被認為和病灶處皮膚敏感與易受刺激有關，可說是成人型的異位性皮膚炎。

現代人易得過敏性鼻炎、皮膚病的原因？

❶ 情緒緊張
❷ 因為肺主皮毛
❸ 經常待在冷氣房裡
❹ 多喝冷飲傷肺

冷飲，夏天少碰；冬天可適量

多喝冷飲傷肺，現在肺病患者特別多，都跟喝冷飲有關。夏天喝什麼好？喝常溫的水、茶或白開水。南方人喜歡在夏天喝涼茶，但涼茶盡量要少碰，涼茶性寒。

中國南方很多人得咽炎，而且很嚴重，全都跟冷的、涼的飲料有關。人們覺得天氣炎熱，喝點涼的飲料可以降溫。但要想想天氣酷熱，身體中的陽氣全都調到表面，裡面全是寒的，再喝涼茶這些冷飲到體內，就屬於寒上加寒。

中國南方的人，從某種意義上來說，陽氣老在宣散，除非住在山裡，否則一定比中國北方的人短命。因為北方的人冬天「氣」能收回來，南方人就不行。所以南方的人屬於勞碌命，陽氣老是宣散，人就胖不起來。

夏天人體裡面偏寒，特別容易腹瀉。就是夏天熱，陽氣都在皮毛上，因此夏天皮膚病就會轉輕。秋冬皮膚病一定加重，因為氣都回到體內。

冬天時人要自保，保五臟，不管皮毛，手臂、腿凍倒在其次，五臟千萬不能受寒。冬天體內容易熱，因此可以吃點清涼的食材。

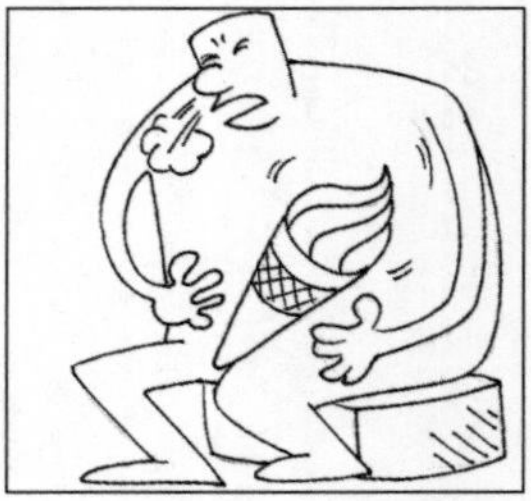

多吃冷飲傷肺，也容易得「過敏性鼻炎」。

中國文化說得好：「冬吃蘿蔔夏吃薑」，蘿蔔性涼，薑是熱的。天氣越熱，越要吃點溫熱的東西。夏天喝點薑茶，肯定有好處；冬天則可以多喝清涼的蘿蔔湯，把體內的鬱熱都散開。

為何「冬吃蘿蔔夏吃薑」？

蘿蔔清涼，薑性熱。越是炎夏，越要吃點溫熱的東西。夏天喝點薑茶，肯定有好處；冬天可以多喝清涼的蘿蔔湯，把體內的鬱熱都散開。

養生大補帖

性涼的食物有哪些？

水果類：番茄、香瓜

蔬菜類：蓮藕、白蘿蔔、苦瓜、空心菜、芹菜

性熱的食物有哪些？

水果類：荔枝、龍眼、釋迦

蔬菜類：辣椒、生薑、洋蔥、青蔥

養生料理講堂

蘿蔔鮮菇湯

清涼纖活＋解鬱散熱

材料：

白蘿蔔100克，小排骨和蘑菇各50克，水適量

調味料：

鹽1/2小匙，香油適量

作法：

1. 白蘿蔔和蘑菇去皮切塊，小排骨放入滾水中汆燙，取出備用。
2. 取鍋放入小排骨和水，煮至沸騰，轉小火煮30分鐘後，將白蘿蔔、蘑菇放入鍋中，繼續燉煮至白蘿蔔軟爛後，加入鹽和香油拌勻即可食用。

夏天飲食宜忌

宜	❶ 喝常溫的水、茶或白開水 ❷ 喝薑茶
忌	❶ 喝涼茶 ❷ 鹹味食物

天熱少吃鹽，天冷要用鹽分調元氣

天氣炎熱時，飲食必須清淡，不能太鹹。前面我們講過，鹽分可調體內元氣，天熱時，人的氣機調到皮膚腠理（腠讀湊，腠理指肌肉的紋理），體內氣機就有點不足，若吃過鹹，就更虛。

從養生上來講，中國南方的菜清淡最有營養，當地人吃得清淡，絕對正確。中國北方的菜，則一定要鹹。口味重和氣候有關，若天氣酷寒，攝取較多鹽分，可重調體內的元氣防寒，所以北方平時用鹽的分量，比南方要大些。

有一次，我去青海，因為有「高原反應」（高山症），當天晚上沒有吃飯就睡了。第二天早晨起來，喝下當地的「孬茶」，狀況就好多了。孬茶裡面加了點鹽，為什麼要加鹽？就是為了重調元氣，可以改善「高原反應」帶來的不適感。

常年生活在哪裡的人，他們常喝「孬茶」重調元氣，體質會慢慢強健，也因為他們需要的元氣量大，所以要慢慢累積，人人都能自救自保。

病症檔案室

高原反應

指人在一定海拔高度處，因為氣壓低、含氧量稀薄，身體對氧氣的要求，不能滿足需要，所導致的一種症狀。一般表現為嘔吐、頭昏、胸悶，嚴重者甚至會出現暈厥。

中國南、北方飲食養生比較表

養生之道＼地理位置	口味	原因
南方飲食	飲食清淡，不可過鹹	天氣炎熱時，人的氣機調到皮膚腠理，體內氣機就有點不足，若吃過鹹，就更虛
北方飲食	較鹹，口味重	和氣候有關。冬天酷寒，攝取較多鹽分，可以重調體內的元氣防寒

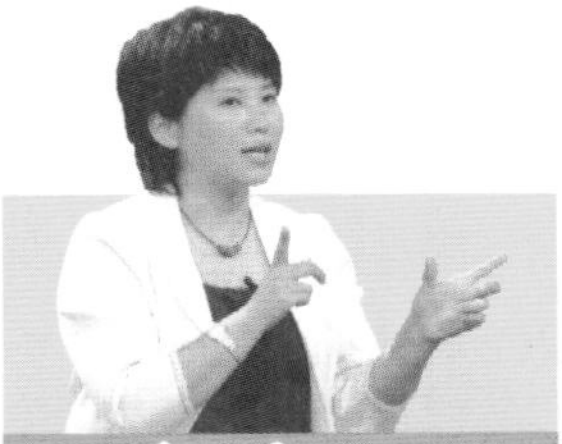

曲老師說分明

天熱少吃鹽

鹽分可以重調體內元氣，天氣炎熱時，人的氣機調到皮膚腠理，體內氣機就有點不足，若吃過鹹，就會更虛；若天氣酷寒，攝取較多鹽分，可以重調體內的元氣防寒。

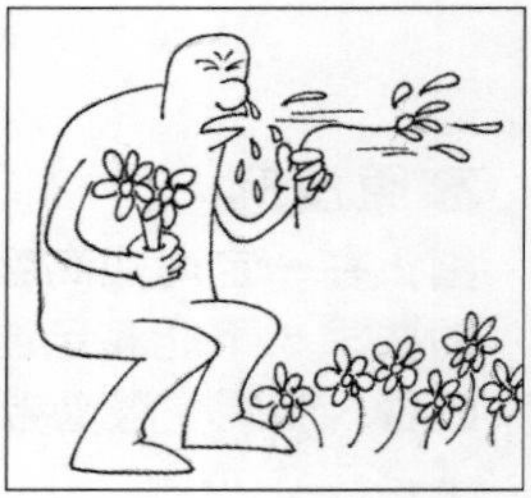

花粉是性激素，會讓元氣不夠的人打噴嚏，誘發過敏性鼻炎。

花粉會誘發元氣不足者過敏性鼻炎

為什麼春天有花粉，人就容易得鼻炎？花粉是什麼？花粉是性激素（性荷爾蒙），對人體有好處。人活了一輩子，全看性激素的多寡。千百年來，所有生物，包括魚想「傳宗接代」，也得靠性激素。

為什麼花粉多的時候，人的免疫力下降，會得過敏症？因為花粉是性激素，它可以重調元氣。元氣不夠，就會打噴嚏；元氣夠，就一點事都沒有。記住，「打噴嚏」不一定是鼻炎或感冒，稍微有一點冷空氣刺激，早上起床就打噴嚏，這是好事，是腎有力，能把寒氣往外拱。

過敏性鼻炎有季節性，一般只要跟肺相關的病症，一定跟正常的「節氣」有關。天底下最準確的日曆就是「節氣」。

中國的節氣，一分鐘都不差，要是依節氣練功，每分鐘都能感受到「節氣」的變化。所有關節的疼痛，也都跟「節氣」有關，因為「肺主治節」，關節轉動不順，就如同「節氣」受阻。

名詞小辭典

節氣

古代天文學家以二十四氣分配十二個月，在月首者，稱為「節氣」，如立春、清明，在月中者，稱為「中氣」，兩者也通稱為「節氣」。代表地球在繞日公轉軌道上運行的位置，每十五度設一個，共有二十四個節氣，兩個節氣之間平均約相差十五天。因地球繞日速度，會隨日遠近而有變化，故節氣間距會略有不同。

肺主治節

指肺主治理調節。輔助心臟，調節全身，讓身體內外協調，維持正常的生理運作。

四季VS.二十四節氣對應表

季節／節氣	春天			夏天			秋天			冬天		
節氣	立春	驚蟄	清明	立夏	芒種	小暑	立秋	白露	寒露	立冬	大雪	小寒
	雨水	春分	穀雨	小滿	夏至	大暑	處暑	秋分	霜降	小雪	冬至	大寒

4

空調病和「肺」有什麼關係？

肺的功能

❶ 皮的功能：就是「收斂」

❷ 毛的功能：就是「生發」

女人的皮膚粗糙，可能是身體哪裡出現問題？

❶ 胃氣　❷ 任脈　❸ 肺功能

肺功能正常，人的皮膚就滋潤

《黃帝內經》：「肺之合皮也，其榮毛也。」肺的問題表現出來是「毛髮」和「皮膚」的問題，所謂的「皮毛」，是分別來敘述的。

「肺」有兩個功能：一為皮的功能，就是「收斂」；一為毛的功能，就是「生發」。要宣發、肅降，肺功能正常，人的皮膚就滋潤。如果女人的皮膚不滋潤，除了胃氣、任脈出現問題，再者就是肺功能有問題。但肺不是真的有問題，而是沒有力氣。

病症檔案室

空調病

使用空調時門窗緊閉，室內空氣不流通，故常年待在空調環境，易把皮毛的氣機毀傷，導致「空調病」。表現症狀與「感冒」差不多，包括發熱、發燒、腹瀉、噁心、嘔吐，甚至引起哮喘，還會出現鼻塞、皮膚瘙癢、頭昏、打噴嚏、耳鳴、無力、記憶力減退等症候群。

空調先傷皮毛後傷肺，導致「空調病」

現代人夏天天熱吹冷氣、冬天天冷吹暖氣，看似享福，其實「空調」會害死人的。

使用空調時門窗緊閉，室內空氣不流通，常年待在空調環境下，容易導致「空調病」。「空調病」的表現症狀和「感冒」差不多，包括發熱、發燒、腹瀉、噁心、嘔吐，甚至引起哮喘，還會出現鼻塞、皮膚瘙癢、頭昏、打噴嚏、耳鳴、無力、記憶力減退等症候群。

中醫角度如何來解釋呢？長期使用空調首先傷的是「皮毛」。夏天應該將毛孔宣開，把裡面的熱散出來，熱散出來就不會感覺不適。但空調的冷氣讓毛孔緊閉，就等於把人的熱全壓抑在體內，從室內出來，毛孔又都馬上散開，再進屋子，毛孔又閉合。

如此一開一閉、一閉一開，等於毀傷皮毛的氣機，久而久之，毛孔開不了，就會產生病症。如果常年待在空調環境裡，夏天不會出汗，整個人容易渾身刺癢，再加上焦慮，很容易得皮膚病。住在都市的人，皮膚瘙癢症特別多，就是因為「肺主皮毛」的功能已經損壞。

冬天因為天氣冷，毛孔要關著，以便能保住體內的熱氣，身體才會暖和。如果室內溫度太高，毛孔就被宣開，而走到室外，溫度一下變得很低，毛孔馬上閉合。如此一開一閉、一閉一開，也會傷害皮毛的氣機，引發皮膚病等「空調病」。

建議大家少使用空調，電風扇也盡量少吹，心靜自然涼。古人養生，講究「夏不近扇」（夏天不搧扇子）、「冬不近爐」（冬天不去烤火），就是這個道理。

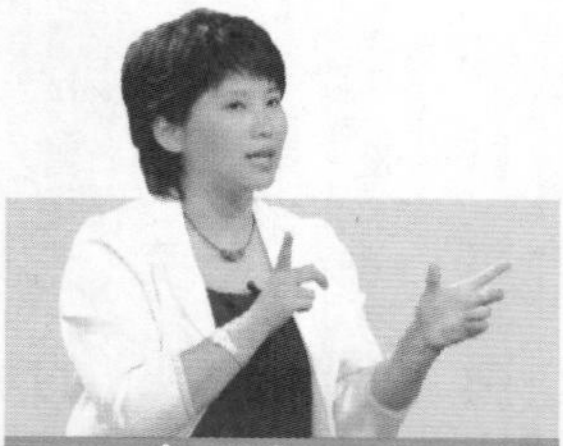

曲老師說分明

空調先傷皮毛後傷肺

吹冷氣時門窗緊閉，空氣不流通，常年待在空調環境下易導致「空調病」。

為何夏天要洗熱水澡？

因為洗熱水澡能宣開毛皮，體內的熱氣就能散出；冷水澡把氣全壓抑在體內，熱氣反而出不來，會更悶熱。

用毛巾沾溫水擦身體，散熱效果佳？

發燒的人是體內的熱散不出，溫水能將皮毛宣開，體內的熱氣就能散出。若還拿冰袋敷，這種冷熱相侵，反而會對人體產生反效果。故一般發燒時，用毛巾沾溫水擦拭身體，其實更容易散熱。

溫水擦身體，發燒易散熱

如果不用冷氣和電風扇，夏天如何消暑？有人說：「用扇子，扇子搧出來的是自然風，對身體肯定沒壞處。」搧風並不能去熱。有人說：「用冷水洗澡，多涼快！夏天大家不都用冷水洗澡嗎？總不能用熱水吧？天氣這麼熱，用熱水豈不是熱死人？」

要想使身體真正涼快，夏天到底是洗冷水澡好，還是洗熱水澡好？答案當然是「熱水澡」。夏天洗熱水澡能宣開毛皮，體內的熱氣就能散出；冷水澡把氣全壓抑在體內，熱氣反而出不來，會覺得更熱。

說到夏天散熱，和人發燒是同樣的道理。現在發燒，有一種散熱的方法，是在額頭上敷冰袋，發燒的人是體內的熱散不出來，若還拿冰袋敷，這種冷熱相侵，反而會對人體產生反效果。故一般發燒時，用毛巾沾溫水擦拭身體，其實更容易散熱。

5

生病為何和個性有關？

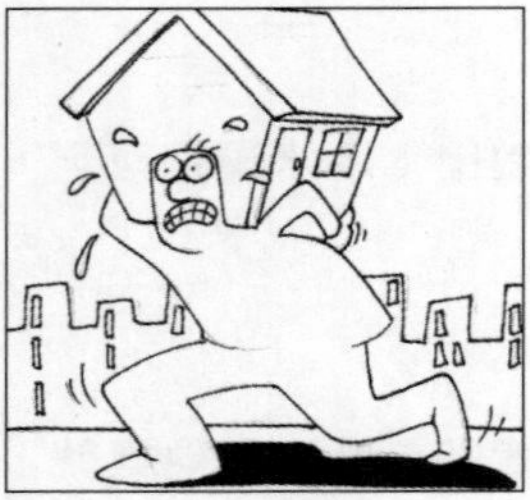

追求完美的人及虛偽的人，容易生病，尤其是「肺病」。

追求完美的人，容易得肺病

不正常的生活習慣，如熬夜，對肺氣有不良影響。而且公司的「老闆」特別容易得肺病，這是為什麼呢？

有一次高中同學聚會，同學們一個個愁眉苦臉，因為有位同學快過世了。我問：「他是得什麼病？」他們說：「肺癌。」這位同學得肺癌跟其「性格」有關，因為他是我們班上少有的完美主義者。

事實上，凡是得肺病的人，其性格一定有「追求完美」的傾向。一般來講，老闆幾乎個個都是完美主義者，對別人要求完美、對自己要求也很高，把氣機全都用在「完美」上，特別容易得肺病。因其要求完美，同時也可能經常壓抑自己。

肺結核病人表面上彬彬有禮，不吵不鬧，內心卻誰也看不起。所以，「虛偽」也能讓人罹癌。為什麼我們要學「國學」，就是中國古代聖人要求做人就是「養生」，做真實、不虛偽、純真的人，就是「養生」。

總而言之，人活在世上，不要太在意別人說什麼，自己要對人生有一個明確的認識。一定要想清楚，一年365天，就以100歲計算，你過了多少天，現在還剩多少天？一想就能明白。

人這一輩子，60歲之前總是被別人左右。從60歲開始，下定決心，不讓任何人左右，從父母、丈夫到孩子，誰都別想。60歲那天，一定要堅決釋放內心的靈魂，讓絢麗的人生重新開始。

我認識一位美國作家，今年94歲，我很佩服他，直到前年他都還在滑雪。我覺得這位朋友實在太了不起，不過因為最近摔倒，受了一次傷，現在已不滑雪。他和84歲的老伴，兩人天天打網球。兩位老人家知性與感性兼具，活得自在開懷，讓人看了都感染到幸福。

什麼人容易得肺病？

1. 生活習慣不正常的人。
2. 完美主義者，對別人要求完美、對自己要求也高，把氣機全都用在「完美」上，特別容易得肺病。
3. 虛偽的人。

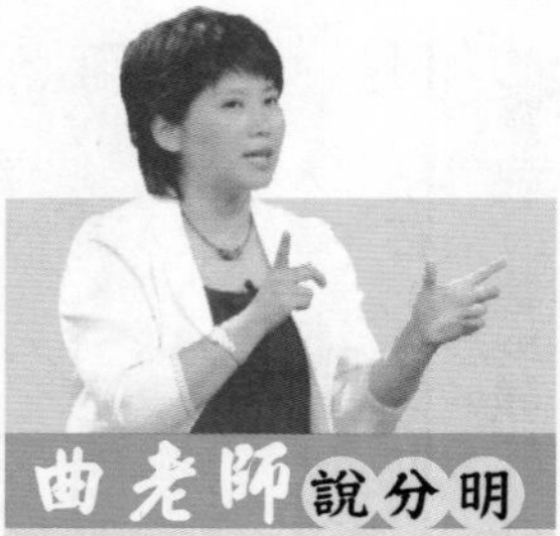

國學與養生

為什麼我們要學「國學」，就是中國古代聖人要求做人就是「養生」，做真實、不虛偽、純真的人，就是「養生」。

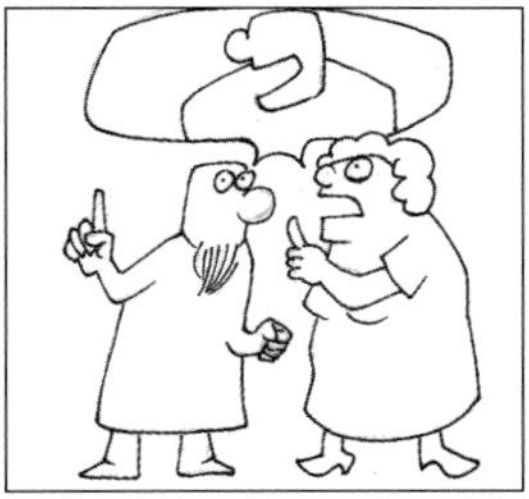

有些老年人的病，多導因於管閒事及愛生悶氣。

親情束縛，反易加重病情

中國和西方老年人最大的不同在於：中國老年人易產生「親情束縛」，且常動不動就這裡痛、那裡疼，真正的原因可能是因為孩子最近太忙、關心不夠，有些忽略老人家。

西方老年人就不一樣，在國外，有醫生跟我說：「中、西方差異真是大，中國老年人來看病，老伴、兒子、媳婦、孫子、孫女都陪著來，似乎不來就對不起老人家。而在國外，西方老年人就算生病，眼睛幾乎看不見，也是自己開車來看病，從沒見有家人陪，我說中國父母把一生的精力和熱情，幾乎都放在孩子身上，甚至到老，都對孩子不肯放手。當孩子們長大想單飛，老年人就試圖用『親情』綁住他。」

當然，這也和傳統文化和習俗有關。中國老年人這樣做，無異是給自己添麻煩，潛意識裡增加自己病情的負擔。

要知道，人情世故都是「病」。病了，如果沒有特殊需要，就直接去看病。想兒子怎麼沒來探望、想女兒跑到哪裡去，想得越多，越增加不必要的負擔；想得越多，委屈越大，病越不容易好。

有些老年人的病，是從「多管事」而來。我也經常勸一些老人，別管閒事，就算是自己兒女的事情也少操心。兒女也不一定聽您的，管了半天不聽，更容易生氣，而生氣就容易生病。別管兒女，管好自己才最重要。

中國和西方老年人的性格差異

差異／類型	中國老年人	西方老年人
性格差異	❶易產生「親情束縛」，以身體不舒服為由，引來孩子的關心 ❷家人陪同看病 ❸操心兒女的事情	❶自己開車來看病 ❷很少有家人陪伴 ❸善於安排自己的生活

如何讓肺不受寒？

最重要的方法就是「運動」。小孩要預防得肺炎，就要多運動，例如跑步、游泳，都可以增加肺活量。早產兒體質偏弱，可以選擇運動量較小的運動來進行。

6 為什麼新生兒出生，哭得越響亮越好？

小孩最易得肺炎，尤其是早產兒

胎兒在母體裡，完成從受精卵到完整人形的成長過程，母體的精神和身體狀況，與胎兒的健康密切相關。在這個過程中，胎兒的臟腑基本已經形成。

胎兒在母體裡時，臟器基本上都已打開。但在母體當中唯一沒有打開的器官是什麼？就是「肺」。小孩出生的那一瞬間，「肺」才打開，所以中醫講「肺為嬌臟」，小孩子容易得肺炎，尤其是早產兒。

早產兒經常死於肺炎，是因為「肺」沒長好，打不開。「肺」為嬌臟，特別怕受寒。要如何讓肺不受寒呢？有一個重要的方法「運動」。小孩要預防得肺炎，就要多運動，例如跑步、游泳，都可以增加肺活量。早產兒體質偏弱，可以選擇運動量較小的運動來進行。

病症檔案室

肺炎

肺的炎症，指肺臟中的肺泡發炎的疾病。多由細菌、病毒引起。症狀為發燒、發冷、呼吸困難、咳嗽、胸疼等，如不盡速治療，可能引發敗血症或急性呼吸衰竭。

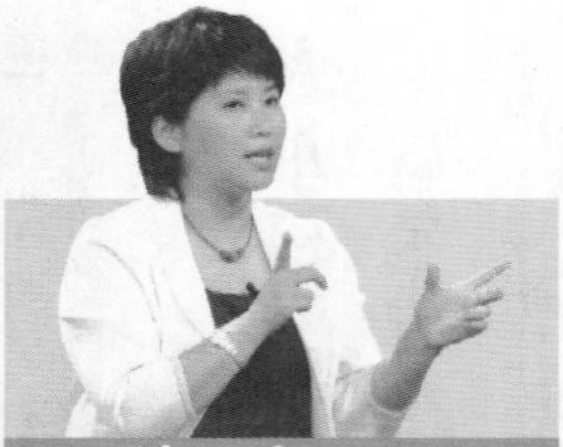

曲老師說分明

為什麼小孩子容易得肺炎？

胎兒還在母體裡時，臟器基本上都已打開。但在母體當中唯一沒有打開的器官是什麼？就是「肺」。小孩出生的那一瞬間，「肺」才打開，所以中醫講「肺為嬌臟」，小孩子最容易得肺炎。

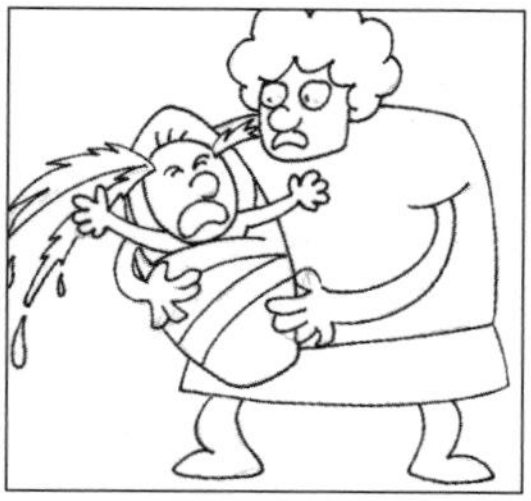

小孩出生的那一瞬間，「肺」才打開，所以小孩子肺最弱，容易得「肺炎」。

「哭」為肺音，一哭肺葉就宣開

人剛出生，沒有是「笑」著的，一笑人就好不了。「笑」為心聲，一出生就笑是心神將散；有些老年人過世之前是帶著笑的，話語也帶有善意。人一出生，一定是哭聲，哭聲是肺的聲音，如果哭，肺葉就宣開；如果哭不出來，肺葉無法宣開。所以人出生一定要「哭」，而且要大哭，越響亮越好。

嬰兒平時哭，對身體有好處。嬰兒在哭的時候，大人別急著抱他，就讓他哭一會兒。為什麼？因為他在「鍛鍊身體」，嬰兒哭是在運動「肺」。一哭就抱起來，一運動就抱起來，嬰兒就沒有機會運動。

嬰兒不會說話，天天躺著，若常常抱著，大人身體裡的熱氣、濕氣全傳到他身上，再加上飲食不調，或一直待在空調環境，嬰兒就容易得到「濕疹」。養孩子不是一件容易的事，養好更不容易。

五臟和五聲的對應關係

五臟	肺	肝	腎	心	脾
五聲	哭	呼	呻	笑	歌

7

發燒可提高孩子的免疫力？

為何小孩一感冒就發燒？

原因： 因為小孩子陽氣特別足，拚命拱出熱來，想驅除寒邪。

處理方式： 若不是發高燒，可先用毛巾沾溫水擦拭全身，看效果如何，不要急著給孩子吃藥、打針。

小孩每發一次燒，免疫力就增強一次

現在的小孩特別可憐，只要一感冒發燒就打針吃藥，有時服藥過度，有可能會破壞身體的免疫系統。

為什麼一感冒小孩就發燒？因為小孩子陽氣特別足，拚命拱出熱來，想驅除寒邪。小孩子動不動，就燒到40度，有很多大人，從不曾燒到40度。因為大人能量不夠，發低燒是「免疫力低下」的表現。

小孩子偶爾發燒不是壞事，用西醫的話解釋：「是對某種病毒有免疫力。」大人都把孩子發燒看得太嚴重，大人心疼孩子，難免情緒化。現在孩子一旦發高燒，家長怕孩子被燒傻，就拚命地給他吃退燒藥。用錯了，不小心就轉成肺炎，轉成肺炎還繼續吃藥，尤其是有錢人。

我現在甚至可以嚴肅地說：「有錢人別生病，一旦生病的話死得更快。」有人說：「不可能，有錢人營養好，花得起錢用好藥。」可是這種「好藥」都是新藥、猛藥，藥效不穩定，激素類的藥就屬重調元氣，好藥全用盡，就沒藥可醫了。

打針吃藥非治病正途

我認識一位四處尋覓好醫生，並用功學習中醫的女性。她說，當初孩子老咳嗽發燒，治療許久都沒好。這位母親非常焦慮。怎麼辦呢？這時候有位醫生提出建議：「現在有一種針劑相當好，國外剛進口，五千塊一支，一針下去，咳嗽發燒馬上好。」她說：「沒問題，就打吧！」他家太有錢了，五千塊根本不算什麼。

對窮人來說：「五千塊太貴，還是算了吧！把孩子抱回家照顧，也許慢慢就會復原」。因為小孩子在成長，有些病會靠自己的免疫力克服。那個有錢人家的孩子，後來怎麼樣呢？一針下去，當場孩子就不會走路，然後出現哮喘，到現在還沒好。那位母親相當後悔，抱著孩子到處求醫。最後她選擇自己學醫，不再相信任何醫生，下定決心要靠自己的力量治好孩子。

小孩子每發一次燒，其免疫力就增強一次。有句老話：「小孩子燒一次，聰明一次。」小孩如果感冒症狀不太嚴重，就不要打針吃藥。若不是發高燒，可先用毛巾沾溫水擦拭全身，看效果如何，不要急著給孩子吃藥、打針。就連西醫，現在也不主張孩子一發燒就開藥。

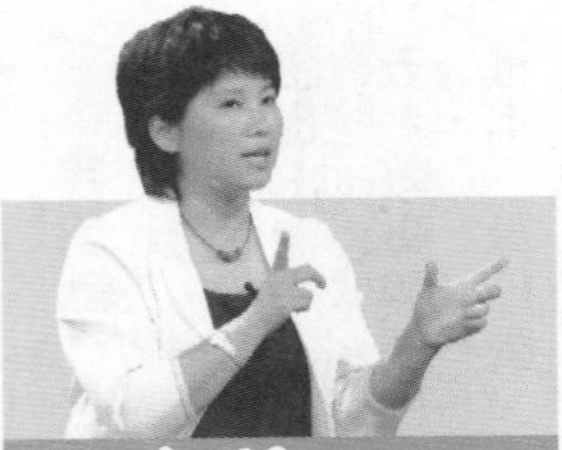

曲老師說分明

小孩發燒怎麼辦？

小孩子每發一次燒，其免疫力就增強一次。有句老話：「小孩子燒一次，聰明一次。」小孩如果感冒症狀不太嚴重，就不要打針吃藥。

8 男性常咳嗽，生育能力就不佳？

肺氣不足，常咳嗽

有些人得了肺炎，打針吃藥，結果肺炎沒治好，反倒成了哮喘。為什麼打針吃藥會成為哮喘？「肺部」和「哮喘」到底是什麼關係？因為肺為金、腎為水，金生水。

西醫治病吃的藥和打的針，一般都含激素或抗生素。人一生病身體本身就虛，再用這種調元氣法，而元氣藏於腎，就容易把病邪一下就引到腎。

五行和五臟對應關係表

五行	肺	肝	腎	心	脾
五臟	金	木	水	火	土

病症檔案室

哮喘

支氣管發生痙攣性收縮，引起咳嗽、哮鳴、陣發性呼吸困難的反應發作。中醫認為，哮喘是腎病，哮喘就是腎不納氣，腎的收藏功能被破壞，所以哮喘比肺炎難治。

所以「哮喘」實際上是什麼呢？哮喘是腎病，哮喘就是腎不納氣，腎的收藏功能被破壞，所以哮喘比肺炎難治。

有句話叫「名醫不治喘」，因為涉及元氣受損，治療起來很困難。如果有哮喘，一定要清楚，這病為什麼不好治。小孩子如果得了哮喘怎麼辦？小孩子若有哮喘，一定要在吃中藥的同時，練習游泳。

現在的家長都比較溺愛孩子，小孩如果有哮喘，怎麼可能還讓他學游泳？其實孩子精力旺盛，也可以讓孩子跑步、慢跑，如此病慢慢地隨著小孩的成長，才有可能治癒。

明白以上的道理，就能瞭解常咳嗽的男人生育能力一定差。為什麼呢？常咳嗽，實際上是肺氣不足，就是虛咳。肺不足，就無以生水，腎水一定虧。

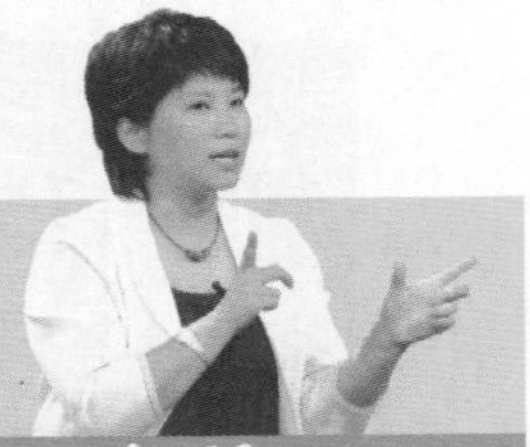

曲老師說分明

祕方不如明白道理

現在許多人喜歡尋求祕方，其實明白道理更重要。把以上的道理弄明白，就瞭解常咳嗽的男人一定生育能力差。

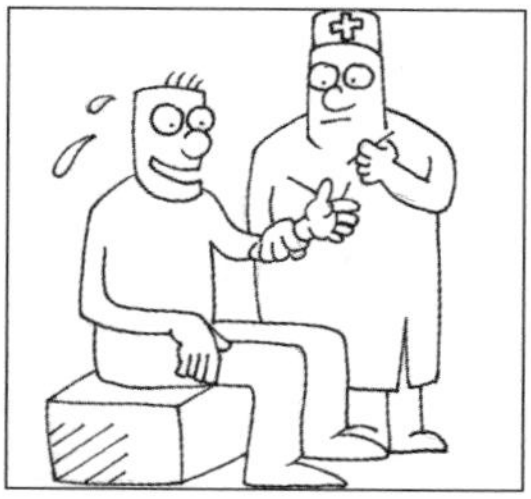

一放血，經絡暢通，咽喉的毛病馬上能解決。

少商、商陽放血，治療咽炎有療效

肺經起於「中府」、「雲門」穴，然後沿著手臂的內側上緣往手掌走，最後走到大拇指指甲外緣處，大家不要小看大拇指指甲外緣和食指指甲外緣處。大拇指指甲外緣有個穴位叫「少商穴」，這是肺經終止的地方。食指指甲外緣處是「商陽穴」，大腸經起於「商陽穴」。

如果小孩子有咽炎，可拿三棱針，在「商陽」、「少商」這兩個穴位扎針放血，擠出黑血五、六滴即可。點刺「少商穴」、「商陽穴」放血的方法，對於治療咽炎有一定療效。

由於「慢性咽炎」屬於較為難治的咽喉部疾病，單純應用點刺「商陽」、「少商」穴放血的方法，可能只是對個別病例有效，絕大多數慢性咽炎的患者，需要多種療法的配合，才能取得較好療效。這是中醫的絕妙之處，你必須學會。

另有種咽炎是肺氣上壅之象，以及大腸火泄不下去，可以透過腹瀉來引火下行，但絕不是吃瀉藥，而是要針對病情用藥，尤其不可以給小孩子吃瀉藥。

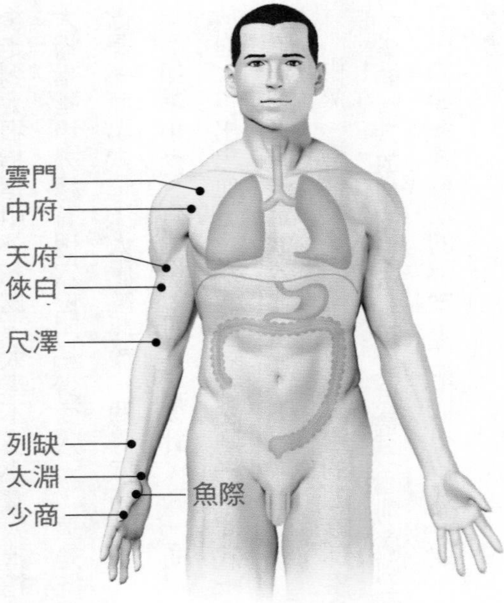

肺經經穴圖

中醫小辭典

肺經

起於「中府」、「雲門」，然後沿著手臂的內側上緣往手掌走，最後走到大拇指指甲外緣處，有個穴位叫「少商穴」，這是肺經終止的地方。

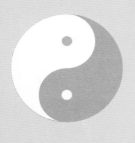

第四章

卯時—大腸經當令，正常排便

● 「能吃能拉」才健康嗎？
● 腸道疾病根源於飲食習慣？
● 如何從大便看健康？
● 有哪些不可不知的腸道疾病？
● 長壽祕訣在「無心」？

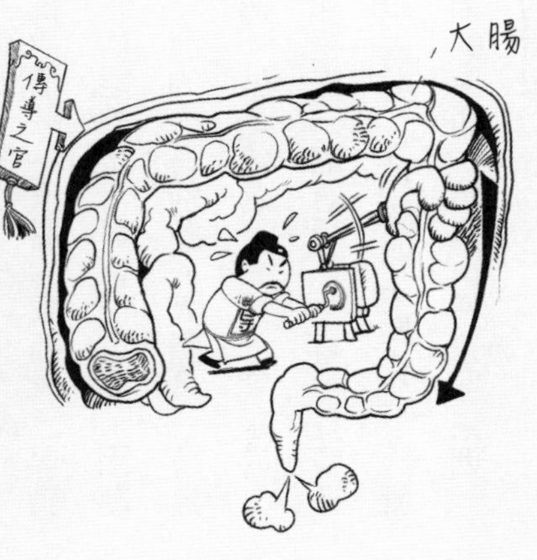

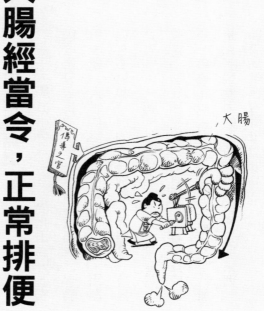

1

「能吃能拉」才健康嗎？

「上口」能吃；「下口」能拉，健康無虞

「大腸者，傳道之官，變化出焉」，它吸收水分，排泄糟粕（沒用的東西），與肺相表裡。大腸功能的正常與否很重要，因為現在便祕和腹瀉的人特別多。大腸是「傳道之官」，「傳」就是傳遞，「道」就是導，就是「該往哪裡去」的意思，它專門負責疏通。「變化出焉」，什麼叫「變化」？就是先凝聚體內的東西，然後再把這些東西，變成身體裡的糟粕。

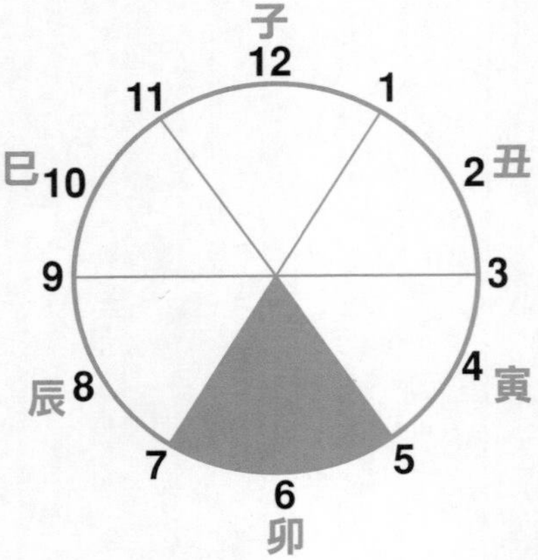

● 早上5點到7點，天亮了，天門開，這時候我們做的第一件事，應該是正常排便，排出體內的垃圾毒素。

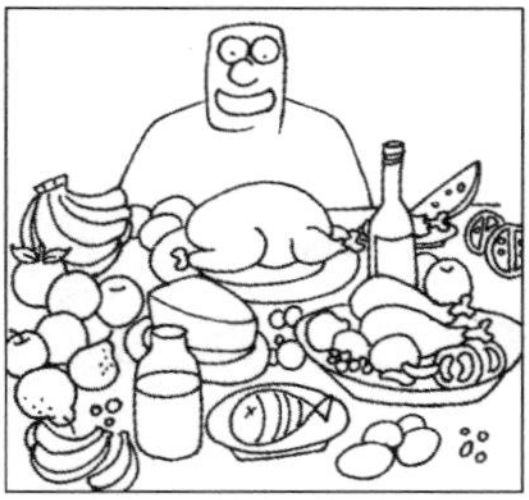

能吃能拉才健康。

有的人一直無法理解，例如，有人說：「我天天吃的都是好東西，消化吸收能力也很好，為什麼還會有大便？」所以這些人拒絕排便。要記住一個原則，人活在世上，一個是「上口」好，能吃；一個是「下口」好，能拉。如果能吃不能拉，就會出問題，如果能拉不能吃，也會出現問題。

人「下口」的問題很重要。怎麼才能讓「下口」保持良好狀態？首先要瞭解大腸的陰陽屬性，大腸經是手陽明大腸經。從這個名詞上就可知道，「陽明」就是介於太陽和少陽之間的火。如果大腸的火太大，大腸中的水分就少，那大便就會硬硬的。

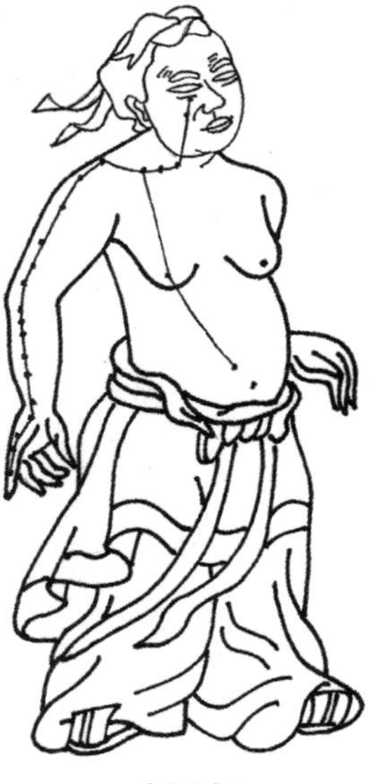

大腸經

「大腸的功能」是什麼？「吸收水分，排泄糟粕」。一是，讓穀物餘渣暫停在大腸；二是，大腸直達出口；三是，大腸是將糟粕變成濁物之處。

大腸的功能

1. 讓穀物餘渣暫時停留在大腸。
2. 大腸直達出口。
3. 大腸是將糟粕變成濁物的場所。
4. 把經過大腸的穀物餘渣變成濁物的同時，還有把此處的「液」給「津」出去，就是化成好東西，讓小腸吸收的功能。

當大腸裡還有好東西，在把經過大腸的穀物餘渣變成濁物的同時，大腸還有把此處的「液」給「津」出去，就是化成好東西讓小腸吸收。

什麼叫「津」呢？「津」就是「汗出溱溱」，就像微微出汗一樣。「津」有一項特點，就是再也收不回來。跟出汗是同樣的道理，汗出去再想回來是不可能的，所以它有一個「往外走」的功能。這就叫「津」。大腸是「主津所生病者」。

治療便祕的幾個中藥方

如果大便硬且成球，這是大腸火盛。大腸屬陽明，大便乾燥就是陽明火太盛形成的大便乾結。這種情況可以適量吃一點蜂蜜、麻仁潤腸丸等。還有一個出自《傷寒論》裡可以治便祕的重要方子，叫做「承氣湯」。

我認識一位病人，有多年的便祕史，經常一連十多天不排便，他的「下口」等於不通，後來有人介紹這個方子給他，吃一副就順暢。但是這個方子不宜輕易使用，因為裡面用到兩味藥，一味叫做「大黃」，一味是「芒硝」。雖然現代人治療便祕的藥物中，大都含有這兩味藥，如果服用過多，這兩味藥會使人身體虛弱。

現在用於治療便祕的「番瀉葉」，也不可以使用過多，它同樣會使人體變得虛弱。在中藥中，還有幾個方子治療便祕非常有效，例如，「通脈湯」、「白通湯」等。不過「是藥三分毒」，要盡量少吃，重要的是要有好的生活和飲食習慣，才不至於便祕。

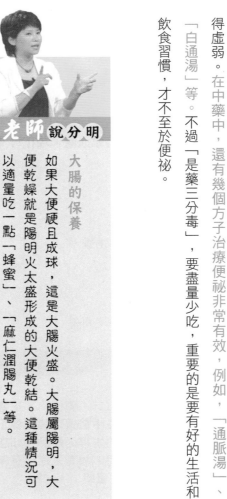

曲老師說分明

大腸的保養

如果大便硬且成球，這是大腸火盛。大腸屬陽明，大便乾燥就是陽明火太盛形成的大便乾結。這種情況可以適量吃一點「蜂蜜」、「麻仁潤腸丸」等。

藥方小檔案

麻仁潤腸丸

藥材：火麻仁、苦杏仁（去皮炒）、大黃、木香、陳皮、白芍

功效：改善便祕、腹脹、尿頻、口乾咽燥。

白通湯

藥材：蔥白、乾薑、附子

功效：治療便祕、通陽復脈。

中藥小辭典

大黃

性味：味苦，性寒

效用：能瀉火解毒、清熱通腸、攻積導滯、涼血解毒、祛瘀活血通經。

芒硝

性味：味鹹苦，性寒

效用：瀉熱通便、清熱消腫。

番瀉葉

性味：味甘苦，性寒

效用：瀉熱行滯、通便、利水。

名詞小辭典

是藥三分毒

這句話是說因藥物都有其「偏性」，正適其偏性而能治病，含毒性的中藥很多，但是在中醫藥理論指導下使用，就沒有什麼好害怕。因為藥物不是人的生存必需品（如空氣、水源、食物），而只是用來治療疾病之用。故有是症用是藥，就是「對症下藥」，無是症用是藥，則是「毒藥」。

為何多喝飲料，會引發腸胃不適？
飲料含有很多人工添加物，那些成分會影響腸內環境。首先形成「肺寒」，然後造成「胃寒」，久而久之導致「腸寒」。

2

腸道疾病根源於飲食習慣？

為了健康，少喝飲料

飲料喝太多，也會引發腸胃不適。不要多喝冰飲，常溫的飲料也要少喝，各式各樣的飲料，即使是常溫飲用也算冷飲，它們都是寒邪的東西。

飲料含有很多人工添加物，那些成分會影響腸內環境。首先形成「肺寒」，然後造成「胃寒」，久而久之導致「腸寒」。記住，凡是運動飲料，一律加「鹽」，加鹽就屬於重調元氣，只要一加鹽，人就有力氣。例如，工作疲憊時，喝點運動飲料，一補充鹽，人就活力再現。

名詞小辭典

青稞酒

使用西藏出產的主要糧食「青稞」釀成，是一種酒精成分很低的酒，類似啤酒，是藏族男女老少喜慶過節必備的飲料。

病症檔案室

高原反應

也稱「高山症」、「高山病」。人體到達一定海拔高度後，因為環境氣壓下降，空氣稀薄，肺部換氧效率降低，造成動脈含氧下降，所導致的一種症狀。一般表現為嘔吐、頭昏、胸悶、全身無力、噁心、嘔吐，嚴重者甚至會出現暈厥的現象。

「先喝湯」或「後喝湯」哪個才養生？

在中國，南方人通常先喝湯，北方人則是後喝湯，哪種較養生？南方人因為出汗多，喝湯補充體液，否則直接吃飯，胃液不足、吃不下。喝了湯，胃液較足，就可以消化食物，所以南方人先喝湯是養生。北方人後喝湯則是「溜縫兒」（意指吃過正餐後，再喝些湯品或吃些小點心，把胃填滿），感覺吃得更有飽足感，其他沒有什麼意義。

北方人因為天氣寒冷，就會「口味重」，喜歡吃厚味一點的食物，來保持精力。吃鹽相對多，多吃鹽多調元氣。一代代傳下來，元氣也要增多才行。所以北方人身體比南方人強壯。什麼叫「文化」？「文化」就是歷史的傳承。例如，您經常在北方生活，慢慢地，您的體質就會強壯起來。

到青海、西藏，都會在早上起來喝的茶裡放點鹽，這也是重調元氣，目的在養生。

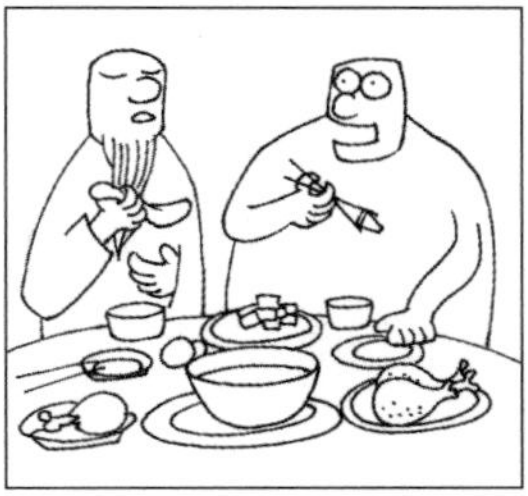

在中國，吃飯時，南方人先喝湯、北方人後喝湯。

請記住，出門在外，最養生的方法就是要吃當地的食物。到西藏就喝青稞酒、當地的奶茶、吃犛牛肉，如果不吃就會有「高原反應」（高山症），所以一定要吃當地的食材，這就是養生。

因為當地的食材，都有「自保」之效，我們的第一原則是自保，自保我們身體的是五臟六腑。

細嚼慢嚥有益健康

下牙痛、脖子腫，都是大腸經的問題，大腸經走脖子；流鼻血是大腸火盛，喉痹、嗓子疼、兩臂疼痛跟大腸有關；還有便祕或腹瀉，「便祕」屬於大腸火盛，「腹瀉」屬於大腸寒。這都是手陽明大腸經的問題。

現在很多人吃飯特別快，沒有仔細咀嚼品嚐，就把食物吞下肚。吃飯一定不能太快，吃飯太快，唾液沒有充分把食物磨合消化，這是一個大問題。很多人的病，都跟吃飯「快」有關。

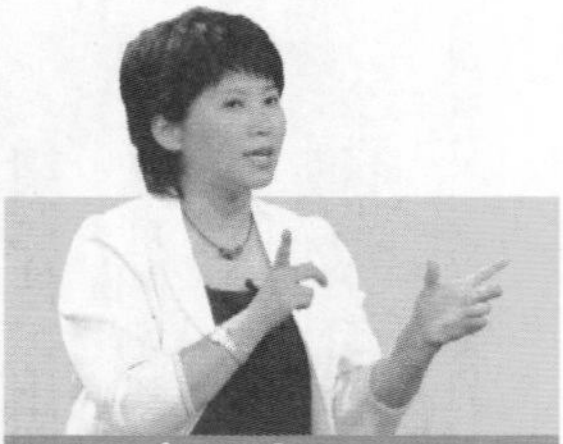

曲老師說分明

吃飯速度和健康有關

現在很多人吃飯特別快，沒有仔細咀嚼品嚐，就把食物吞下肚。吃飯一定不能太快，吃飯太快，唾液沒有充分把食物磨合消化，這是一個大問題。

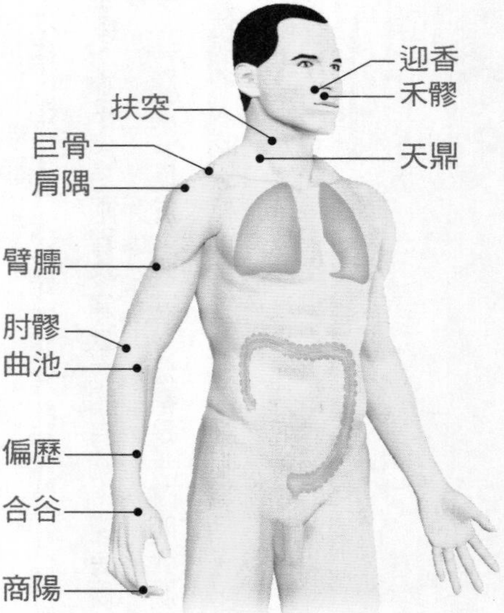

大腸經經穴圖

與手陽明大腸經有關的症狀

1. 下牙痛、脖子腫
2. 流鼻血、便祕（大腸火盛）
3. 喉痹、嗓子疼、兩臂疼痛
4. 腹瀉（大腸寒）

3 如何從大便看健康？

理想排便才健康

如果吃什麼拉什麼，食物未經消化就排泄出去，這是「胃寒」。胃與大腸同屬「陽明」，胃沒有火就不能消化食物，胃寒，腸也寒。大腸有負責運送食物消化後之營養成分的功能，但因為大腸寒，就不能發揮此功能。所以記住，「腹瀉」就是胃寒、腸寒。

還有一種情況，就是排出的大便前硬後軟，或是前面硬後面是稀的，這表示大腸的火還好，但胃卻寒，也就是胃的「陽明」火不盛，這反應大腸尚可。另外，大便黏稠是由於濕氣重，屬於濕熱證，大腸內的火不夠，裡面的液津無法排出。

最好的大便是什麼樣子？要是每天的大便都呈香蕉狀，軟而不是稀，偏黃色、成形，就是最理想的狀態。有時大便的顏色，也與所吃的食物顏色有關，所以若某種食物吃較多，大便顏色會跟這類食物的顏色相近，這是正常現象，因為它是從人吃的食物而來。

要是拉肚子時，肛門有灼痛感，這是屬於實熱證，肛門灼痛者實熱。像痢疾患者排的便，會有黃色的膿和沫，這些黃色的膿和沫均有毒。若有排便不盡的感覺，蹲著還想拉，但卻無法排出，這是肺氣虛，就是肺與大腸相表裡，肺不能壓下這個氣。若排出的便，形狀特別細，則是心肺氣都虛的象；人越老，排出的大便越細。

中醫小辭典

津

「津」是人體體液的組成部分，為體液之清而稀薄者，來源於飲食，隨三焦之氣出入肌膚腠理之間，以溫養肌肉、充潤皮膚。津出腠理則為「汗」，下達膀胱即為「尿」。也泛指唾液、汗、涕等人體所含的水分。

由大便看健康

排便情況	反映身體狀況
吃什麼拉什麼，食物未經消化就排泄出去	胃寒
腹瀉、拉稀	胃寒、腸寒
大便前面硬後軟，或是前面硬後面是稀的	胃寒，大腸尚可
大便黏稠	濕氣重，屬於濕熱證
拉肚子的時候，肛門有灼痛感	實熱證
有黃色的膿和沫	痢疾患者
排便有不盡的感覺，蹲著還想拉，但卻無法排出	肺氣虛
形狀特別細	心肺氣都虛的象
呈香蕉狀，軟而不是稀，偏黃色、成形	理想的排便

治療大腸疾病，在於治療大腸「津」

從治療的角度來看，治療大腸疾病，只要治療好「津」的功能（見180頁「中醫小辭典」），就大功告成。大腸內「津」出去的液和留下的液持平，大便就會成形。治療便祕只能靠治「津」，而不能靠「大黃」、「芒硝」這些藥物，經常服用這些藥物，久而久之人體就會虛掉。

減肥是疾病的導因

我以前有個病人，是位台灣來的女孩，她執意減肥，說這樣才是「窈窕淑女，君子好逑」，事實上她並不胖，只是體重沒有達到自己想要的標準。

在減肥的過程中，她的身體產生很多疾病，最主要是大腸津液出問題、便祕嚴重，康復過程需要很好的治療和耐心的調理，在調理身體的過程中一定會復胖，她就抗議：「一定要瘦不要胖。」我和她講道理：「男人一定會娶一位健康的女人，而不會娶一個病人，妳即使再瘦，如果是個病人，對方也不會想娶妳。」

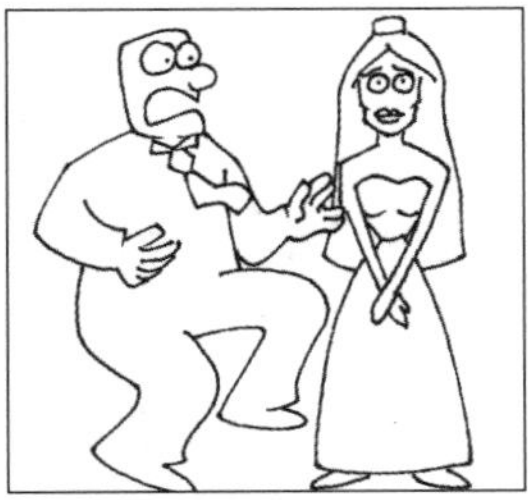

男人通常會娶一位健康的女人，而不會娶一個病人，妳即使再瘦，如果是個病懨懨的人，對方也不會想娶妳。

她還是不聽，一胖就會恐懼，治療就無法繼續進行下去。正好這時她回台灣，我請在台灣的學生繼續替她治療，她還是跟醫師要求要減肥。我的學生比較年輕，年輕人有時不懂拒絕別人，竟同意對方的要求。為了讓她瘦，我的學生先用「大黃」一類的藥材，讓她拉肚子來減肥。

原先經過調理，她的身體已復原的差不多，大腸津液功能也有好轉，但服用這些藥物後，兩次暈倒在浴缸裡，身體虛弱得不得了，氣色蒼白已經變成青紫色。不僅不吃飯，還服用這些藥物，再加上心情鬱悶，身體變得非常糟糕，**大腸津液功能再次遭到破壞，一些疾病也就伴隨而來**。為了自己身體的健康，所以大家一定要明白這些道理。

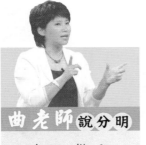

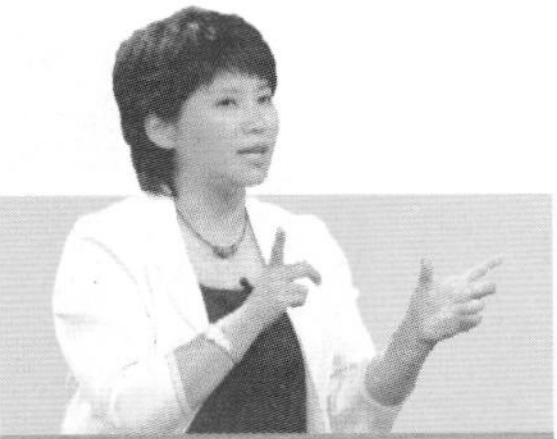

曲老師說分明

如何治療大腸疾病？

從治療的角度來看，治療大腸疾病，只要治療好「津」的功能，就大功告成。大腸內「津」出去的液和留下的液持平，大便就會成形。

4 有哪些不可不知的腸道疾病？

預防腸道疾病首在保健

現在常見的幾種癌症中，肺癌排名總是居高不下，腸癌也是其中一種。胃腸道的保護非常重要。腸炎、腸癌的形成，主要和「心情」有關。

我認識一位死於腸癌的公司總經理，這位老總生活不規律、焦慮和暴飲暴食，而且喜歡吃寒涼食物。尤其他住在南方近海，平常喜歡吃魚蝦海鮮。相對來說，海產食物屬於寒性，很多人還喜歡一邊吃海鮮、一邊喝啤酒，啤酒也是寒的，這就是「寒上加寒」。

秋天人們都喜歡吃螃蟹，螃蟹也是寒性食物，記住：吃螃蟹一定要加薑汁、喝黃酒，但是只要配黃酒吃海鮮，味道多少都會受到影響，就自然會少吃些，配啤酒吃海鮮就容易吃很多。

為何不宜一邊吃海鮮、一邊喝啤酒？

因為相對來說，海產食物屬於寒性，啤酒也是寒的，容易造成「寒上加寒」。所以吃螃蟹一定要加薑汁、喝黃酒，用其熱性來抵消螃蟹的寒。

我在舟山體驗過一次，吃剛從海裡捕撈上來的海鮮，配上冰鎮啤酒，口感超級好，那時我就明白：為什麼當地得「痛風」的人很多，一定是跟「寒上加寒」有關。

記住腸子的病，第一與心情有關，「心與小腸相表裡，肺與大腸相表裡」，心肺的問題一定影響腸子；第二，與吃寒涼食物有關。

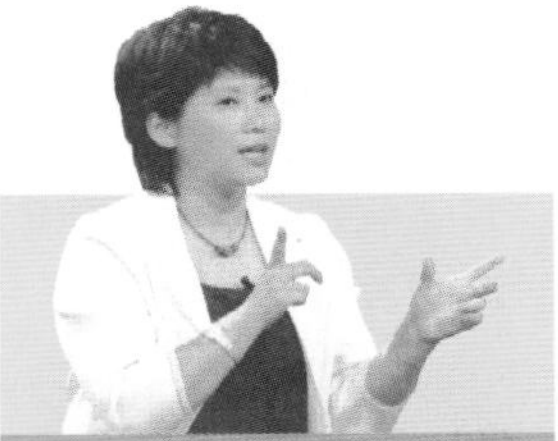

曲老師說分明

心、肺影響腸

腸子的病，第一與心情有關，「心與小腸相表裡，肺與大腸相表裡」，心肺的問題一定影響腸子的問題；第二，與吃寒涼食物有關。

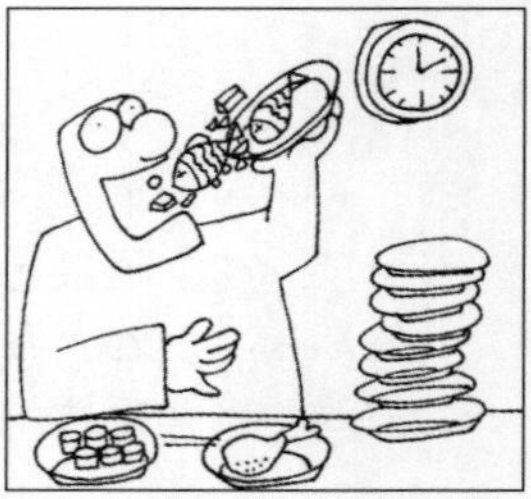

吃飯太快，就是把消化全都交給胃，久而久之胃病就會來報到。

不可不知的腸道疾病

有一種屬於腸道的疾病，大家要小心，就是「潰瘍性結腸炎」。潰瘍性結腸炎基本上會轉變成為「腸癌」，就是常年便血、拉鮮血。病患以都市人居多，香港、北京、上海特別多。而且現在得這種病的孩子，也日漸增加。

調查顯示，得病的孩子從小到大幾乎沒有喝過熱飲，全都喝冷飲，加上課業壓力大，一緊張，馬上就發病。這種病西醫稱為「克隆氏症」，目前還沒有辦法根治。

我建議，不要過度醫治，先休學一年，首先解除精神壓力。開始時一定要用藥，持續進行常年的腹部按摩、灸艾條，同時配合嚴格飲食控制。

多吃西藥，對腸內環境有很大的影響。耳聾、拉肚子、常年腹瀉，都不建議使用西藥，為什麼呢？西醫治療腹瀉，基本上會使用抗生素，抗生素用量過多，會改變人體腸內環境，導致將來得病無法醫治。

還有一點要記住，人類的快樂來源於哪裡？我們通常都講來源於心，但是歸根結柢，人類最本能的快樂來源於「大腸」，相信西方將來一定會慢慢認識到這一點。

病症檔案室

克隆氏症

克隆氏症（Crohn's disease）是一種腸壁發炎引起的病症，症狀為患者右下腹部常感疼痛、腹瀉。

潰瘍性結腸炎

一種大腸（結腸和直腸）組織的炎症，症狀包括直腸出血、腹瀉，因初期症狀與痔瘡和腸胃炎類似，往往因此延誤治療時機，嚴重時會導致大腸潰爛。罹患此病，基本上有很大的機率，會轉變成為「腸癌」。

中醫小辭典

灸艾條

「灸」是燒灼；灸法是一種中醫的治病方法。點燃由艾葉等製成的艾條或艾捲，利用灼熱的方式，燻熱人體的體表穴位，藉著艾條所產生的氣味和溫度，刺激人體上特定的體表穴位，以達到治療功效。

潰瘍性結腸炎應如何治？

1. 不要過度醫治，首先解除精神壓力
2. 配合用藥，持續進行常年的腹部按摩
3. 灸艾條
4. 嚴格控制飲食

5 長壽祕訣在「無心」？

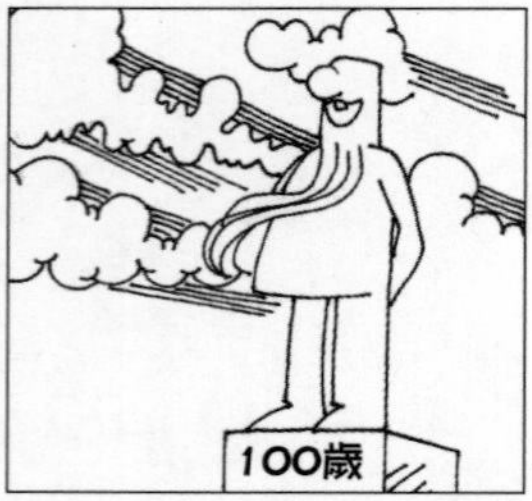

無心才長壽，有心不長久。

地理環境優＋心胸寬大＝長壽保證

現今全世界都認定，居住在海拔較高地區的人比較長壽，例如高加索地區、中國南方的雲貴高原地帶，大部分長壽的人都住在山裡。長壽跟地理環境有關，山裡空氣好，人們吃的是沒有污染過的「綠色食物」、喝的是山泉水，這些都是都市人所無法享受到的。

當然都市裡也有長壽的人，除了地理環境優勢，長壽的老年人通常還有一項別於常人之處—「心胸寬大」。對什麼事情都毫不在意的人，一定能長壽，有的老年人不在意別人的批評，卻很享受旁人的讚美，這種人就容易長壽。

若什麼話都聽進去，別人多看一眼都難受，這種人無法長壽；若年輕時，就有此種個性，則更難長壽，因為太在意別人的想法，都是為別人而活。

地理小辭典

高加索地區

位於中亞，介於黑海、裏海和高加索山脈之間，被山脈分為南、北高加索兩部分。由於地理環境特殊，當地空氣清新、山林蒼鬱，讓人頗有世外桃源之感。

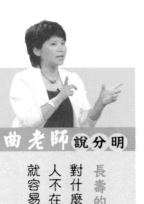

凡事都想讓所有人滿意的人，也一定長壽不了，這種人叫「受難的君子」，委屈自己，叫「認命」。

助人之後就把事情忘記，幾年以後你看見他，對他說：「當年要不是您扶我一把，我現在簡直沒辦法生活。」他說：「啊！我幫過你？真的嗎？」這種人也容易長壽；老記著對方未報恩的人，也容易短命。一切要做到「無心」才能長壽，有心就不容易長壽，就是「心態」特別重要。

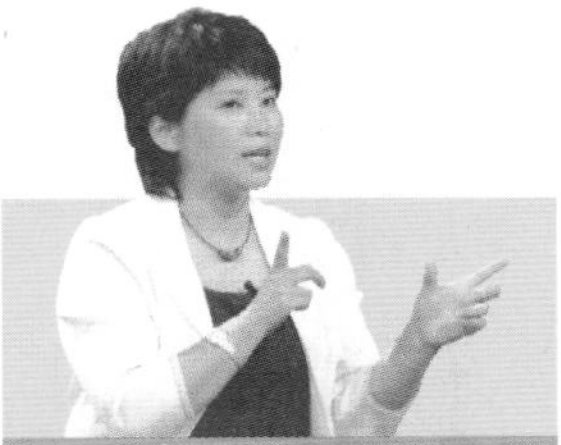

曲老師說分明

長壽的心態

對什麼事情都毫不在意的人，一定能長壽。有的老年人不在意別人的批評，卻很享受旁人的讚美，這種人就容易長壽。

心態與壽命的關係

長壽者的心態	無法長壽者的心態
1 心胸寬大	1 什麼話都聽進去，別人多看一眼都難受
2 對什麼事情都毫不在意	2 凡事都想讓所有人滿意
3 助人不求回報	3 老記著對方受過恩惠，未報答

曲老師感悟

住在都市裡的人，吃、喝條件都差不多，人要活著，一天三頓吃飽，就不會被餓死，這些都是均等的，唯獨不均等的，是一個寬闊的胸襟。要想成就大事，心胸寬大是必要的，器量狹小絕對成不了大氣候。

人物列傳

歌德

歌德（西元1749～1832年），德國的大詩人、劇作家和思想家。出生於德國的法蘭克福，家境富裕。以《少年維特的煩惱》一書轟動文壇，最著名的作品為《浮士德》，在世界文學史上具有崇高地位。

為何說男子自強不息，女子厚德載物？

男子為什麼要「自強不息」？中國傳統文化認為，男子為陽，乾道為男，「乾道」就是自強不息，君子就要自強不息。男子要像馬兒般奔跑，像四季更替圖輪迴般生生不息。

女人最不應該把終生託付給「好抱怨的男人」，男人應該氣宇軒昂，像馬一樣，給一鞭牠就往前跑，永遠向前奔跑；馬的性格烈，不能像驢，驢是打一鞭它就站住，這是「倔」。男人該像馬一樣自強不息，老是奔跑、向上，充滿上進心。如果男人不求上進，但是他能照顧家庭，這樣也是很好。

上進的男人培養出來的孩子，可能是商界的風雲人物；女人培養出來的孩子，則容易走上藝術之路。綜觀古今，凡是大藝術家多半出於女性之手，寫出《少年維特的煩惱》的德國文學大家歌德，是婦人一手帶大。全世界諾貝爾文學獎得獎者，也幾乎都是由婦女帶大。男性培養出來的下一代最具陽剛之氣，這是男人的特性，男人要爭強好勝也可以，反正得努力工作，這是對男性的要求。

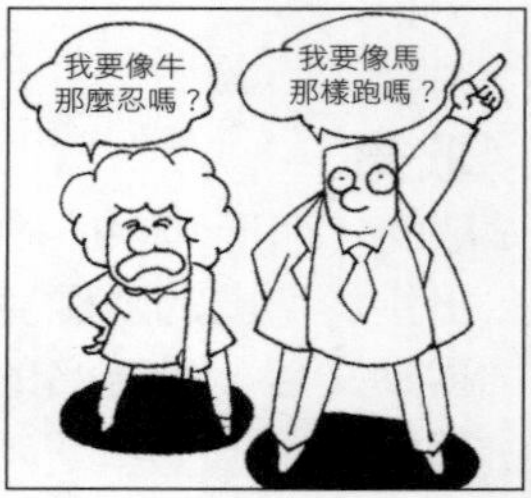

想成就一番大事，全靠寬大的胸懷。男女都一樣。

對女性的要求就是「厚德載物」，為什麼？中國傳統文化認為，女子為陰，坤道為女，「坤道」就是厚德載物。女人要守婦道、厚德載物。德行要厚一些，像大地般什麼都能包容，例如不能只接受丈夫好的一面，壞的一面也要能包容。

身體的養生健康在很大程度上，就是說男人要像君子，女人要像淑女，而且生活要有一定的規矩。但是，教育女兒要記住一句話：「女孩子一份膽一份福。」如果女孩一點膽識都沒有，就會被壓抑，甚至會生病。如果她有膽識，就別限制過多，日後自然能闖出一片天。

男女德行的比較

項目／男女	女子的德行	男子的德行
內涵	厚德載物。女人要守婦道、厚德載物。德行要寬厚，像大地般什麼都能包容，不管是好的，還是壞的東西。	自強不息。男人應該氣宇軒昂，像馬兒那樣奔跑，像四季更替圖輪迴般生生不息。
現實面	丈夫的好、壞面，都要接受。	男人要有上進心，能照顧家庭、努力工作。

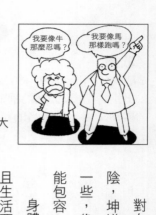

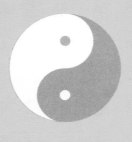

第五章
辰時—胃經當令，養護胃氣

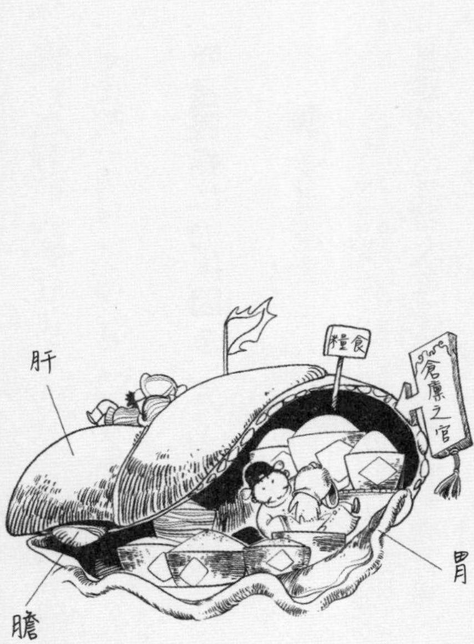

● 長青春痘是胃寒的反應？
● 頸椎病和陽氣不足有何關係？
● 為何咽喉炎不容忽視？
● 怎麼「吃」才是福？
● 「血」在人體的功能？
● 女性的經前症狀是「血」不足的反應？
● 如何改善「手腳冰冷」？
● 為何奶水是只適合孩子喝的補品？
● 「下跪」可運動胃經，強壯身體？
● 興奮劑會重調元氣、傷胃傷身？

1 長青春痘是胃寒的反應？

青春痘一般長在胃經循行之處

青春痘在臉上，一般都長在胃經循行處，也有的人長在後背。首先要明白青春痘是由於「胃寒」所造成。原因有三：

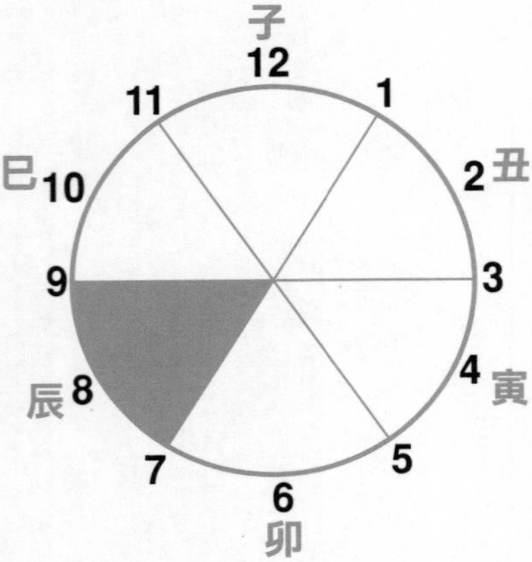

● 辰時（早上7點到9點），胃經值班。胃經多氣多血，是維繫人生命最為重要的經脈之一，能不能保護好胃氣，是決定能否長壽的重要原因。

長青春痘的原因？

❶ 愛喝冷飲

長青春痘者往往喜喝冷飲。人體內是恆溫機制，若喝大量冷飲，會漸漸形成胃寒。

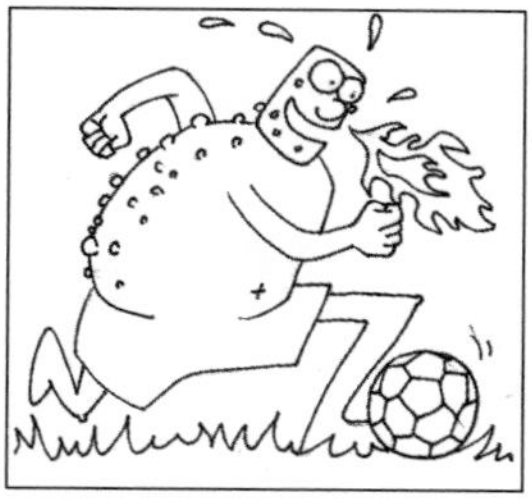

人體陽氣足，形成燥火裹挾寒邪上行的象，就會長「青春痘」。

因為人體有自保功能，會發出熱來攻胃裡的寒。當性質為陽明燥火的胃攻寒時，因為火性炎上，形成燥火裹挾寒邪上行的象，就形成「青春痘」，所以青春痘外觀是外面紅、裡面是白色粉刺。

❷ 長期緊張鬱悶

心情不好，如此也會造成胃寒。年輕人正值發育期，難免會有精神上的困擾，以及靈與肉的煩惱，表現出來就是青春痘。

❸ 年輕人陽氣足

體內挾胃寒出來的力量大，才會長青春痘。例如，兩個孩子的生活方式一樣，都喝冷飲，都愛生氣，心情鬱悶，但是一位長青春痘，一位沒長青春痘。這兩個孩子哪個身體好呢？一定是長青春痘的那個人身體好。為什麼呢？因為長痘的人體內還有力量，把寒邪攻出來。

造成胃寒長青春痘的原因

❶ 冷飲

❷ 長期緊張鬱悶

❸ 身體陽氣足，挾胃寒出來的力量大

成語小辭典

飲鴆止渴

比喻只顧解決眼前困難，而不管會造成未來的麻煩。

青春痘要從胃經治

要治療胃經的病，最好的方法就是從「胃經」治。

治療青春痘有兩種方法。一種我稱為「飲鴆止渴」，是治青春痘時常犯的錯誤。另一種是「破胃寒」，是有效的治療方法。

✗使用寒涼藥破胃內熱—治療青春痘的錯誤方法

第一種，就是一看是紅疙瘩，就把長青春痘誤解為胃內熱，然後用寒涼藥，讓胃的燥火起不來，人就不長青春痘。但如此做，會把寒邪壓抑在體內，反而會得到其他的疾病。

有些演員經常會長青春痘，因為其生活、情感經常不穩定，要找對醫生才能治好青春痘。如果找錯醫生，吃的全是寒涼藥，寒上加寒，把寒涼全壓抑在體內，青春痘可能會消，但嗓子也許會突然變啞。

因為寒氣壓抑著散不出去，全憋到嗓子。雖然不長青春痘，反而嗓子會啞，甚至壓抑出更複雜的病來。而且青春痘容易復發，因為人的正氣（陽明燥火）一旦足，會裹挾寒氣外出，這時青春痘就會復發。

名詞小辭典

正氣

指陽明燥火。

邪氣

與人體正氣相對而言，泛指各種致病因素。

○使用熱藥破胃寒—治療青春痘的正確方法

第二種治療方法，使用熱藥破胃寒。剛開始時，因為藥幫助熱氣往外，所以青春痘會多長一些出來，一旦把胃寒全破掉，青春痘就全消下去，不會再有這個問題。這是我主張治療青春痘的正確方法。

治療疾病首先一定要分出正氣、邪氣，再根據六經辨證治療，才能徹底和真正解決問題。

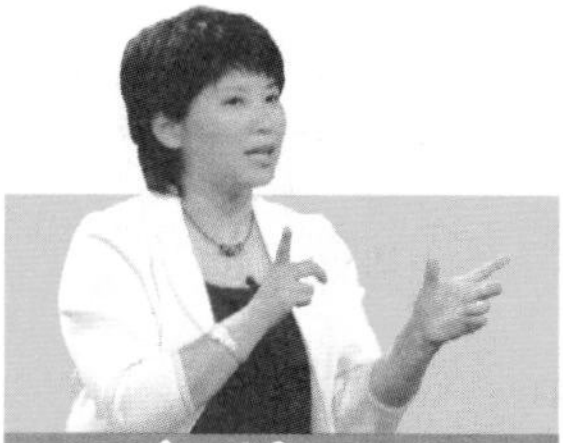

曲老師說分明

胃經的病要從胃經治

治療青春痘有兩種方法：第一種，用「寒涼藥」，但容易得其他疾病；第二種治療方法，用「熱藥」破胃寒。

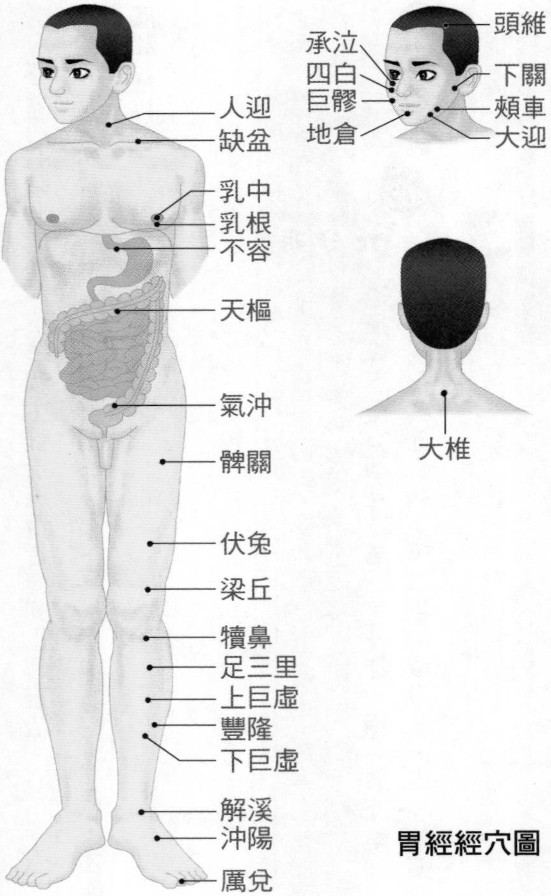
人迎
缺盆
乳中
乳根
不容
天樞
氣沖
髀關
伏兔
梁丘
犢鼻
足三里
上巨虛
豐隆
下巨虛
解溪
沖陽
厲兌
頭維
承泣
四白
巨髎
下關
頰車
地倉
大迎
大椎

胃經經穴圖

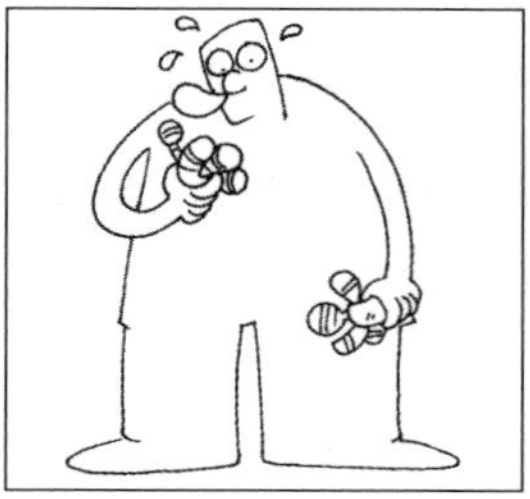

乾薑主裡，積寒可用；
生薑主表，感冒可用。

曲老師感悟

有病人問我：「感覺胃寒，而且胸膈有點悶，醫生建議經常喝生薑水，是否可行？」用薑可以，但是要看用什麼薑。如果有胃寒，生薑不如乾薑。如果眞的想把胃寒治好，當然要開藥。但如果想採取喝薑水的方法，可買一點乾薑煮水喝。

此外，最好在每天炒菜或熬的湯裡面，不要再加寒涼的食材，多放生薑和蔥白。如果胸膈有點悶，還可以加洗淨的蔥鬚。

中、西醫治療頸椎病方法不同

醫別 / 方法	西醫	中醫
治療方法	牽引	❶ 推拿按摩 ❷ 吃藥

2 頸椎病和陽氣不足有何關係？

頸椎病和陽氣衰落有關

以前，頸椎病是超過40歲人的專利，但現在情況已經改變了，20、30歲的人都開始得頸椎病，甚至有的小學生都會得頸椎病。

原因很簡單，現代人普遍壓力大，又長時間伏案工作，特別是上班族，老早就腰也痠、背也駝、眼睛也花一未老先衰，沒有足夠的陽剛之氣。

為什麼會得頸椎病？凡是頸椎的病都跟「陽氣虛弱」有關。椎間隙裡，有一個個小的椎間盤，就像小小的氣球，陽氣足才能把它們一個個地頂起來。

當長期保持同一姿勢伏案工作或唸書時，上體前傾，頸椎緊張並扭曲變形，首先壓迫到督脈。「督脈」總督一身的陽氣，壓抑督脈，就是壓抑全身的陽氣，久而久之，陽氣就不足，整個脊柱就會變形，人的精神也不振。

醫學小辭典

牽引

是一種用在人體各關節復健的方法。利用外力將關節拉開，一般不只對關節有作用，對緊繃的肌肉、肌腱或韌帶等，也有助益。為頸部疼痛、頸椎退化性關節炎（頸椎骨刺）或椎間盤突出、併發神經根壓迫病患的復健方式。

西醫治療頸椎病有個方法叫「牽引」，就是把頸椎使勁往上拔。這個方法有一定療效，平常運動的時候，我們一定要往上拔頸椎，頭用力往上頂。

西醫是靠「牽引」，而中醫的治療方法是什麼？有人說推拿按摩，頸椎的毛病不見得按摩就能好。像我之前看書、熬夜，所以頸椎病非常嚴重，只靠按摩，效果不明顯，還有一次被弄傷。

後來我深入思考問題：「椎與椎之間的氣球氣不足，椎間隙就會狹窄，甚至長出骨刺，用吃藥的方法，把陽氣補足，讓督脈暢通，椎間隙不就正常了嗎？」依循原理，我用吃藥的方法，治癒自己的頸椎問題。

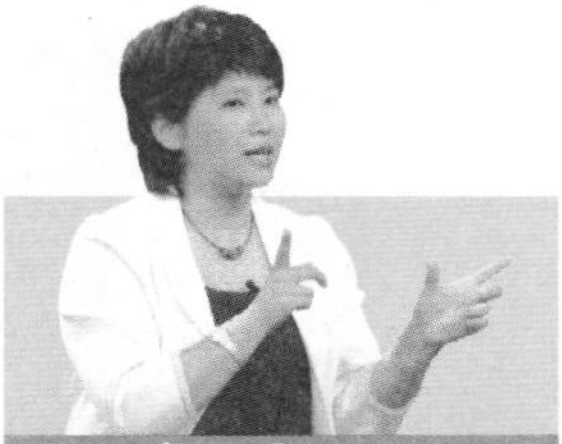

曲老師說分明

頸椎病的治療法

西醫治療頸椎病的方法叫「牽引」，就是把頸椎用力往上拔。中醫是靠推拿按摩和吃藥的方法，把陽氣給補足。

3 為何咽喉炎不容忽視？

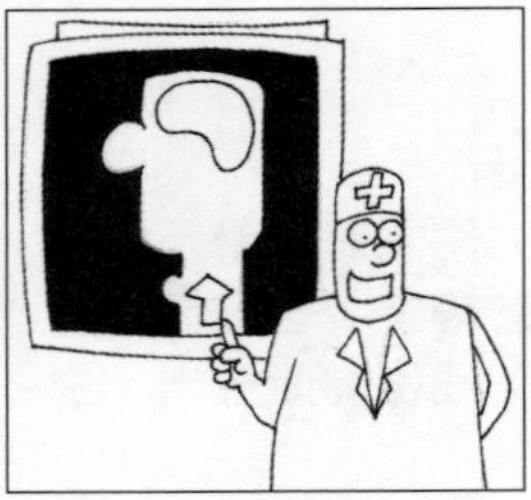

咽喉炎對於腦病而言，就像萬里長城，是防止得腦病的最後屏障。

咽喉是防止得腦病的最後屏障

咽喉炎是一種常見病、多發生於教師、銷售員、藝人、管理階層等人身上。得咽喉炎者咽部會有異物感、發癢、灼熱、乾燥、微痛、乾咳、痰多不易咳淨等，有時會有刺激性咳嗽，或刷牙漱口、講話多時，感到噁心作嘔。

這個病相當麻煩。以往中國得咽喉炎者以南方人居多，北方現在的咽喉炎患者也不少。中國古代把要道比喻成「咽喉」，在中醫上，咽喉炎是防止得腦病的最後屏障，所以一定要把咽喉炎當成一件大事。

咽喉炎如何形成？咽喉一般都跟「三陰經」有關，所以咽喉炎是身體裡的病，咽喉病比頸椎病還可怕。咽喉的問題，很多中醫都說是上火，要多吃點薄荷類清火的藥，而如此往往造成咽炎，更加難治。

病症檔案室

咽喉炎

一種常見病、多發病。咽部會有異物感、發癢、灼熱、乾燥、微痛、乾咳、痰多不易咳淨等症狀，有時候還會有刺激性咳嗽，或刷牙漱口、講話多時，引起噁心作嘔。教師、銷售員、藝人、管理階層者等人，容易得此病。

中藥小辭典

附子

性味：性溫，味甘辛

效用：逐風寒濕邪、祛寒止痛、發汗利尿。

其實，現在真正的實熱證很少，大多咽喉炎是受涼、過度疲勞、煙酒過度、營養不良，患慢性心、腎、關節疾病，生活及工作環境不良，經常接觸高溫、粉塵、有害刺激氣體等原因，導致全身及局部抵抗力下降而引起，我認為大多是陰寒之邪。

我的學生在治療咽喉痼疾時，經常用附子、乾薑等藥材，有人可能會覺得，這不是熱上加熱嗎？但是通常病人吃了藥，症狀就會改善。因為只要把這些寒散開，並把上飄的虛火收回丹田，就不會再有咽喉的問題。

現在小孩子也得咽喉病，這跟生氣、鬱悶、壓抑有關，還有就是寒涼的東西吃多，包括冷飲、薄荷等。小孩得咽喉炎，就給他吃喉片，這是不正確的。我認為喉片從某種意義上說是刺激咽喉，讓咽喉感覺涼爽而已，功效等於麻醉劑，把咽喉麻住沒有感覺，所以暫時會覺得比較舒服。

4 怎麼「吃」才是福？

好好吃飯，就能預防貧血

「胃」是專門生氣生血之所。不要小看脾胃，只要不好好吃飯，氣不足、血也不足！有人問：「貧血怎麼辦？」預防貧血的最好辦法，就是好好吃飯！這裡說的「吃飯」，就是吃主食。

我通常教完書回去，就會吃兩碗飯，因為講課傷氣傷血，能吃就盡量吃。我真的很反對減肥，中國有句俗話：「能吃就是福」，有點脂肪較不怕冷。

吃飯的注意事項

❶ **要慢：**吃得太快傷身體，把一切負擔都扔給脾胃，就是對自己的身體不負責。

吃飯的注意事項
1. 要慢，吃得太快傷身體
2. 吃飯時不能鬥嘴生氣
3. 好好吃飯是一種享受

❷ **吃飯時不能鬥嘴生氣：**生氣傷血，吃飯時要心情愉快地好好享用。

❸ **吃飯時要放鬆：**吃飽，吃舒服，會給精神和肉體帶來極大的享受。

補充「精」力，一定要吃糧食

男人為什麼不育？因為精子品質差、活力不足。於是欲藉由補腎來改善，好像男人最怕腎虧。如果經脈不通，想補都補不進去。

男人想讓自己的精子活力強，一定要吃糧食。糧食就是種子。精子不也是種子嗎？兩者有共同的生發能量。人體需要用糧食來補精子，而不是用藥來補精子。

所以男人要精子活力足，全靠五穀；女人乳房血要足，要經血通暢，也全要靠吃飯。胃生氣生血，女人要是血虛，更要靠吃飯來補，不是靠吃藥。

5

「血」在人體的功能？

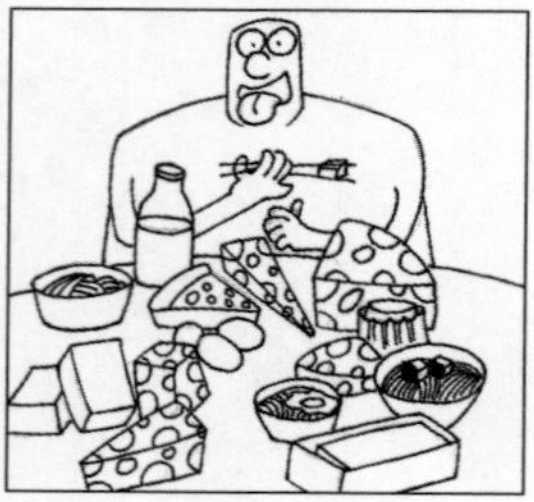

中焦脾胃運化得到的營養，取其精華變成血。

血是人體裡的一種動能

胃很怕寒，因為胃是陽明。早上起來，在7點至9點（辰時），一定要吃早餐。這個時候如果不吃早餐，等到下一個時辰巳時（9點到11點）「脾經」當令時，就開始運化，這樣就相當於空運化，可能會出現一系列如膽囊或低血糖的問題，這些病症都很麻煩，所以早晨應盡量多吃。

很多人早上吃不下，這對身體不好，早餐吃得再多也不會發胖，因為上午陽氣足，全都能運化掉。

所有的血液疾病，都跟「胃」有關，因為胃是生氣生血之所。很多人常要補血，但血並不好補，要補血就一定要先知道，所謂的「血」到底是什麼？

什麼是「血」？現在所說的「血」是指「血液」，就是西方所說的紅色液體。中國認為「血」是什麼？《黃帝內經》中對「血」的定義是？叫做「中焦受氣，取汁變化而赤，是謂血」。

血是從哪裡來的？是「中焦」。也就是由於脾胃、大腸運化好，得到營養，再取其精華。汁就是精華，然後才能以紅色液體外觀呈現，輸送出去。「紅」代表一種動能，所以血在人體裡是一種動能。

中、西方對「血」的看法

中國	西方
《黃帝內經》：「中焦受氣，取汁變化而赤，是謂血。」	紅色液體

6 女性的經前症狀是「血」不足的反應？

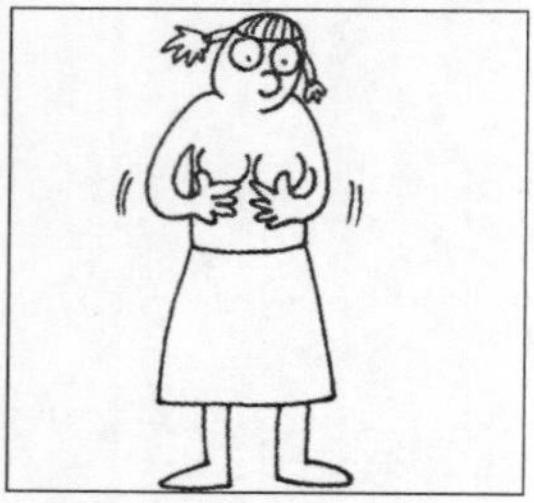

「乳房」是女人血的儲備倉庫。月經來時，乳房和腹部會脹痛，是因為血都瘀積此處下不去。

經前乳房和腹部脹痛，因血不足造成

男人與女人的區別在於：男人全都生發在外，所以男人有一個生殖器和兩個睪丸。男人的兩個睪丸，就相當於女人的兩個卵巢，陰主收藏，女人的生殖系統是收藏在體內。

有多條相關的經絡經過或環繞在女性的乳房，分別是腎經、胃經、脾經、肝經、心包經、膽經，還有沖脈。乳房屬胃、屬腎，乳頭屬肝。胃受盛水穀精微化生之氣血，濡養乳房。肝也透過經絡，對乳房施行其藏血和疏泄作用，使乳房維持正常的生理功能。

因此，女性如果經常穿胸罩，受到胸罩鋼圈的束縛，這幾條經絡通道，必定受到很大影響。

如膽經不通，經常生氣鬱悶，乳房外側會有乳腺結節，甚至出現乳腺癌等；肝腎經不通暢，乳房、腹部就會脹痛，因為氣血不通或不足，所以乳房的問題，跟「氣血」和「情緒」密切相關。

女人的一生，都面臨一個很大的困擾，就是「月經」。月經屬於漏，如果有瘀血，人體為了破瘀，就會漏得更加厲害，所以女人容易血不足。

乳房跟月經有什麼關係呢？「乳房」是女人血的儲備倉庫。有些人肝鬱氣滯，月經來潮時，乳房和腹部會脹痛。因為這兩處有胃經和沖脈經過，血都會瘀積在此下不去，因而才會疼痛。

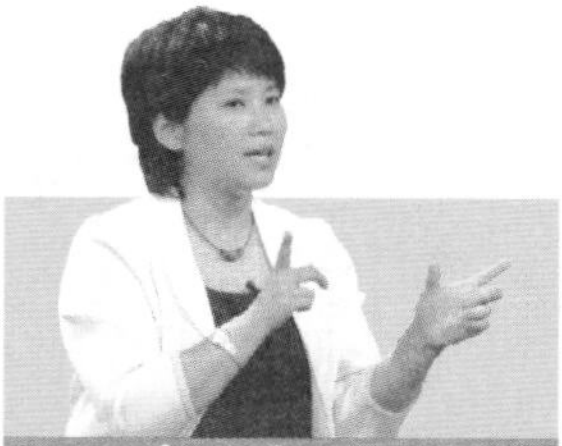

曲老師說分明

胸罩鋼圈傷經脈通道

現在的女性如果經常穿胸罩，受到胸罩鋼圈的束縛，腎經、胃經、脾經、肝經、心包經、膽經的通道，必定受到很大影響。

要解決經期乳房和腹部脹痛問題，一定要從經過乳房的經絡入手，要通經脈、補氣血。如果是肝鬱氣滯所造成，宜調肝理氣和胃；如果是肝鬱脾濕造成，要健脾利濕行氣；如果是肝腎陰虛造成，治療宜滋腎養肝。

視病症補氣血

症狀	調理方式
肝鬱氣滯	宜調肝理氣和胃
肝鬱脾濕	健脾利濕行氣
肝腎陰虛	宜滋腎養肝

經絡與乳房的關係

經絡不通	影響乳房和腹部
膽經	經常生氣鬱悶，乳房外側會有乳腺結節，甚至出現乳癌
肝腎經	乳房、腹部就會脹痛
胃經、沖脈	月經來潮時，乳房和腹部會脹痛

7 如何改善「手腳冰冷」？

手腳冰冷、容易臉紅的女性，容易流產

缺血是一般人常見的毛病，例如，有很多女性手腳冰冷，尤其到了冬天，一般診斷都說是「貧血」所導致。其實，這種情況不見得是缺血造成，而是血的動能不強、血的活動力不夠，無法運化到指尖末梢。

我個人認為，手腳冰冷的女性，身體容易出現很多問題，例如：受孕成功率較低，且容易流產。建議一旦懷孕，首先不要做人工流產手術，一定要保住孩子，否則因為氣血虛，將會形成習慣性流產；其次，一定要好好安胎，因為陽氣虛弱、血動能不足，很容易造成流產。

還有一種女性，不只手腳冰冷，還特別容易害羞，很容易臉紅。這種人是腎精不足，收不住虛火。

手腳冰冷的女性容易有哪些問題？

1. 受孕率成功較低
2. 容易流產

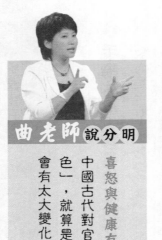

中國古代對官員的要求有一項標準為：「喜怒不形於色」，就是碰上令人高興或發怒的事，臉上表情不會有太大變化。這句話隱藏什麼涵義？凡是能做到喜怒不形於色的人，腎精特別足，收得住。有人來報喜，他也收得住，淡淡地說：「啊！好，知道了。」凡是收不住，或是一下就臉紅的人，就是腎精已經出現問題，像這種女性也容易流產。

如何才能改善手腳冰冷呢？我主張要好好吃飯，因為現在很多女孩都很熱中減肥，對身體相當不好，千萬不要用節食來減肥。

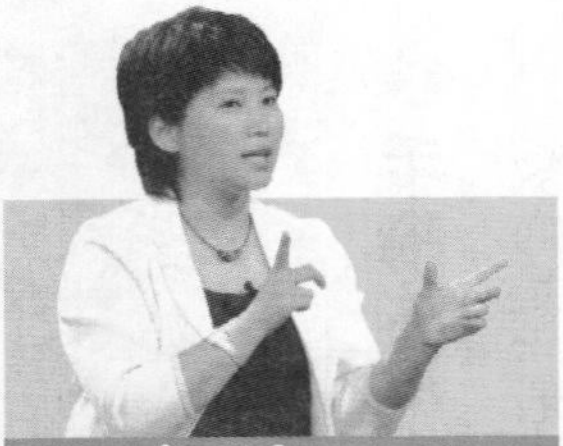

曲老師說分明

喜怒與健康有何關係？

中國古代對官員的要求，有一項標準叫「喜怒不形於色」，就算是碰上令人高興或生氣的事，臉上表情不會有太大變化。

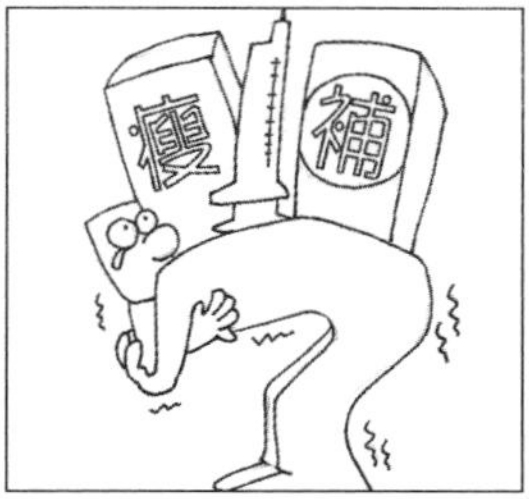

如果服用壯陽藥、減肥藥、興奮劑，是重調元氣，容易暴斃。

手腳冰冷的男性，不宜吃壯陽藥

對易手腳冰冷的男性來說，不可吃壯陽藥。凡是壯陽藥，都屬於重調元氣。假如「陽痿」，就表示老天都認為您該休息了，您就好好休息調養吧！如果這時候吃藥是忤逆天意，肯定會出事。

古代小說《金瓶梅》裡，西門慶不斷吃壯陽藥，而出現「暴脱症」，精血汗全都外溢而亡。有沒有辦法救呢？如果潘金蓮懂醫術，不管用繡花針或其他尖銳物，對準西門慶的「關元穴」（參見214頁「關元穴」圖），就是肚臍下一横掌（三寸）處，一針刺下去，西門慶也許就能得救。

「關元」是什麼呢？就是「鎖住元氣」的意思。「暴脱」就是元氣全脱，所以這時不管多深，用長針刺下去，精血汗可能慢慢就不流，這是急救的方法。若沒有針該怎麼辦呢？家裡如果有艾草，放在「關元穴」上，點著了燒，也能救治。若家裡有香煙，點著了向「關元穴」燒，也有同樣效果。但「暴脱症」的治癒率僅達五分之一，所以男人吃壯陽藥前宜慎思。

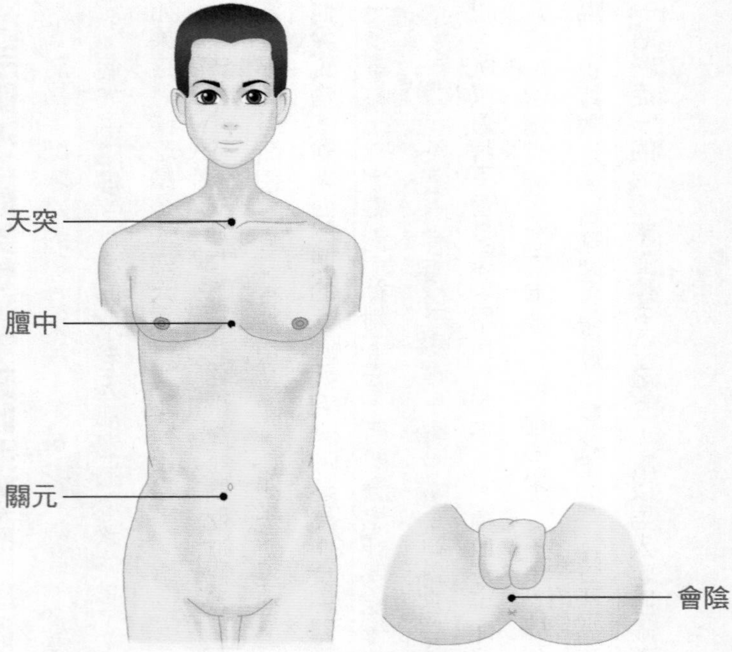

關元穴

穴位小辭典

關元穴

位於肚臍下一橫掌（三寸）之處，為一身元氣之所在，是全身養生保健的要穴。

為何持續吃減肥藥，會得厭食症？

吃飯的時候，飯在胃裡，消化食物需要元氣。可是吃減肥藥後，就僅剩一點元氣，這點元氣是要用來保命，吃過飯一想到要消化食物，可能危及性命。此時人都有一個自保反應，這時候該怎麼辦呢？ 就是一定要把飯吐掉，才能保護性命。這就是持續吃減肥藥，會得厭食症的原因。

持續吃減肥藥會導致厭食

手腳冰冷的女性，不可以吃減肥藥，尤其是西藥。減肥藥是靠排出身體裡的油脂，來減輕體重，而油脂裡藏的都是元氣。人老了，因為元氣不足，油脂也不足，所以瘦得只剩下皮包骨；天命將盡，有時人過世其實導因於「脱肉症」，就是油全沒了、乾了，自然也就元氣全失。女孩子如果長年吃減肥藥，是在消耗元氣。

真正學醫的人有個規矩：要選擇病人，不能為了賺錢，什麼病人都看。例如，減肥門診中，最好不要替藝人看診，為什麼？因為他們的生活方式有問題，常日夜顛倒，生活極不規律。同時最大的問題是，他們經常在減肥，不斷地減肥，最後會得「厭食症」。

所謂「厭食症」是什麼呢？就是吃什麼都吐。為什麼呢？因為經常調元氣。元氣在腎裡，吃了減肥藥以後，元氣變虛，最後只剩一點點元氣。

吃飯的時候，飯在胃裡，消化食物需要元氣。可是吃減肥藥後，就僅剩一點元氣，這點元氣是要用來保命，吃過飯一想到要消化食物，可能危及性命。此時人都有一個自保反應，這時候該怎麼辦呢？

就是一定要把飯吐掉，才能保護性命。這就是持續吃減肥藥，為什麼會得「厭食症」的原因。

女子懷孕時嘔吐，也是因為元氣不足。胎兒是一個陽物，陽物就得使用元氣，這個時候如果母體虛弱，元氣就不夠，就會嘔吐。身體強壯的母體，則因為陽氣很旺，不管懷幾個都不會嘔吐。

懷孕吃什麼吐什麼，是因為母體元氣不足，但是胎兒沒事，頂多稍微餓一點。為了要生長發育，能把母體原先儲備的能量，全都搶過來。

所以減肥藥不可以碰，減肥藥能輕易把身體擊垮。唯一健康的減肥方法，就是透過運動減肥，或是藉由調整生活方式減肥。

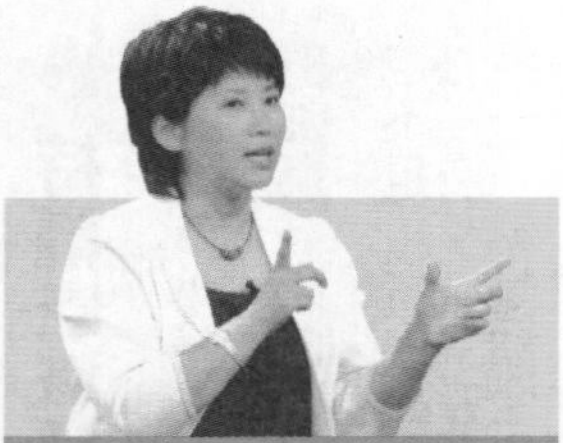

曲老師說分明

孕吐與元氣有關

女子懷孕的時候嘔吐，也是因為陽氣不足。胎兒是一個陽物，陽物就得使用元氣，這個時候如果母體虛弱，元氣就不夠。

8 為何奶水是只適合孩子喝的補品？

奶水是真正的大補

奶水是血的變現。母親生產完，一定要給孩子最好的「營養品」，在此需明白一個道理：什麼叫「營養品」？「營養品」必須具備兩個特性：第一，營養價值高；第二，易於消化吸收。天底下還有比「血」的營養價值更高的營養品嗎？

西醫唯一的大補法就是「輸血法」，直接輸血；中醫不一樣，中醫用的是奶水。奶水是什麼？奶水是血的變現；為什麼要餵母乳？因為直接給孩子喝血，是無法吸收的，把它變成奶水才能吸收，所以天底下的大補品是乳汁。

營養品需具備哪兩個特性？

1. 營養價值高
2. 易於消化吸收

中藥小辭典

鹿茸

性味：味甘鹹，性溫

效用：一種珍貴的中藥材，能補腎壯陽、益精血、強筋骨，中醫視為滋補強壯劑，用於貧血、頻尿、青年轉骨、骨質疏鬆、提升男女性能力及治療不孕等症。

清朝帝王的「人乳養生法」，適合每個人嗎？

歷史上最長壽的皇帝在清朝。清朝皇帝有兩樣東西必吃：第一，常喝人乳。不管年紀多大，就算是活到90歲，也每天喝人乳。清朝皇帝同時還經常運動，而且常吃牛、羊肉；第二，每年春天，清朝皇帝會喝些鹿茸血。

但事實上，人乳只適合小孩子喝，因為小孩子是火熱之體、純陽之體。人年紀越大，人體會慢慢偏寒，而奶都偏寒偏涼，所以人長大以後，就不太適合喝人乳。

現在很多人喝牛奶，牛奶也不是人人都適合喝。那牛奶適合什麼人喝呢？牛奶是讓以吃牛、羊肉為主食的人喝的；不以牛羊肉為主食的人，就不太適合喝牛奶。因為他們脾胃本來就寒，喝牛奶再加寒涼，就更加麻煩。

所以，清朝皇帝適合喝人乳，因為他們經常運動，而且多吃牛、羊肉之類的食物。鹿茸血倒是可以喝，但要適量。鹿茸血生發力最佳，新鮮的鹿茸砍下來之後，鹿角尖的生發之機最強。在鹿角尖穿個洞，往裡面倒酒。酒也是主管生發，生發加生發，喝了之後生發之機最佳，那是大補，也可壯陽。所以清朝前期皇帝，傳宗接代能力特別強。

清朝皇帝之所以長壽，是因為必吃什麼？

❶ 常喝人乳　❷ 每年春天，會喝些鹿茸血

為何只有小孩適合母乳？

因為小孩是火熱之體、純陽之體。人年紀越大，人體會慢慢偏寒，而奶都偏寒偏涼，所以人長大以後，就不太適合喝母乳。

古代挑奶媽有哪些標準？

❶ 性格好　❷ 長得好　❸ 個子高

母親的情緒會影響哺乳效果

有人問：「餵養嬰兒，是母乳好？還是牛奶好？」肯定有人說：「當然是母乳。」但是母乳也有其問題。

牛和人相比有什麼區別？關鍵問題不在牛吃草、人吃糧食，而是牛的性情比較平和。現在很多媽媽都有產後憂鬱症、躁鬱等情緒反應，這是個大問題，因為負面情緒會傳染給孩子，所以有時用牛奶餵養小孩倒比母乳好。

古代挑奶媽大有學問。首先性格要好、第二長得要好、第三個子要高。如果家裡的人身高都偏矮，找高個子的奶媽餵養，肯定能改變基因讓孩子長高些，奶水就是這麼重要。

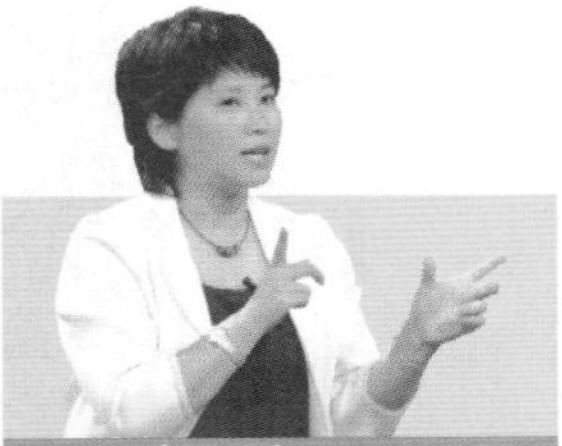

曲老師說分明

母乳的營養

奶水是血的變現，因為直接給孩子喝血，是無法吸收的，把它變成奶水才能吸收，所以天底下的大補品是乳汁。

9 「下跪」可運動胃經，強壯身體？

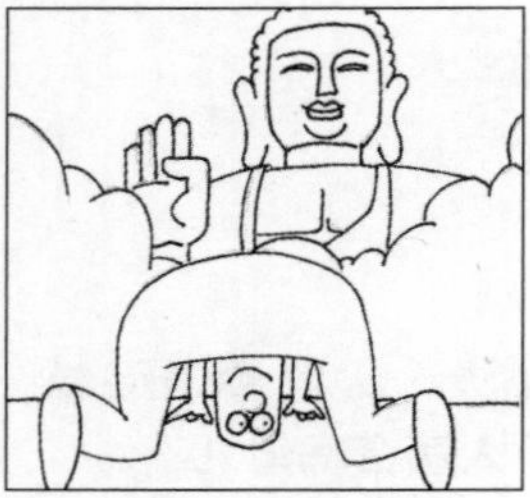

下跪可以拉伸「胃經」，鍛鍊身體。

下跪直接牽引胃經

您知道如何運動「胃經」嗎？有一個方法，古代人常做，現代人卻少有機會做的方法—「下跪」。為什麼下跪能治病？怎麼跪呢？就直直地跪著，雙腳放平，腳心朝天，上身放直，整個胃經就都會受到牽拉。

後來發明了凳子，膝蓋上走的是胃經，古代男性坐的時候，兩手扶住膝蓋，這是養胃大法。記住，兩手扶住膝蓋，不讓膝蓋受寒，這叫「虎踞」坐法，可鍛鍊身體。

女人的膝蓋要注意別受寒，古代的女子怎麼坐呢？一定是跪坐。男人可以隨便坐，但女人可不行。兩腿分開伸直坐叫「箕坐」，像個簸箕一樣，這種坐姿不雅，屬於「七出」之一，丈夫若看到，可以馬上寫休書跟你離婚。

名詞小辭典

箕坐

兩腿分開伸直坐，狀如簸箕，是一種不拘小節的坐姿。後亦用來形容傲慢不羈的態度。

您知道為什麼嗎？因為古代沒有內褲，若「箕坐」就無法擋住私處，這是「七出」之一。女人一定是用裙子把前面蓋住，跪坐在那裡，整個胃經也都因此得到運動。

沒事回家跪、在家磕頭，都能治身上的老毛病，這可不是開玩笑的。平時可以在床上或在地板上，鋪上墊子跪下，注意上身一定要保持直立，就可以幫助運動「胃經」。每天持續跪坐，所有的氣血就都到胃經，膝蓋有損傷、有關節炎的狀態，會隨之好轉；且會消除贅肉，有助減肥。

古語小辭典

七出

為古代七種休妻的條件：一、無子，二、淫佚，三、不事舅姑（夫之父母），四、口舌，五、盜竊，六、妒忌，七、惡疾。

為何下跪可以運動「胃經」？

因為直直地跪著，雙腳放平，腳心朝天，上身放直，整個「胃經」就都會受到牽拉。

持續跪坐的好處

1. 運動胃經
2. 改善膝蓋損傷、關節炎的狀態
3. 會消除贅肉，有助減肥

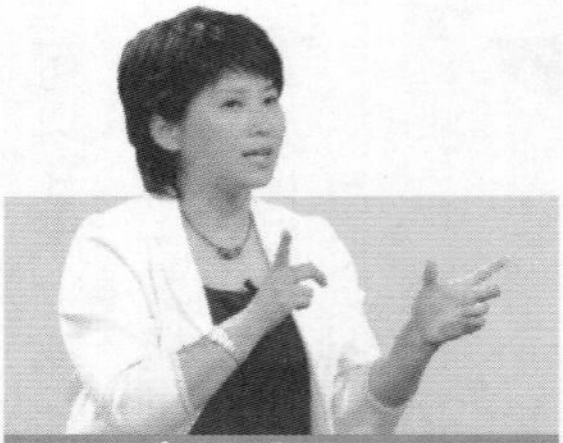

曲老師說分明

鍛鍊胃經的方法

沒事回家跪、在家磕頭，都能治身上的老老病，這可不是開玩笑的。平時可以在床上或在地板上，鋪上墊子跪下，注意上身一定要保持直立，就可以幫助鍛鍊「胃經」。

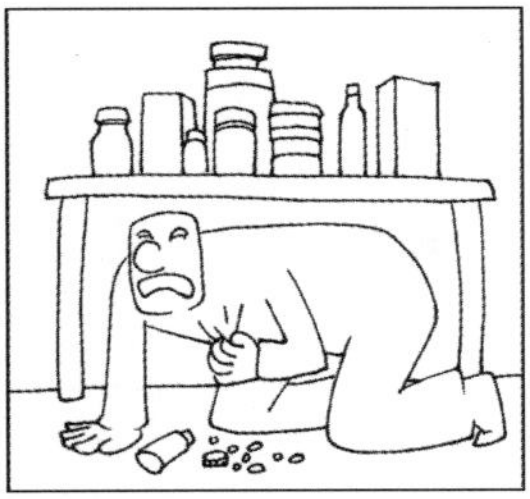

有些人吃藥吃得都快成藥罐子，把藥一股腦地往肚子裡吞，身體怎麼受得了？

10

興奮劑會重調元氣、傷胃傷身？

興奮劑不能碰，它會重調元氣

興奮劑不能碰。由於不肖商人非法使用化學藥品，現今非常多的食品，都可能隱含有若干興奮劑。

「興奮劑」是什麼？舉個例子，正常人的「元氣」是一缸子，我們每天只從這缸子裡調一點點元氣，就像是一小口，可是興奮劑就是一大口的量，一下子元氣調得特別多。

運動員有時會猝死，就是這個道理。運動員平常身體好，看不出來，等到元氣最後剩下一大口的時候，用完馬上就死亡。興奮劑重調元氣，最後把人徹底地調空，人就容易暴斃。有些人不明白：「一個身體強壯的人，怎麼會突然死亡？」

我判斷一定是碰了不該沾的東西。懂了這個道理，就會知道為什麼不能碰毒品，那是會要命的。

西藥一般會傷胃，因為西藥比較偏寒涼，常吃消炎藥會傷胃。因此濫服西藥、常生氣、嗜吃冰冷食物，都對胃有損傷，這些都要注意。

哪些行為會傷胃？

❶ 濫服西藥
❷ 常生氣
❸ 嗜吃冰冷食物

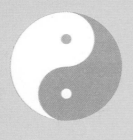

第六章 巳時—脾經當令，運送養分

- 脾腎生病，引發糖尿病？
- 乳房下垂、兩腿無力都是脾病？
- 脾虛導致「虛胖」？
- 調理脾經能防病治病？

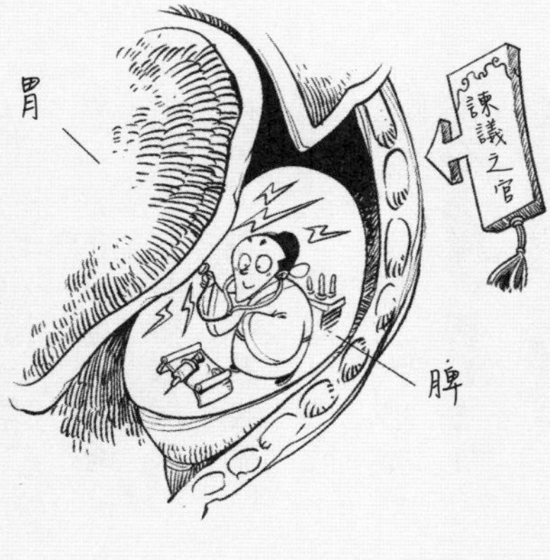

1

脾腎生病，引發糖尿病？

糖尿病跟脾、胃、腎功能失調有關

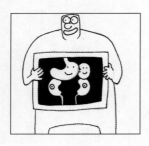

脾和胃是一對夫婦，胃的精華應該給脾。

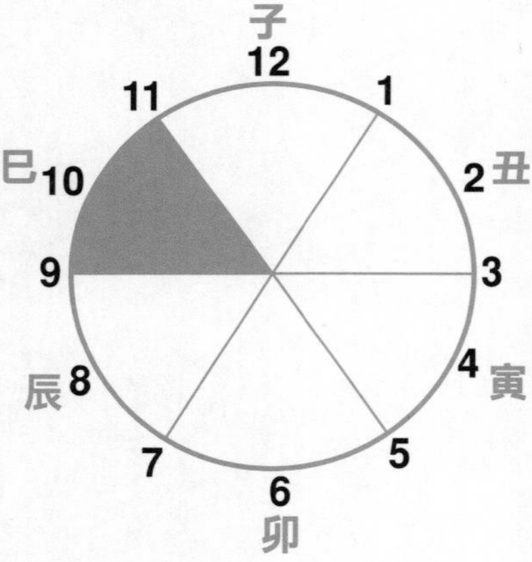

上午9點到11點（巳時）是脾經當令，脾主運化，早上吃的食物，在此時開始運化。這時，如果空腹或吃得太多，都會很傷身體。

糖尿病跟「脾」的功能密切相關。現在患糖尿病的人越來越多，甚至有孩童得糖尿病的例子。糖尿病有幾個明顯症狀：多吃、多喝、多尿、消瘦。大多是飲食不規律、暴飲暴食、喝酒過度等因素造成。

病症檔案室

糖尿病

又稱「消渴症」、「渴病」，主要症狀為多吃、多喝、多尿、消瘦，是胰臟不能正常分泌胰島素的病症，因血液中糖分無法吸收、分解，所以尿液中含有糖分。罹患原因多與飲食不規律、暴飲暴食、喝酒過度等有關，甚至會引起心臟病、腎臟病、高血壓等併發症。

造成糖尿病的另一個原因，就是「情緒鬱結」。現代人在工作上有業績壓力，必須處理好與同事、上司的關係；在家裡要面對公婆、岳父岳母；維繫夫妻間的和諧關係、照顧小孩。每個人都必須扮演多重角色，工作壓力大，生活壓力也大，累積在一起，就是「寒邪」，寒邪多了，人體自救功能啟動，造成中焦因寒而化熱的現象。

中醫認為，糖尿病是中焦因寒而化熱所導致。中焦化熱首先傷到脾，因為中焦是肝脾，肝脾熱氣一集中，就開始往上燒到肺，引起肺燥津枯。因而糖尿病患者出現多喝水，即口乾；杯不離手，杯不離口，不講話都口乾，講話口更乾，喝多少都不解渴的症狀。此時，若不注意調整，火就會往下燒，傷到胃，出現燥熱傷胃，引起胃燥津傷，造成脾陰虛耗。

此時糖尿病患者會出現第二個特點─「多吃」。正常情況下，食物消化需3到6個小時，但現在胃開始燥熱，這時食物的消化會加快，不到3、4個小時就消化完畢。食物消化後，進入小腸，小腸吸收的養料，由脾臟運化，把精華送到腎臟。脾臟長期調整不過來，會造成腎陰耗損，且久病傷陽，腎的固攝能力自然就差。這時候糖尿病患者就會出現多尿。

因為脾主肌肉，脾腎一病，全身都病。慢慢地，糖尿病患者無論吃多少、喝多少、補多少，都會越來越瘦。會越來越瘦的原因，在於糖尿病患者會將身體所有的營養，都透過尿液排掉，吃多少營養，身體都無法吸收消化。脾臟運來多少血糖，腎臟無法運作，尿出來的不是水而是糖水（甜的），營養直接跟著尿液流失。

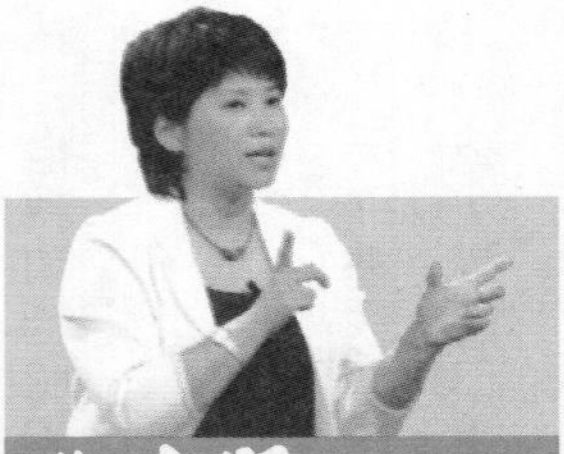

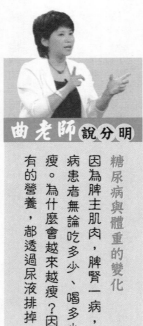

曲老師說分明

糖尿病與體重的變化

因為脾主肌肉，脾腎一病，全身都病。慢慢地，糖尿病患者無論吃多少、喝多少、補多少，都會越來越瘦。為什麼會越來越瘦？因為糖尿病患者會將身體所有的營養，都透過尿液排掉。

如何醫治脾主肌肉引發的疾病？

❶ **運動：糖尿病患者必須每天散步。**

❷ **飲食：每天定時定量地吃飯，千萬別節食。**

飲食導致糖尿病，這跟現代人生活水準提高，有很大關係。以前的人只吃五穀雜糧，很少聽說有人得糖尿病。但是現代人進食，不以糧食為主，而多吃肉類、蔬菜，導致身體各項功能失調。

不是說不能吃某類食物，而是「不要過度」。人參是好東西，但吃多了會流鼻血；砒霜是毒，但在中醫中可入藥。所以，什麼都是「度」的問題。

我曾提過，糖尿病患者該吃什麼就吃，不要節食，就是這個意思。得糖尿病是因為脾腎生病，消化和吸收都出現問題。如果我們按照人體能消耗的量，該吃什麼就吃什麼，不多吃，也不少吃。多調養、多運動，在西醫中是不治之症的糖尿病，說不定也可痊癒。

凡是脾主肌肉引發的病，包括糖尿病，怎麼治呢？第一，是運動，糖尿病患者必須每天散步。第二，每天定時定量地吃飯，千萬別節食。例如，西醫一般說血糖值高，很多東西都禁食。但其實不是讓患者節食，而是要吃適當的食物、適當的量，糖尿病患者本身就缺糖，不吃東西反而漸漸就會沒力氣。

該吃就吃，糖尿病患者也可規律生活

有一位病人，剛剛從醫院檢查得知血糖偏高，遇見我時，他說：「覺得自己現在很痛苦，都不敢吃東西。」我就跟他說：「應該吃的就吃。」他聽完我說的這些道理就開竅了，回去開始該吃就吃。我還囑咐他要多運動身體，外加讓學生給他開點藥。

這位病人很聽話，每天傍晚都去登山、做做體操。肌肉壯了，整體吸收能力增強，身體狀態就不會走下坡。到現在為止，這位患者的檢驗數據都正常，更重要的是他的生活更規律、也更快樂。

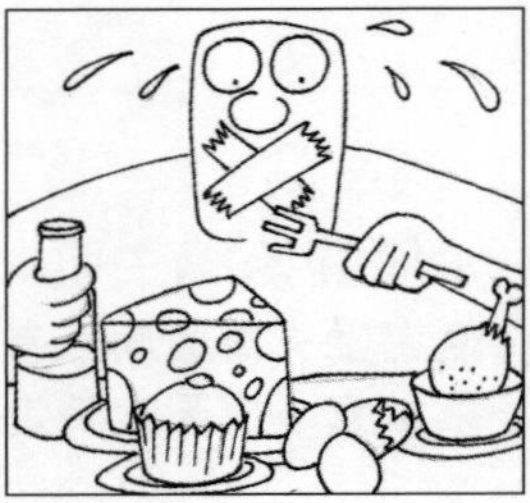

糖尿病患者該吃什麼就吃，不能一味禁口。

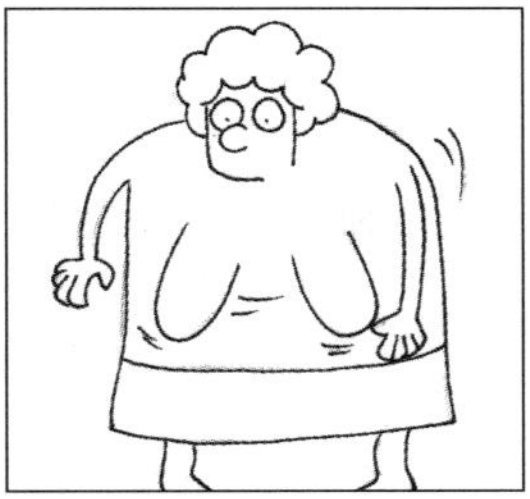

●地心引力的作用很小，因此乳房下垂，主要是因為人得脾病。人一到中老年，就開始乳房下垂，特別在生小孩、餵母乳以後。

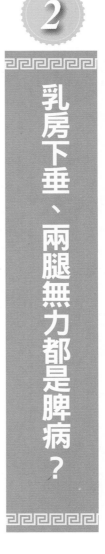

2

乳房下垂、兩腿無力都是脾病？

乳房下垂別怪地心引力

脾的功能為何？第一，脾主運化，全身運化全由脾而來。第二，脾主一身的肌肉。所以全身沒力氣，是肺病，全身的肌肉痠痛是「脾」的問題，西醫所謂「重症肌無力」，在中醫來説是「脾病」。包括人老了以後，肌膚下垂，也是「脾病」的一種。

例如，有的女性年輕時眼睛很大很漂亮，但到了一定年紀，上眼皮下垂，突然成為三角眼，這是由於「脾」主一身肌肉的功能弱化所導致。假如突然出現大小眼（一眼大一眼小），則表示脾出了大問題，有可能會出現脾中風。

乳房下垂，也是「脾」主一身肌肉的功能弱化。人一到中、老年，乳房開始下垂，特別是在生小孩、餵母乳以後。

脾的功能

1. 脾主運化，全身運化全由脾而來
2. 脾主一身的肌肉

有人認為這些現象是地心引力的慣性作用，隨著年齡的增長，地心引力的作用也越大。但果真如此，若人倒立是不是就不會下垂呢？所以一定是身體虛弱，脾胃功能出現問題，才會出現乳房下垂的現象。

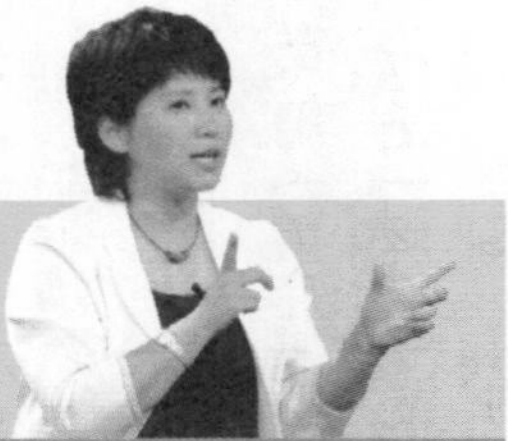

曲老師說分明

乳房下垂、肉「鬆」都是「脾」的問題

上眼皮下垂，這是由於「脾」主一身肌肉的功能弱化所導致。同理，「乳房下垂」也是因為「脾」主一身肌肉的功能弱化。

雙腿無力、大腳趾麻木都是脾病

對於開車族而言，將來可能會出現雙腿無力的問題。為什麼會雙腿無力？因為他們的雙腿很少走動，總是以車代步，久而久之，就會得「肌肉萎軟症」。如果天天搭車，也易雙腿無力；若是自己開車，就容易一隻腳有力，一隻腳無力；而如果開的是自排車，慢慢地兩腿都會沒力。這也是因為脾主一身之肌肉，只要是肌肉的問題，就是「脾」的問題。

生氣也會傷脾胃

我出差時見過一個病例。看到一位農夫在火車上，先是大腳趾疼痛，然後就麻木沒有知覺。大家記住，脾經就是從大腳趾起，哪個腳趾不舒服，都能知道是哪裡的病。

這位農夫之前曾去大醫院求診，被診斷為「神經末梢炎」，治療一個半月沒治好。原先還有點感覺，後來根本不能動。在火車上見到他以後，問道：「剛得這個病時，是否有發過好大的脾氣？有沒有嚴重的家庭糾紛？」他的老婆一聽為之愕然，回想起來說：「還真是在大發脾氣後出現的問題。」

脾病的現象有哪些？

1. 全身肌肉痠痛
2. 肌膚下垂
3. 上眼皮下垂，突然成為三角眼
4. 乳房下垂
5. 突然出現大小眼（一眼大一眼小）
6. 兩腿無力
7. 大腳趾麻木
8. 舌頭不靈活

大家別小看「生氣」這件事，很多情況下，情緒會影響身體，生氣先傷肝胃，脾在志為思，生病總想得較多。正常地思考問題，對身體的生理活動，並無不良的影響，但思慮過度、所思不遂等情況下，就會影響氣的正常運作，形成氣結和氣滯。從影響臟腑生理功能來說，最明顯的是「脾」的運化。所以生氣傷脾，這是情緒方面的原因。

脾虛引起的症狀：流口水

「脾之合肉也」，我們全身的肌肉是由哪個臟腑所主？是由「脾」所主。「其榮」表現出來在是什麼？表現出來的是「嘴唇」。嘴唇是否豐滿、滋潤，是判斷脾病的一個表現。如果嘴唇常乾裂、不滋潤，嘴唇乾癟、沒血色，這些問題都是「脾虛」。

小孩子睡覺時流口水，我們常會覺得好可愛；若是成年人，就會覺得有礙觀瞻。有時候，特別是夏天，西裝革履的紳士和優雅的上班族女性，要是午休時趴著睡覺，口水流了滿桌，真的很沒形象。

有時我們早上起床時，枕頭濕了一大片，這是怎麼回事？答案是「脾虛」，因為脾主肌肉，「脾開竅於口」。人流口水有時和「脾虛」有關，脾虛的人臉部肌肉較容易鬆弛，睡覺時自然就容易流口水。

五行和五臟、五官、五體對應關係表

五行	五臟	五官	五體
脾	土	口	肌肉
心	火	舌	脈
腎	水	耳	骨
肝	木	目	筋
肺	金	鼻	皮毛

「脾虛」是指脾氣虛弱，引起脾虛的原因，有飲食失調、勞逸失度，或久病體虛。前面提到過，脾有主運化、主統血等的作用，脾虛就會運化失常，出現營養失調，造成水液分布不均，人體濕氣就會重，或引發失血等症。

「脾主統血」是什麼意思？例如，女性來月經，血該往下流，這時候脾出問題，就不往下流，而會流鼻血，這就叫「經血倒流」。這是「脾」的統攝出現問題。

這是一個非常嚴重的症狀，因為經血倒流，常伴隨全身不適、精神不暢、煩躁不安、下腹部脹痛等症狀，「倒經」大多是由子宮內膜異位症所引起，或是由血液疾病引起。若有經血倒流的症狀，婦女必須高度重視。

病症檔案室

倒經

大多是由子宮內膜異位症所引起，或是由血液疾病引起。伴隨有全身不適、精神不暢、煩躁不安、下腹部脹痛等症狀，是因「脾」的統攝出現問題，婦女必須高度重視。

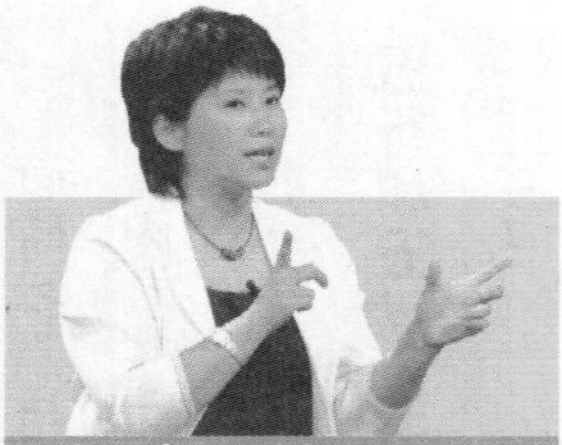

曲老師說分明

脾病的症狀

脾有主運化、主統血等的作用，脾虛就會運化失常，出現營養失調，造成水液分布不均，人體濕氣就會重，或引發失血等症。

「脾虛」，水穀精華（營養成分）就無法透過脾運化轉輸，五臟六腑得不到滋養，人就會出現面黃肌瘦、精神萎靡、疲倦乏力、吃飽容易想睡、吃得少，或腹脹、溏便（腹瀉）、四肢冰冷、畏寒等症狀，且易引起肥胖、虛胖。這種「胖」要想瘦，就得調理脾胃，而不是節食。

健脾好食物：脾虛的人可以選擇如白米、馬鈴薯、香菇、鍋巴、薏仁、熟蓮藕、山藥、栗子、扁豆、豇豆、紅棗、胡蘿蔔等食物。除了吃些健脾的食物外，更重要的是要持續運動。

中醫小辭典

脾虛

泛指脾氣虛弱。多因飲食失調、勞逸失度，或久病體虛所引起。會出現面黃肌瘦、精神萎靡、疲倦乏力、吃飽容易想睡、吃得少，或腹脹、溏便（腹瀉）、四肢冰冷、畏寒等症狀，且易導致肥胖、虛胖。

改善方法：

1. 飲食上可以選擇「健脾」的食物：如白米、馬鈴薯、香菇、鍋巴、薏仁、熟蓮藕、山藥、栗子、扁豆、豇豆、紅棗、胡蘿蔔等食物。
2. 持續運動。

3 脾虛導致「虛胖」？

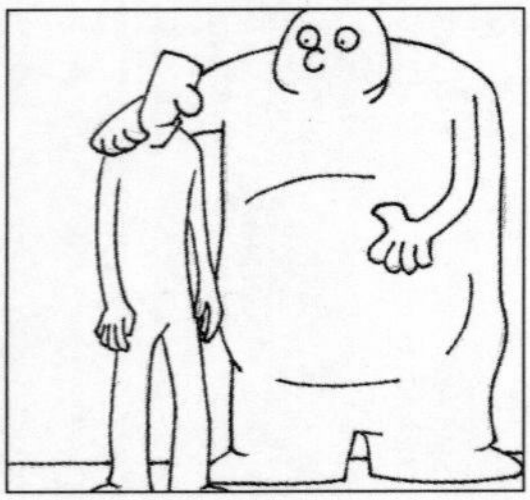

有脾病的人不是特別瘦，就是特別胖。

過瘦或過胖都是脾病之相

「脾在志為思」，思傷脾，過度思慮必傷脾。若過度思慮傷脾，會顯出瘦相，人就會特別瘦；若脾濕太重就是「虛胖」。故脾病有兩相：非瘦即胖。

講到脾虛，「脾虛」和「脾濕」是有區別的。「脾虛」可能導致脾失健運（脾運化功能失常）、水濕內生，也可能導致其他病理變化；「脾濕」可能是脾氣虛弱導致，也有可能缺乏運動。脾濕有很多象，例如虛胖；或精神不濟，站著不如坐著，坐著不如躺著；或腹瀉、大便稀軟；或牙齦出血等。

若濕重，不論是否吃藥，都可以治療。吃藥要找對醫生，不吃藥就運動，動一動非常管用。很多人都缺少運動，如果運動，最好出一點汗。別把汗想得很可怕，沒出汗表示動得太少，打球時如果出些汗，會讓身體覺得輕鬆。

有一位女士，她的肚臍特別容易著涼，一著涼就疼、就腹瀉，這是脾特別虛弱、引發脾濕的緣故。「脾」運化能力不強，經常腹脹，而且還常打嗝。有時候肚子裡面揪得疼，有時則是會拉肚子。

脾濕者排的大便有個特徵，就是特別「黏」，這是因為濕氣特別重。上完廁所後，馬桶常沖不乾淨。如果是腹脹，肚子裡面總是有氣出不去，一般只要放個屁就會好多了。如何能讓屁放出來呢？在床上「撅」一會兒，也就是頭趴在床上，把屁股翹起來，屁就容易放出來。人最基本的快樂，就是放屁、打嗝，這是令人輕鬆的一件事。

脾病兩相的比較

項目＼脾病相	脾虛	脾濕
外在表現	面黃肌瘦、精神萎靡、疲倦乏力、吃飽容易想睡、吃得少。	虛胖、精神不濟、腹瀉、大便稀軟、牙齦出血。
原因	脾失健運、水濕內生，也可能導致其他的病理變化。	脾氣虛弱導致，也有可能是缺乏運動。

人體小辭典

懸壅垂

俗稱「小舌頭」，位於口腔後壁中央，形狀如小舌頭狀，呼吸時會隨之擺動。

打呼也屬脾病反應

有個病人說他有鼻炎，睡覺時覺得呼吸很吃力，而且還會打呼。他問我為什麼會打呼，跟鼻炎有何關係？打呼有時會造成呼吸暫停，這兩種情況都嚴重影響睡眠品質。現在很多人有打呼的問題，有的人會出現短暫的呼吸停止，很多時候讓太太非常擔心，不知道是否有呼吸障礙，只好經常搖一搖打呼的先生，讓熟睡者翻個身。

從某種意義上來講，打呼是因為喉嚨裡的「懸壅垂」無力下垂。垂下來以後，氣息想出去就比較費勁，可能造成呼吸短暫的停止。「懸壅垂下垂」屬於肌肉無力，這是脾病。

若體型偏胖，就說明濕氣比較重，最好能保持一定的運動量。運動量什麼情況下最好？

就是全身微微出汗，若是排便通暢、翻翻身，就可以解決打呼的問題。具體來看，如果年輕時經常有咽喉炎的問題，或呼吸方式異於常人，也會引起打呼。

引起打呼的原因和改善方法

引起打呼的原因	改善方法
❶ 喉嚨裡的「懸壅垂」無力下垂	❶ 保持一定的運動量
❷ 常得咽喉炎	❷ 保持排便通暢
❸ 個人的呼吸方式特異	❸ 睡覺時經常翻翻身

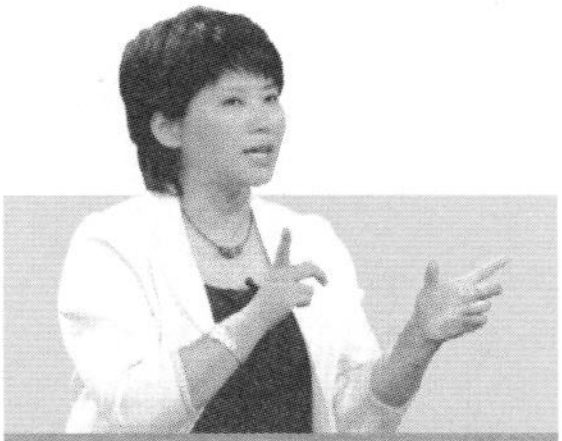

曲老師說分明

打呼與健康

打呼是因為喉嚨裡的「懸壅垂」無力下垂。垂下來以後，氣息想出去就比較吃力，可能會造成呼吸短暫的停止。

4

調理脾經能防病治病？

脾經能治大病

「足太陰脾經」從大腳趾末端「隱白穴」，沿大趾內側赤白肉際（腳背與腳掌的分界線）上來，一直往上走，經過核骨，向上沿著內踝前邊，上至小腿內側，沿脛骨後緣（小腿內側的骨頭），交出足厥陰肝經前（與肝經相交，然後在肝經前循行），上膝股內側前邊（即膝蓋、大腿內側），進入腹部，屬於脾，絡於胃，透過膈肌（腹部與胸部的間隔），入咽喉，夾食管旁，連舌根，散布舌下。

脾經也走咽喉，脾經挾咽，若咽兩邊疼痛，就為脾經所主。

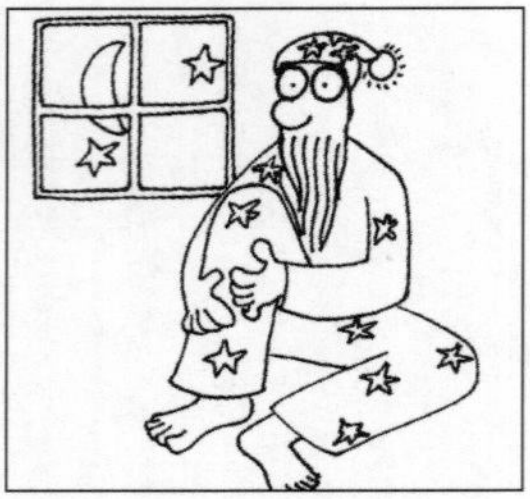

晚上多按揉大腿和腿部裡側，可治療很多種病。

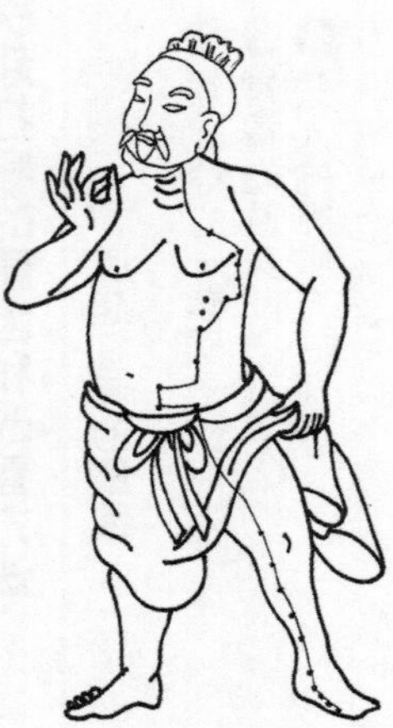

足太陰脾經

脾經它還繫舌本，散布舌下，實際上舌頭是否靈活，跟脾也有關係。因為脾經起於足大趾，所以這個足大趾不能動，也是脾病的一個象。

「脾」被稱為先天之本和氣血生化之源。調理脾經，可防病治病。調理「脾經」可治療哪些病？如消化不良、泄瀉、痢疾、便祕、痛經、月經不調、經期提前或延後，骨盆腔炎、附件炎（見244頁「病症檔案室」）、攝護腺炎、水腫，還有其他周身不明原因的疼痛、關節炎，經脈所過的肌肉疾病等。

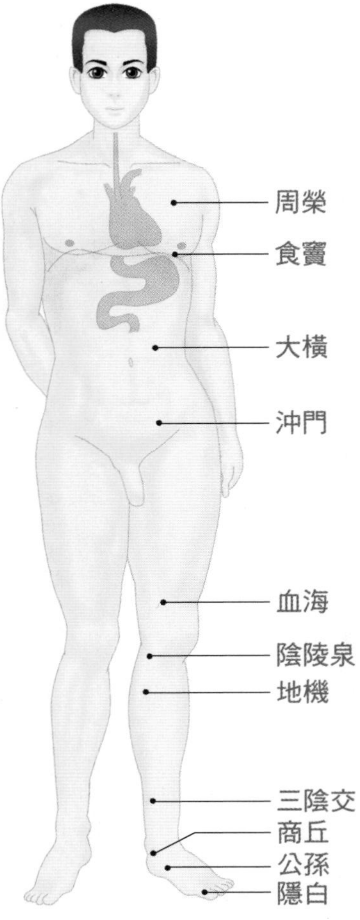

脾經經穴圖

調理脾經可以治療哪些病？

消化不良、泄瀉、便祕、痛經、月經不調、經期提前或延後，骨盆腔炎、附件炎、攝護腺炎、水腫，還有其他周身不明原因的疼痛、關節炎，經脈所過的肌肉疾病等。

病症檔案室

附件炎

指致病微生物侵入生殖器官後引起輸卵管、卵巢及周圍韌帶等組織的發炎，一般常容易引起大範圍的骨盆腔發炎。分為急性和慢性，慢性嚴重者易導致不孕。

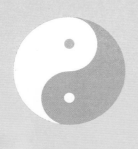

第七章

午時—心經當令，小睡有益健康

- 為何「子時、午時」不宜做重大決定？
- 睡眠影響決斷力？
- 十二經脈引發哪些心臟問題？
- 心臟病的根源在「腎」？
- 如何理解中醫上「精滿不思淫」的意義？
- 為何「女人病，男人治」？
- 何為「得陰」與「得陽」？
- 心裡有事容易感冒？
- 千金難買命，好藥不等於貴藥？
- 為何「癌症」難以早期發現？
- 焦慮症是心經、胃經、腎經出現問題？

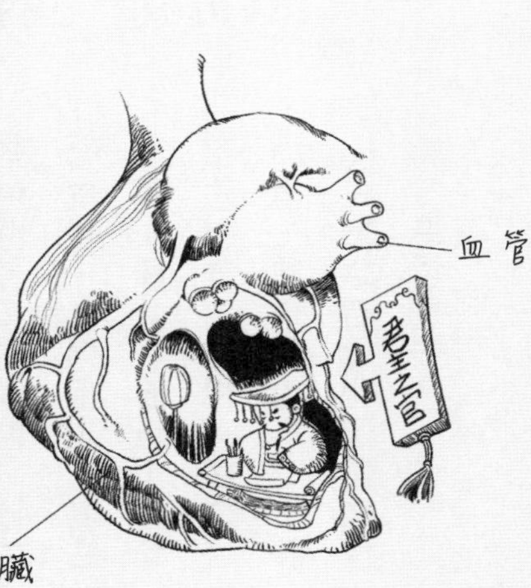

1

為何「子時、午時」不宜做重大決定？

天地交合作用太強，磁場影響思維

《素問．五臟生成》中指出：「心之合脈也，其榮色也，其主腎也。肺之合皮也，其榮毛也，其主心也。肝之合筋也，其榮爪也，其主肺也。脾之合肉也，其榮唇也，其主肝也。腎之合骨也，其榮發也，其主脾也。」

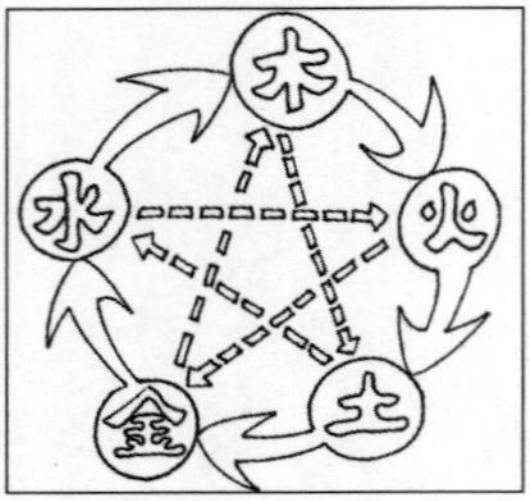

五行相生相剋

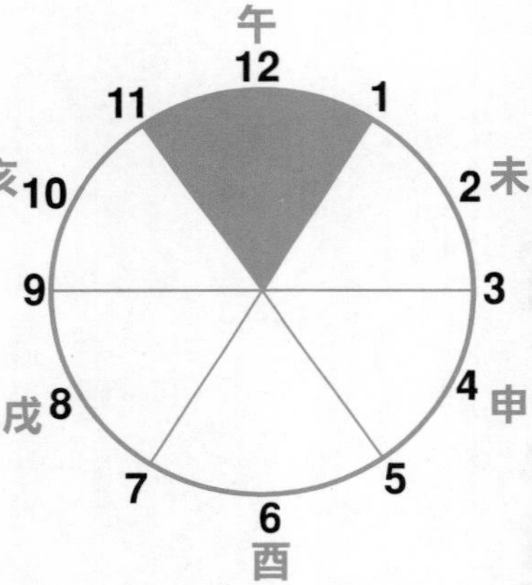

此時陰氣生發。古人說「過午不食」，一旦過了這個時間，再吃東西就會難以消化，且特別容易發胖。

為何有「過午不食」一說？

因為午時一陰生。午時是上午11點到下午1點，這時陰氣開始生起。陰的功能開始發揮作用，陰氣是收斂，陰氣無法消化萬物，此時吃東西特別容易發胖。一旦過了這個時間，吃東西就難以消化，尤其是下午。

午時是心經，關係到心臟病及其他很多問題。「午時」是上午11點到下午1點，前文講到膽經對應子時，上面相對的就是午時。午時，對應的動物是「馬」，馬比較辛苦，所以屬馬的人就比較操勞。人全身最辛苦的臟腑是「心」，身體休息時，心臟仍得跳動，頂多跳得慢一點。

子時是一陽生，午時是什麼呢？一陰生。「子時」是晚上11點到凌晨1點，這時陽氣開始生發，所以要護陽。「午時」是上午11點到下午1點，這時陰氣開始生起來。

中國古代到現在，許多人遵循「過午不食」的規律，就是一旦過了這個時間，就不吃東西，因為難以消化，尤其是下午。由於這個時候，陰的功能開始發揮作用，陰氣就是收斂，陽氣可以消化萬物，陰氣不行，此時吃東西就特別容易胖。

子時和午時都有一個要點，凡是陰陽交接時，一般不可以做重大的決定，若能量不夠強，可能無法違抗天意。還有碰到節氣日、雷電日時，也不宜做重大決定，例如和生命相關、人生重大抉擇，別在這時下決定。因為天地交合的作用太強，整個磁場會影響人的思維。同理，此時也不太適合懷孕、生子。

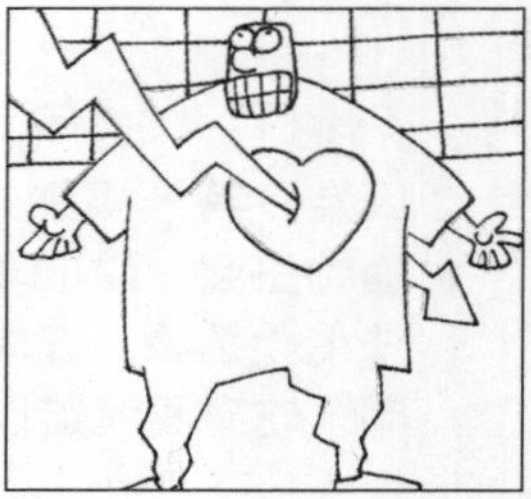

一天中的「子時」和「午時」，不能做重大決定，因為這個時候陰陽相交，決斷的能量不足。

2009年7月22日出現難得一見的「日全食」。那一天很多人都在觀看日全食，這其實是錯誤的行為，雖然日全食是百年難得一見，但此舉不養生。若到動物園去看看，您就知道該怎麼養生，日全食剛開始，所有動物都紛紛避開，跑進洞穴睡覺。

這個時候，人靜坐或睡覺，才是最好的。因為「日全食」時天地能量特別大，若靜坐或睡覺，可以「盜天機」（見「名詞小辭典」），可得到天地之機的補充，就算盜不了，至少也不會擾亂自己的氣機。但是等著、看著花無月缺，將對身體造成傷害。當這些自然現象出現時，最好的養生方法是在家靜坐或睡覺，才對身體有利。

名詞小辭典

盜天機

利用天地運化時機，來滿足人體的運化，得到天地之機的補充。

不適合做重大決定的時間點有哪些？

❶ 陰陽交接時　❷ 節氣日　❸ 雷電日

為何觀看日全食，非養生之舉？

因為日全食時，天地能量特別大，若等著、看著花無月缺，將對身體造成傷害。此時宜靜坐或睡覺，可以得到天地之機的補充，至少也不會擾亂自己的氣機。

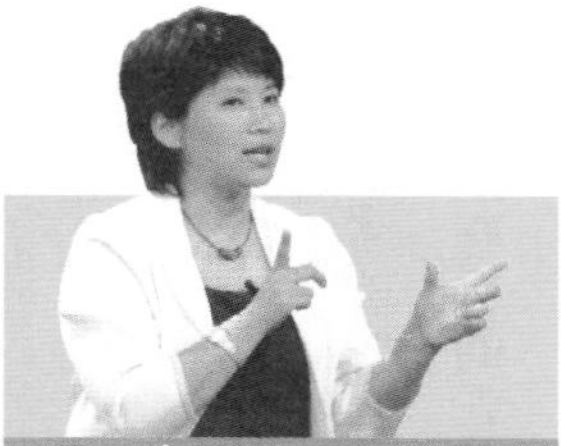

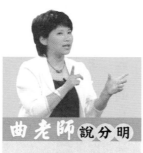

曲老師說分明

磁場影響思維

子時和午時天地交合的作用太強烈，整個磁場會影響人的思維。這個時候，懷孕生子也都不太適合。

2 睡眠影響決斷力？

午休有其必要性

中國古代非常強調「練」，就是練功，就要練「子午功」。古時候的人，特別是修行的人，都練「子午功」。練功的人為了吸收陰陽二氣，在晚間11點至凌晨1點時練功，稱為「子時功」；上午11點至下午1點之間練功，就叫做「午時功」。後來很多人雙功齊練，就合稱為「子午功」。但現在，很多人都不再練功。

練功的人為什麼練「子午功」？因為「子時」和「午時」是陰陽交替的時候，此時陰陽能量最大，在這段時間，一般人不要有太多活動，最好是睡覺。一睡，就不會被天地氣機所影響；而這時練功叫「盜天機」。

名詞小辭典

盜天機

利用天地運化時機，來滿足人體的運化，得到天地之機的補充。

普通人無法「盜天機」，所以此時一定要睡覺。中午無論如何都要休息一下，睡不著沒關係，閉著眼睛休息。有功夫的人，則去練功。有人問我：「練功的人，是不是平時不睡覺？」其實練功人的睡眠，跟普通人不太一樣，古人說：「神滿不思睡。」練功十分鐘，可能相當於普通人睡一夜，而普通人一定要用「睡眠」來休養生息。

名詞小辭典

子午功

練功的人為了吸收陰陽二氣，在晚間11點至凌晨1點時練功，稱為「子時功」；上午11點至下午1點之間練功，就叫做「午時功」。後來很多人雙功齊練，就合稱為「子午功」。

小孩睡眠不足會影響決斷力

關於睡眠，應該是睡多好，還是睡少好？應該這樣說：練功的人睡十分鐘，可以抵普通人睡上幾天幾夜；普通人幾天幾夜不睡覺，可能精神恍惚。普通人常年在世俗裡打交道，最起碼一天要有六、七個小時的睡眠。

睡眠的作用是什麼？睡眠是透過「養陰」的方式來「養陽」，不要小看睡眠，睡眠不僅能養身體，還能讓人生長。小孩能成長茁壯，都是靠睡眠。

現在很多家長逼著小孩子讀書，會影響孩子的未來。例如，讀高中的孩子常熬夜苦讀，倘若傷到肝氣，將來後悔都來不及。因為肝膽之氣主決斷，睡眠不足，會讓孩子將來的「決斷力」產生問題，就是「做事經常猶豫不決」，而家長根本不知道這是教育方式不當所引起。

現在大家都讓孩子低頭看書，這樣絕對培養不出氣質出眾的孩子。中國古代對孩子有一個要求，就是春天或秋天，一定要外出放風箏。放風箏這件事，能教會孩子很多智慧：第一，教導孩子志向要高遠；第二，讓孩子知道家裡永遠有人牽掛著他。除此之外，放風箏還能訓練眼力、鍛鍊手的靈活度。

睡眠的作用

❶ 養身體：透過養陰的方式來養陽

❷ 促進生長

放風箏的目的

❶ 教導孩子志向要高遠

❷ 讓孩子知道家裡永遠有人牽掛他

❸ 練眼力、手的靈活性

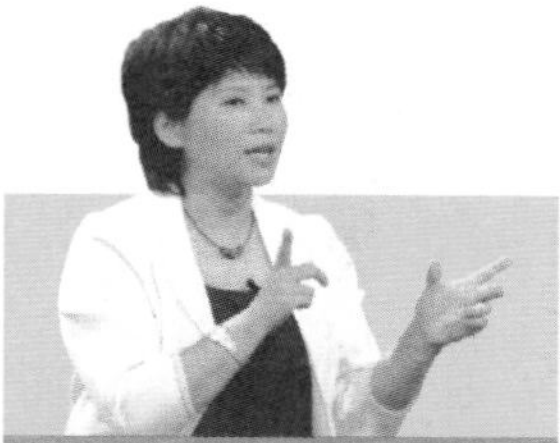

曲老師說分明

肝膽之氣影響前途

肝膽之氣主決斷，睡眠不足，會讓孩子將來的「決斷力」產生問題，就是做事老猶豫不決，而家長根本不知道是他們的教育方式不當所引起。

3

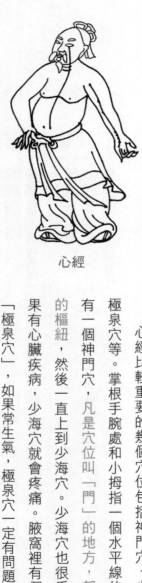

十二經脈引發哪些心臟問題？

心臟病和眾多經脈密切相關

心經起於心中，沿著手臂內側部分向下行走，過小手指的內側，止於小指的少沖穴，此外心經有一個分支上過咽喉，到眼（見255頁「心經經穴圖」）。如果手臂的內側部分發麻發脹，應該是心經的問題。

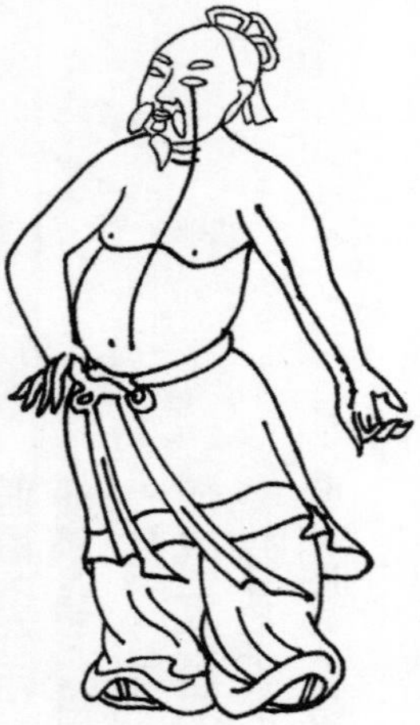

心經

心經比較重要的幾個穴位包括神門穴、少海穴、極泉穴等。掌根手腕處和小拇指一個水平線的部位，有一個神門穴，凡是穴位叫「門」的地方，都是陰陽的樞紐，然後一直上到少海穴。少海穴也很重要，如果有心臟疾病，少海穴就會疼痛。腋窩裡有個穴位叫「極泉穴」，如果常生氣，極泉穴一定有問題。

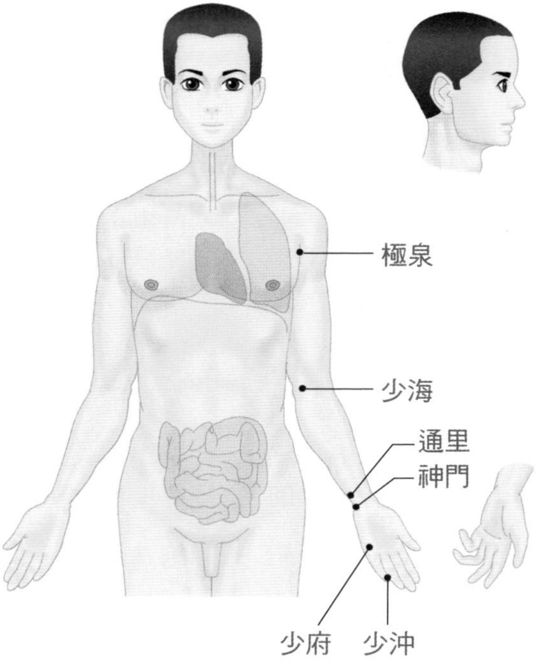

心經經穴圖

肺經引發的心臟病

心臟病不見得跟心經有關，這點大家一定要記住。前面已經講過，肺經引發的心臟病常在凌晨3、4點病發。肺經引發的心臟病的表現，就是心煩、胸口喘不過氣、心臟悶。

中醫小辭典

子盜母氣

中醫學用「五行」來說明臟腑病理的關聯。例如，五行中的土生金，脾土因肺金病弱而受牽連，稱為「子盜母氣」。

火生土，火指心火，土指脾，火和土之間也形成「母子關係」，即心是脾胃的「母親」。在日常生活中，如果兒子缺錢，在關鍵時刻，會去找母親要錢。

在消化過程中，如果脾胃需要多一點的氣，就會從心那裡奪「氣」，中醫稱為「子盜母氣」，在此情況下，會引發心臟病。

胃經引發的心臟病

胃經造成的心臟病，是心跳間隔長短不同，叫「心欲動」（心律不整），而且吃太撐，容易得心臟病。為什麼呢？心是火，火生土，脾為土；心是母親，脾是兒子，而脾胃又是一對夫婦。

逢年過節時，有很多人心腦血管病發作，都是因為這個原因：人吃得太撐，要消化食物；吃撐了，需要多餘的氣血幫助消化，跟老婆（脾）要不到，得找媽媽（心）要。媽媽（心）本來過節就很開心，太過高興傷到心，心氣就有點不足，這下又被胃氣掠奪，當然就受不了，所以逢年過節不可以吃得太飽、太撐，否則心臟會出問題，尤其是老年人。

年節時分，家家戶戶常準備豐富的佳餚應景，如果沒吃完，老人家怕浪費，通常盡可能想吃完，這一吃「子盜母氣」，心臟病就容易復發。做子女的，一定要勸家裡的老人家忌口，千萬別因小失大、賠上健康。

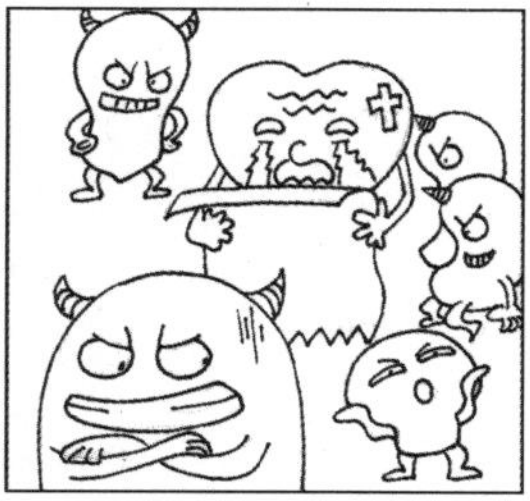

脾經、胃經、膽經、心經、腎經等，都跟心臟病有關。

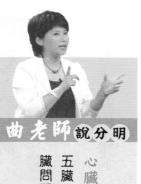

脾經引發的心臟病

脾經引發的心臟病，叫「心下急痛」。現在很多人，得心臟病卻一直當脾胃病來治，治到最後，才知道是罹患心臟疾病。大家要知道，脾經出問題，也可能引發心臟病，有時看起來好像是脾胃病，也要考慮是否可能是心臟病，以免造成嚴重的心肌梗塞。

心經引發的心臟病

心經引發心臟病時，會出現咽喉乾燥、心下面疼，是「血虛」所造成的心臟病。

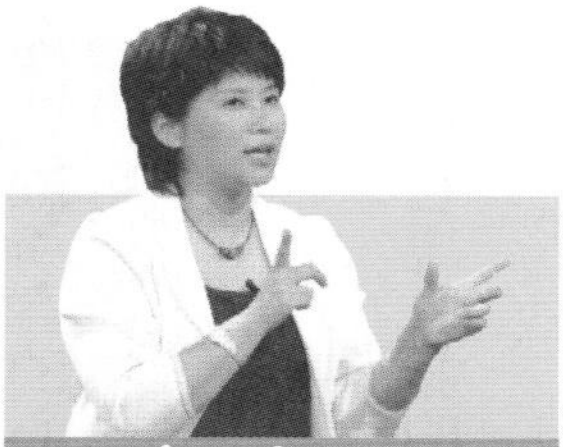

曲老師說分明

心臟病的病因

五臟六腑都與心臟有關，十二經絡問題都可能導致心臟問題。所以，心臟問題要整體來看。

腎經引發的心臟病

關於心臟病，原因有很多，腎精不足造成的心臟病，症狀是「早搏」和「間歇」。

心包經引發的心臟病

心包經是心的周邊生病，很多人把它當重病，其實這是心臟病中最輕的病症，心撲通撲通地亂跳，這是心臟病的輕症。

膽經引發的心臟病

膽經引發的心臟病，就是「心脅痛，不能轉側」，因為膽經被壓抑，夜裡在床上只要一轉身，心臟就疼。此病從西醫的角度來說，可能就是肋間有點發炎，消消炎就可以，「心脅痛」不是特別嚴重的病，消炎反而有可能造成病變，一、兩副中藥就能把「心脅痛，不能轉側」治好。

現在很多人都死於心臟病突發而猝死。例如前幾年有兩名相聲演員過世，他們兩位的死因，雖然最後結論都是「心肌梗塞」，但以中醫的角度來看，病因並不相同。為什麼呢？

因為一位死在上午9點多，脾經當令時；另一位死在下午5、6點多，腎經當令時，所以前者肯定是由於脾胃問題，造成心肌梗塞發作；而後者是由於腎經問題，造成心肌梗塞。

西醫通常不會在意死亡的時段，但中醫要知道原因。第一，前者倒在廁所裡，首先推論他可能常年便祕。便祕時，只要一使勁，氣往下一壅，上面心肺就空掉，心肌梗塞就容易發作。所以老人家上廁所最好不要關門，否則發生什麼事都沒人知道，是很危險的；第二，如果早上吃多了，也會引發此情況。

先前提及，吃多會「子盜母氣」，引發心臟病。前位死者略胖，一看就知道他有脾虛的問題，脾虛可能造成「心下急痛」，「心下急痛」正是心肌梗塞的一個症狀；而後者的心臟病發作，倒可以說是腎經和心經的問題。

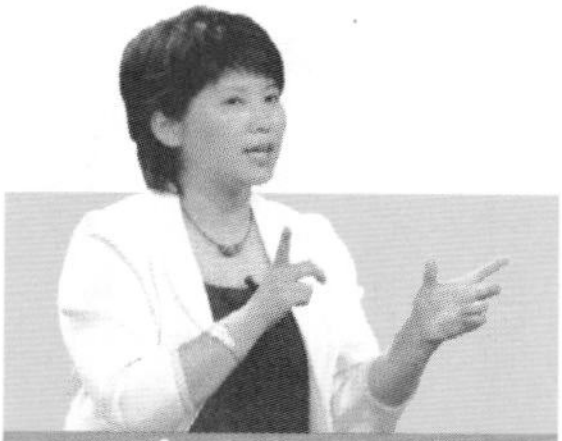

曲老師說分明

心臟病發的時間

現在很多人都死於心臟病突發而猝死。西醫通常不會在意死亡時段，但中醫要知道原因。

後者心臟病發作的時間，是心臟病真正病發的時間，下午1、2點時發病，到5、6點時死亡。1、2點時正好是心經和小腸經當令，我們知道，心與小腸相表裡，如果長期的焦慮瞬間爆發，就會使本來繃緊、脆弱的心弦開始顫抖，這時一般會出現「心絞痛」。

為什麼會死於腎經當令時呢？因為真正的心臟病，一定跟腎精有關。下午1、2點時發病，到了5、6點腎精發動時，油盡燈枯。

這就是心臟病的問題。

五臟六腑相表裡對照表

五臟	六腑
肝	膽
心	小腸
肺	大腸
脾	胃
腎	膀胱
心包	三焦

心臟病和經脈的關係

經脈名稱／特徵	心臟病特徵
肺經	**發病時間：**常在凌晨3、4點。 **症狀表現：**心煩、胸口喘不過氣、心臟悶。
胃經	**症狀表現：**心跳間隔長短不同，叫「心欲動」（心律不整）。 **原因：**吃太撐容易有心臟病。
脾經	稱為「心下急痛」。
心經	**症狀表現：**咽喉乾燥、心下面疼，是「血虛」造成的心臟病。
腎經	**症狀表現：**早搏和間歇。
心包經	**症狀表現：**心撲通撲通地亂跳，這是心臟病的輕症。
膽經	**症狀表現：**心脅痛，不能轉側，因為「膽經」被壓抑，夜裡在床上只要一轉身，心臟就疼。

4

心臟病的根源在「腎」？

凡是心臟病，其根源都在腎

凡是心臟病，其根源都在「腎」，而不在於心，心臟病的根源，例如早搏和間歇都是「腎」的問題。

什麼叫「早搏」？舉例來説，您的車子載重量原本有60公斤，但因為車子沒油或損壞，載重量只剩30公斤。但您的任務是每天載60公斤，那需要用什麼方法把這60公斤載完呢？答案是跑兩趟。也就是説，如果腎精不足，人心臟的脈動有可能靠增加次數，來完成它一天的任務，這就叫「早搏」。

如果您開的車老是出問題，不時的停頓，這就叫「間歇」，這輛車就會出大問題。「間歇」屬於元氣大傷。大家會發現，一般有早搏的人，慢慢地就會出現「間歇」的狀況。

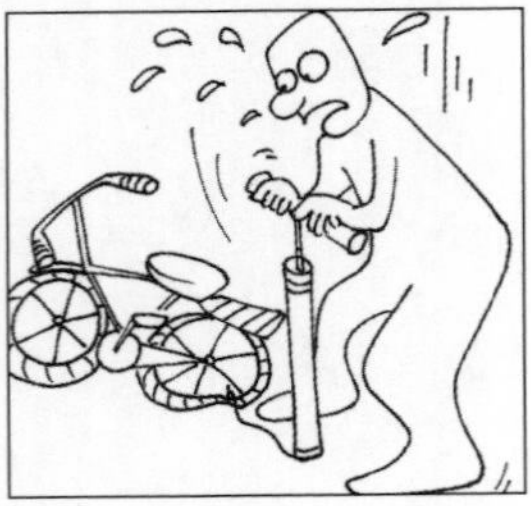

如果腎精不足，人心臟的脈動有可能靠增加次數，來完成它一天的任務，這就叫「早搏」。

這就像一個人給輪胎打氣，剛開始是很有規律地打，這是正常；慢慢地，打到一半覺得快沒力氣，還會一鼓作氣，加速打上一段時間，這就是「早搏」；等實在沒力氣，就開始歇一陣、打一陣，這就是「間歇」。

這只是打個比喻，但是「早搏」和「間歇」，正可用如此情況來解釋。

中醫小辭典

早搏

指如果腎精不足，心臟的脈動有可能靠增加次數，來完成其一天的任務，這就叫「早搏」。

間歇

指人的心臟不時地停頓，這就叫「間歇」。

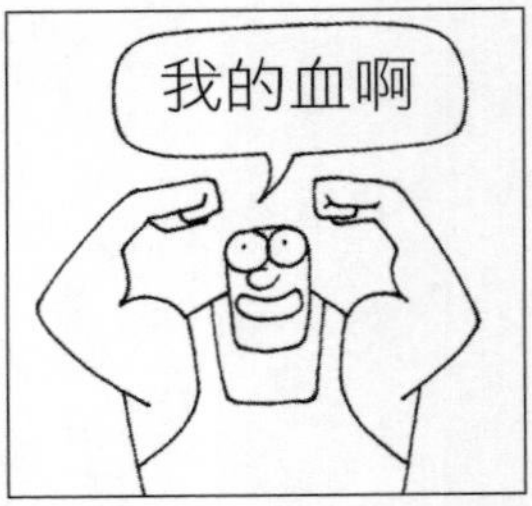

● 心主血脈

治療間歇，要從心、腎找原因

脈法就是診脈，在這裡無法詳細說明。凡是出現間歇脈，實際上自己會有感覺，就是心會明顯感覺在跳動，然後又突然停止，而且好像有一定的規律，跳幾下就停一下。

凡是出現這種情況，就是「心臟間歇」，還是有規律的間歇。這個時候您就得拿著表，看著時間計算一下，看跳幾下停一下。如果出現規律性間歇，每跳五下間歇一次，您的壽命可能就在五年之內。

如果出現這種「每隔五下，間歇一次」的規律性間歇，就能算出您還能活多久。如果是不規律的間歇，就沒有大礙。例如，跳五下、停一下，然後跳二十下停一下，再跳三十下停一下，就沒太大問題。及時吃藥，就應該能解決這個問題。

這種情況，往往是由於腎精不足導致心臟無力，這裡大家要清楚一個事實？如果以車為例，「心」就像是發動機，「腎」就有點像油箱；油箱要是沒油，發動機就無法轉動，心和腎的關係密切，所以治療「間歇」一定要從「心、腎」上找病因。

中醫小辭典

心主血脈

就是指心可推動血脈運行，即心氣的作用。心推動血脈運行動能的強弱，直接關係到人體的健康。例如，手腳冰涼就屬於心主血脈的問題，而頭部也和手腳一樣，屬於人體末梢。心主血脈的功能，也會影響大腦思維。

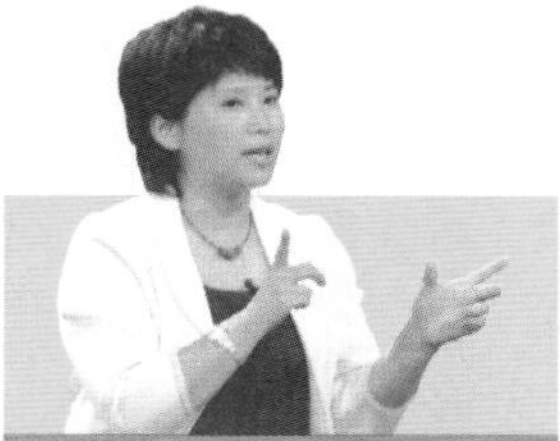

曲老師說分明

間歇性心跳與壽命

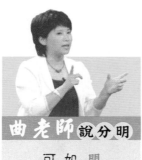

如果出現規律性間歇，每跳五下間歇一次，你的壽命可能就在五年之內。

以中國古代命相學的角度來看，印堂發紅的意義

1. 表示此人吉凶在旦夕之間，很快就有可能會出大事情
2. 可能出現心肌梗塞

從命相學角度解釋心臟問題

《黃帝內經》：「心之合脈也，其容色也，其主腎也。」「心之合脈也」，就是心主血脈的意思。「其容色也」是什麼意思呢？就是心的問題，在臉上會有所表現。

例如，有的人臉會突然脹紅，這個問題還不嚴重。如果臉長期脹紅，而且以前不會如此，或是有的人中午12點後到下午3點前臉很紅，這從中醫角度來講，極可能是心臟出現問題。但您到西醫醫院去檢查，是查不出什麼原因的。

兩眉之間，稱為「印堂」。中國古代的命相學認為：人印堂發亮，就會發財；印堂發黑，就會倒楣。如果這個地方出現紅色，並且紅得很不穩定，和這樣的人在一起，就要特別注意。為什麼呢？

命相學說，如果您要和印堂發紅的人一起出差或一起做事，不要和他搭同一架飛機或同一輛車。這種人叫「福禍在旦夕間」，就是吉凶在旦夕之間，很快就有可能會出大事情。印堂發紅，也表示可能出現心肌梗塞，這是以中國古代命相學的角度來看，命相學是一門非常有意思的學問。

名詞小辭典

印堂

兩眉之間，稱為「印堂」。命相學認為：人印堂發亮，就會發財；印堂發暗，就會倒楣。如果這個地方出現紅色，並且紅得很不穩定，和這樣的人在一起，就要特別注意，很快就有可能會出大事情。另外，也表示可能出現心肌梗塞。

禿頭男性，性慾旺盛

「腎之合骨也，其榮髮也」，腎和人的骨頭有關。「其榮髮也」是指腎的表現，是表現在頭髮上。所以頭髮是否黑、濃密，是「腎氣」的表現；關於頭髮長得快不快，則是由「肝」所主導。頭髮黑不黑、掉不掉髮是「腎」的問題，頭髮變白是「肝虛、腎虛」這兩個原因所造成。

會禿頭的人，是「腎出」問題，最起碼是「腎主收藏」的功能出了問題。可是西方社會，像俄羅斯的女人，她們找丈夫時，特別喜歡找禿頭的男人，為什麼呢？俄羅斯婦女認為禿頭的男人性慾旺盛。

這和中醫裡講的道理其實是一樣的，因為人若腎的功能收斂不足，腎氣老是往外散，老往外散的表現，就是性慾特別強，這正是禿頭的問題。

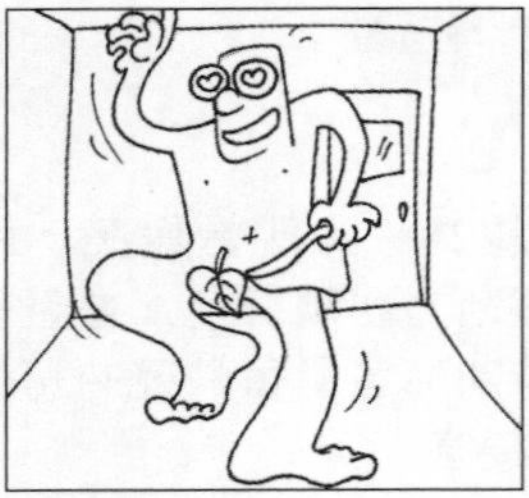

●會禿頭的人，是因為他的腎出問題，最起碼是腎「主收藏」的功能出了問題，腎氣老是往外散，老往外散的表現，就是性慾特別強。

肝腎的表現VS.頭髮

頭髮健康狀況	肝腎表現
頭髮的黑和濃密與否	腎氣的表現
頭髮長得快不快	肝所主
頭髮變白	肝虛、腎虛造成
禿頭	腎的問題

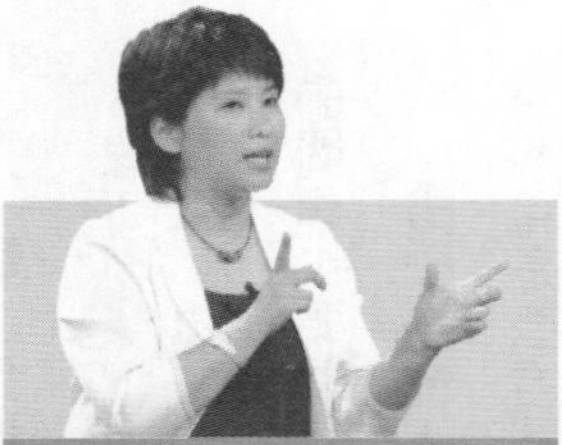

曲老師說分明

頭髮與肝、腎的關係

關於頭髮的問題，頭髮長得快不快，是由「肝」所主導；頭髮黑不黑、掉不掉則是「腎」的問題。頭髮變白是「肝虛、腎虛」這兩個原因所造成。

5 如何理解中醫上「精滿不思淫」的意義？

無法克制地想女人，是精不足

有人問：「腎精的問題到底是怎麼回事呢？」中國道家有句話：「精滿不思淫，氣滿不思食，神滿不思睡」。

「氣滿不思食」，這句話的意思是指一個人如果真氣足，連飯都不會想吃。人的生、老、病、死，是「先天真氣」消耗的一個過程，中國幾千年傳統文明古老的養生術，是添油續命之術，是養這口先天真氣，所以會「氣滿不思食」。「神滿不思睡」就是指人的精神特別旺，就連睡覺的慾望都沒有。

在此主要說明「精滿不思淫」，這句話反過來可以如此來理解：精不足者必思淫，如果有人無法克制地想女人，最起碼說明他存在一個問題，就是「精不足」。

成語小辭典

坐懷不亂

出自《詩經・小雅・巷伯》毛亨傳。成語典故來自於柳下惠的故事，形容男子作風正派，行為舉止端正，雖與女子同處而無逾越的行為。

現代人「精不滿也不思淫」的原因

❶ 被其他的事牽絆住。因為耗費在工作上的精力比較多，思慮過度、暗耗腎精，因身體虛弱，所以無法多想。

❷ 受限於現實生活的龐大壓力，想也是白想。

如果就算有美女坐在腿上，也不會對她產生淫念，就是「精滿不思淫」，古代這叫「坐懷不亂」。

然而，現在很多精不足的人，也不想女人。大家都說不可能，既然「其精不滿」，應該肯定就「思淫」。第一，有些人不想，不是因為精滿，而是被其他的事牽絆住。因為耗費在工作上的精力比較多，這就是之前所提的思慮過度、暗耗腎精；因身體弱，所以無法多想。

還有一種人，受限於現實生活的龐大壓力，想也是白想。現在社會有個大問題，就是無性婚姻的夫妻越來越多。因為生活壓力太大，很多男性白天工作疲累，回到家倒頭就睡，或應酬喝得醉醺醺地才回家，夫妻間性生活次數很少，或根本沒有性生活。

這也是因為白天的暗耗，導致腎精不足。妻子埋怨先生冷淡，先生反過頭來抱怨妻子太嘮叨，這是一體兩面的關係。建議男性白天上班不要把精神繃得太緊，女性也要體諒先生工作的辛苦，夫妻相處才會和諧。

6 為何「女人病，男人治」？

女性多得情志病

女人的嘮叨，要男人來治，其實女人很多病，都要靠男人來治。女人得的一般都是情緒方面的病，多思、多慮、多疑、多怒等，會引發身體不適。因為男人的疏忽、冷淡、疲憊、不善於表達、不喜溝通等，使女人易得「情志病」。所以要治女人的病，得靠男人，就是男人要對女人多關愛。

情緒焦慮影響夫妻關係

有一天，一對夫妻找我看病。那位妻子的情緒異常焦慮，心理醫生看了好多次，情緒狀況仍不見好轉，也不知是為什麼。妻子一焦慮，就常找先生麻煩，先生受不了，只好帶她求助於我。

我聽那位太太抱怨孩子、抱怨天氣，不停的抱怨。我說：「妳活得很委屈吧！」她的眼眶一下就紅了，然後開始流眼淚，而先生就站在一旁，面無表情。我跟先生說：「您多關心她一點，她就不會覺得委屈，也就不會這麼焦慮。」先生說：「我夠關心她了，我都帶她到妳這兒來了。」

我說：「這並不是真心關愛，你只是把她當做病人，沒把她當成親密伴侶。您如果真的愛她，就用行動表示，應該常擁抱她。」妻子哽咽地說：「他不會的，不可能的，我也不需要。」（這些都是氣話。女人越說不想丈夫怎麼做的時候，往往是越希望對方能那樣做。）

如果先生不能按照我說的方法，真心關愛妻子，妻子長期焦慮下，不僅容易生病，且兩人之間的相處模式，將永遠無法和諧。

治療另一半嘮叨的特效藥

1. **先生的表達：簡單的貼心話、牽手或擁抱。**
2. **先生的心意：偶爾買束花、送份小禮物，讓生活有些小驚喜。**

教你一招治老婆嘮叨

女人的嘮叨，男人一定要細心體會。「嘮叨」其實是因為女人孤獨寂寞，她想和你溝通，可是男人不想溝通。所以剛開始，女人嘮叨是孤獨寂寞的表現，渴望得到對方的支持和關懷；後來就成為是：你怕嘮叨，我就故意嘮叨讓你煩；最後就變成習慣，管你愛聽不聽，有點類似女人在自言自語。

這個問題該如何解決？我給男性一個建議：如果你還想和這位女性共同生活，就要學會適當地表達心意，不管用語言或肢體動作。

中、西方男人不一樣的地方就在於，中國男人不喜歡表達。他們不知道一句簡單的貼心話、一個小動作，也許就可以讓女人不再重複地嘮叨。為了幫助女人停止嘮叨，平時男人可以做些什麼呢？抱抱她幾分鐘，給她肌膚之親，讓她知道你是在乎她的。

妻子通常不會要求丈夫什麼，她只是想知道自己在對方心中的位置。丈夫如果不表達，妻子就會胡思亂想，心裡鬱悶就開始嘮叨，若是置之不理，終究會一發不可收拾。所以你得抱抱她、體諒她，讓她安心。如果丈夫真的疲累，也可以體會一下：有時牽手或擁抱的感覺，會比做愛更意味深長。

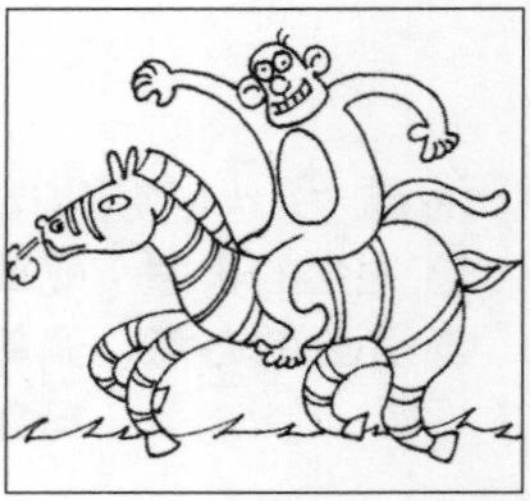

人的意念，就像馬一樣無盡的狂奔。這個世界的本質是什麼？ 這個世界的本質是「無常」，既然人心無常，凡事就更無常。

男人是把一紙婚姻證書，視為一勞永逸，當做「永恆」；而女人是感情的動物，要的是時時刻刻的關懷，這就是男女對於「情感表達」最大的不同。

一位女性朋友跟我抱怨，每到情人節、結婚紀念日，都希望丈夫能買一束花或小禮物送她，但是每次暗示丈夫都渾然不覺。若直說，丈夫就會說：「我把薪水全交給妳，妳可以自己買，買什麼我都沒意見，為什麼非得要我買？」

這種男人就是不懂女人的心思，自己買跟男人送的意義完全不同。偶爾買束花、營造一點小驚喜，也是生活的調劑，更是一份心意。

要想治另一半的嘮叨，先生的表達、心意最重要。

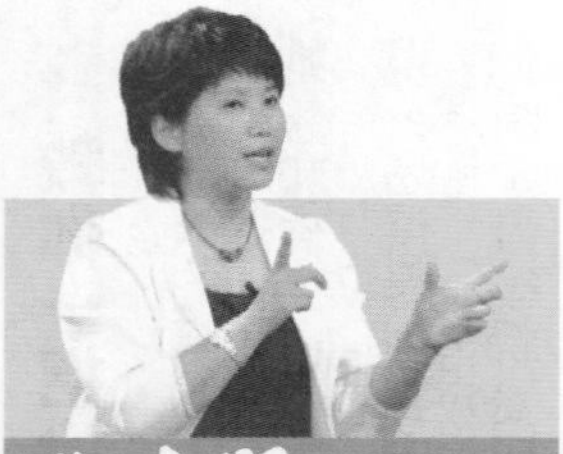

曲老師說分明

夫妻和諧之道

中、西方男人不一樣之處就在於，中國男人不喜歡表達。他們不知道一句簡單的貼心話、一個小動作，也許就可以讓女人不再重複地嘮叨。

成語小辭典

心猿意馬

人的心就像猿猴一樣，一刻不停地上下跳躍；人的意念，就像馬一樣無盡的狂奔，形容人的心意反覆不定。佛教以「猿、馬」性喜外馳來形容眾生的心，不易安定。

相濡以沫

出自《莊子・大宗師》，泉水乾枯，魚兒以口沫相互濕潤。比喻同處於困境時，人們相互援助。

名詞小辭典

七情

即喜、怒、憂、思、悲、恐、驚等七種情緒變化。

曲老師感悟

現在很多人在學佛學，我們先來瞭解「心猿意馬」的意思。這個成語是指，人的心就像猿猴一樣，一刻不停地上下跳躍，人心沒有永恆的；而人的意念，就像馬一樣無盡的狂奔。這個世界的本質是什麼？這個世界的本質是「無常」，既然人心無常，凡事就更無常。

女人要求愛情，就是要在一切無常之中求有常。女性是完美主義者、理想主義者，所以女人會要求眞愛永恆或婚姻美滿，這些都沒有任何疑問。向大千世界的無常之中，尋求一點點「有常」，一點點相對「永恆」的東西，難道不令人感動和珍惜嗎？就算男人，不也希望妻子能永遠相伴？好在一切無常之中，最起碼還有個伴侶，可以和您牽手作伴、相濡以沫。

7

何為「得陰」與「得陽」？

得於陽：不正常的天氣會讓人生病

《黃帝內經》說，人得病不是得於「陰」，就是得於「陽」。

何謂得於「陽」？得之於陽中的「陽」，指風雨寒暑，也就是天地間不正常的氣候，會使人生病。如果天氣原本邪氣盛，而身體此時又正值虛弱，就會生病。陽就是自然變化，因此得於「陽」的病，也指人體無法適應自然界的變化，不適應就會生病。

但是一般人都能適應，為什麼您不能適應呢？中國傳統文化從「運勢」的角度解釋這個問題，相當有意思。例如某一年，是您肺氣最虛的時候，再加上天氣變化，這一年您就會得大病。還有當您的八字跟這一年犯沖，這一年裡生大病的機率也會提高。

何謂得「陽」的病？

1. 得之於陽中的「陽」，指「風雨寒暑」，也就是天地間不正常的氣候，會使人得病。
2. 陽就是自然變化，因此得於「陽」的病，也指人體無法適應自然界的變化，因而生病。

很多病其實都潛伏在人體，這是不可控制的。因為這些無法掌控的因素，加上這一年您的運勢弱，財運也弱，若環境又不好，說不定這一年就會有大災禍降臨。

中醫是一種大生命的醫學，中醫看病會把病和中國傳統文化結合。舉個例子，若您到中醫院看病，醫生問：「屬什麼生肖？什麼時候生的？」這才是高明的醫生，因為他懂中國傳統文化，他知道有些因素是人所無法控制的。

《黃帝內經》中提到，這種得於「陽」的病，是人們無法改變的，是天地自然變化所造成。如果平時注意養護好身體，就可以避免這種外來因素導致的疾病。所以談「養生」，就是要遵循春生、夏長、秋收、冬藏的道理。

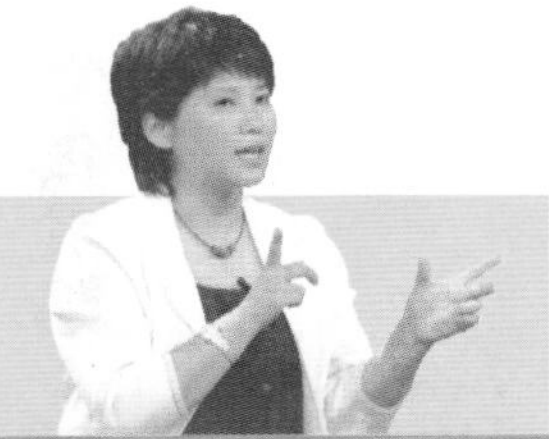

曲老師說分明

養好身體避免疾病

得於「陽」的病，是人無法改變的，是天地自然變化所造成。如果平時注意養護好身體，就可以避免這種外來因素導致的疾病。

得於陰：飲食不當、生活起居不正常都會生病

得於「陰」是什麼意思？是指在日常生活中，飲食不當、生活起居不正常，都會讓人生病。

若不想生病，飲食應該有規律，就是按照節氣變化、季節變化飲食，才是最合理的養生之道。例如，現在冬天也可以吃到美味的西瓜，但西瓜是夏天的產物，按照飲食習慣，應是夏天吃。夏季適量吃西瓜，可以中和暑熱、平衡陰陽，冬天吃則會對人體造成傷害。現在非當季的蔬菜、水果比比皆是，應該要多加注意。

養生還有一個原則，就是起居要有常。《黃帝內經》中說「居處法天道」，是說天亮了人就要起床，這樣自身和天地的陽氣一起才能生發；若睡懶覺，人就會沒精神；天黑了人就該睡覺，使陽氣得以潛藏，用陰氣來養陽氣。

現代人長期生活在鋼筋水泥的城市中，常年與空調、電腦相伴，很容易得「居處病」，如空調病、電腦病、肥胖病等。現在很多人都喜歡在週末到郊區度假，呼吸新鮮空氣，這都是一種順應自然、天道，有益身體健康的行為，也是避免得於「陰」病的關鍵所在。

病得於「陽」VS.病得於「陰」

類別	得於「陽」之病	得於「陰」之病
病因	❶是指「風雨寒暑」，也就是說天地間不正常的氣候，會使人生病 ❷人體無法適應自然界的變化，不適應就生病	❶在日常生活中，飲食不當、生活起居不正常 ❷情緒喜怒無常
養生之道	遵循春生、夏長、秋收、冬藏的道理	❶按照節氣變化、季節變化飲食 ❷起居有常 ❸到郊區呼吸新鮮空氣

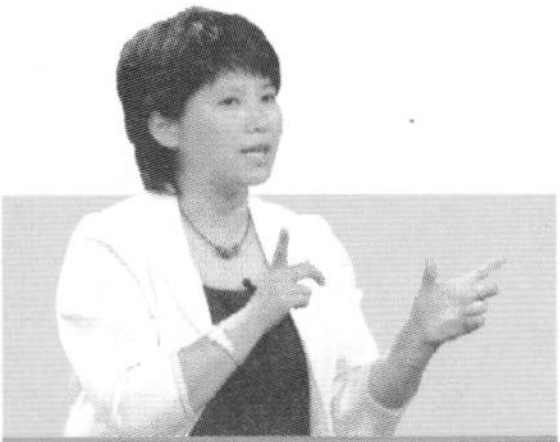

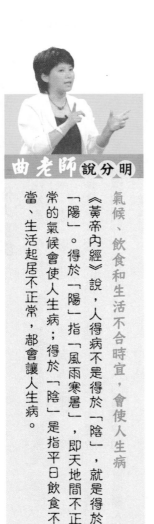

曲老師說分明

氣候、飲食和生活不合時宜，會使人生病

《黃帝內經》說，人得病不是得於「陰」，就是得於「陽」。得於「陽」指「風雨寒暑」，即天地間不正常的氣候會使人生病；得於「陰」是指平日飲食不當、生活起居不正常，都會讓人生病。

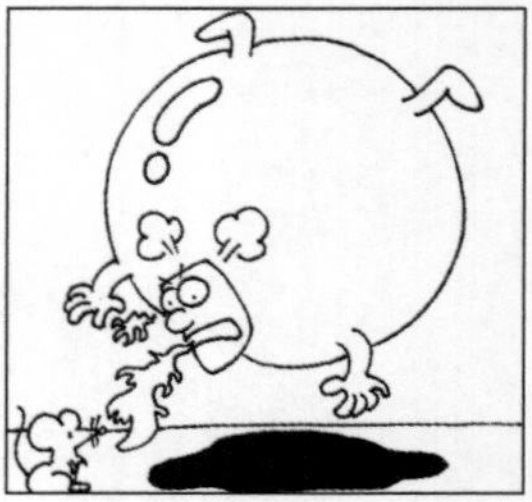

一個人的情緒，不能波動太大，過大的情緒波動，會損傷人體內五臟六腑，導致人生病。

夫妻和諧，可使人長壽

得於「陰」的病，還有一個原因，就是情緒喜怒無常。這就是「情」字，是「七情」，即喜、怒、憂、思、悲、恐、驚七種情緒變化。喜怒無常、情緒不穩定，會引起很多疾病。一個人的情緒波動不能太大，中醫說：「過喜則傷心，過恐則傷腎，過怒則傷肝，過思則傷脾。」過大的情緒波動，會損傷人體內的五臟六腑，導致人生病。

人生病大部分的原因，不是飲食不當、生活起居不正常，就是「七情」出現問題。七情就是人的情感，而夫妻間的相處問題，正是其中重要的一環。大家都認定一點：夫妻和諧，可讓人長壽；夫妻關係不和諧，人絕對會短命。

男人回家要是覺得家庭不溫暖，一定會生病；女人回家後就沒精神，也會生病，所以男女一定要和諧相處。男性對女性多付出一些關愛、表達和溝通。

而女性該怎麼做呢？我經常和女性朋友說：「只要妳不想離婚，就別吵鬧，要學做一位乖巧的女人，要有點智慧，彼此不相濡以沫，最起碼要相安無事。」女人可以自己找點事做，學點本事，把孩子照顧好，與公公、婆婆維持良好關係，丈夫自然會感恩妳一輩子，而自己也會小有收穫。

若丈夫有改變，多給妳一點關愛，跟妳多一些溝通，妻子要以平常心看待，不要認為這是應該的，反而無理取鬧。丈夫也需要妻子多一點關愛和理解，如果不斷爭吵，男人自然不願意回家。

與其把丈夫轟出家門後，妻子自己在家難受，不如能讓，就讓一讓；能撒嬌，就撒撒嬌；能示弱，就示示弱；不要得理不饒人，太以自我為中心。溫馨的氣氛，會讓丈夫喜歡回家，就會好好待在家裡，做個負責的好父親、好丈夫、好兒子、好女婿。所以我說，這其實是「利人利己」。

當然，女性也不能完全以家庭為重心，要有自己的社交圈和獨立自主的能力，能有分享喜悅和痛苦的好朋友。如此注意力才不會完全集中在家裡，進而產生厭倦感。這對家庭的和睦，也有相當幫助。

人會生病，在很大程度上跟「情緒」有關，所有的修為，都是在調整自己的情緒和心情。人不可能沒有情緒，但要盡量不「情緒化」，能做到這一點，就會少生病。

女性的健康智慧

1. 有自己的社交圈和獨立自主的能力
2. 有分享喜悅和痛苦的好朋友
3. 把孩子照顧好
4. 與公公、婆婆維持良好關係

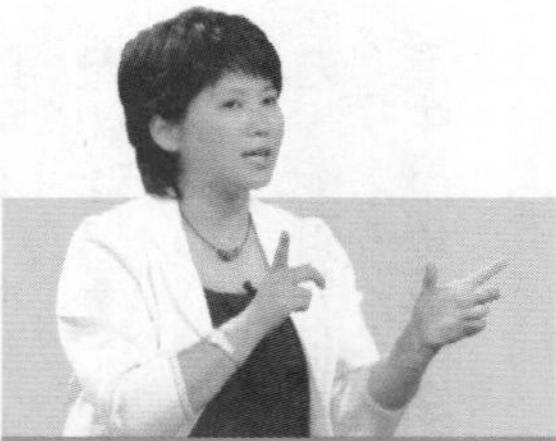

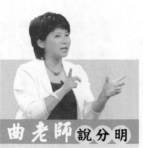

曲老師說分明

女性的健康之道

女性不能完全以家庭為重心，要有自己的社交圈和獨立自主的能力，能有分享喜悅和痛苦的好朋友。

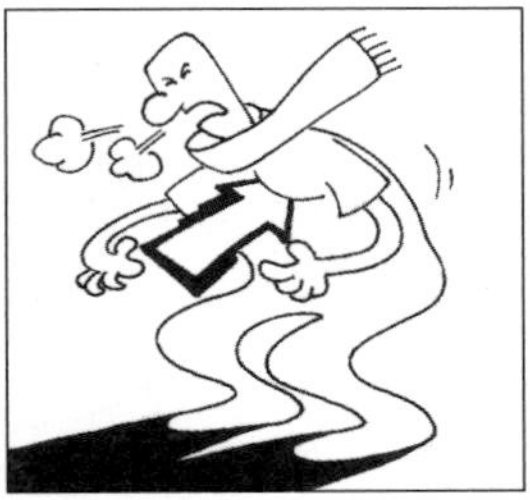

有一句話叫「風雨寒熱，不得虛，邪不能獨傷人。」疾病的發生，包括「正」與「邪」兩方面。「風雨寒熱」是發病的外在條件，人體氣血狀況是發病的內在因素。當本身正氣虛弱時，邪氣才能乘虛而入，這時人馬上就會生病。

8 心裡有事容易感冒？

心裡沒事，病毒不侵

有一句話叫「風雨寒熱，不得虛，邪不能獨傷人。」這是什麼意思？就是疾病的發生，包括「正」與「邪」兩方面。「風雨寒熱」是發病的外在條件，人體氣血狀況是發病的內在因素。

如果人的臟腑強盛，氣血旺盛，這時雖有風雨寒熱等邪氣的侵襲，也不會生病；當本身正氣虛弱時，邪氣才能乘虛而入，這時人馬上就會生病。如果生病，外在原因是次要的，最主要還是身體出問題。

例如，現代人夏天吹冷氣、冬天則吹暖氣，有些人就因此容易感冒，或得其他肺部疾病。但是也有的人不感冒，為什麼？因為本身氣血旺。以西醫的觀點，是抵抗力強、體質好。而同樣條件下有人感冒，則是有心事或壓力大。

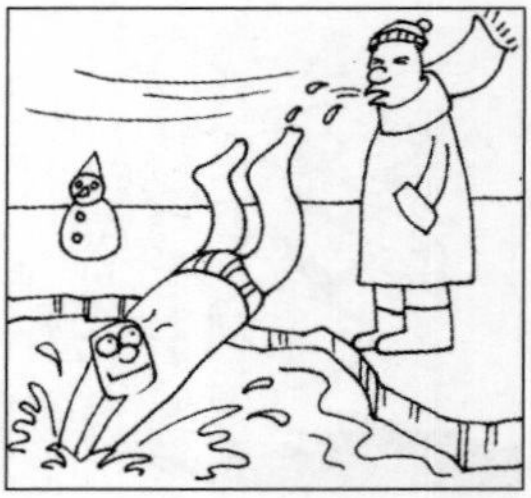

感冒的人，一定有心事。

這就是前文所講的得於「陽」，感冒是一個具體的病例。中醫說：「沒有內急，不感外寒。」例如，您有心事，氣就往裡收，往裡一收，表面的氣就不足，所以就會「表虛」。表虛以後，出去就易受風寒侵害，人就容易著涼、感冒。如果心裡沒事、外表也不虛，裡頭也實，即使出了點汗，出去被風吹，照樣不會感冒。

從現在開始，只要生病，就先問自己：我是因為有什麼心事，才會讓寒邪有機可乘，導致我生病。等找到原因，就把這件事情從心裡放下，病就會好得快。而且要記取教訓，以後千萬不能操心，天大的事留待明天再說，否則就容易生病，這是預防感冒的一種有效方法。

人會生病的主要原因

1. 自己身體狀況出現問題
2. 有心事或壓力大

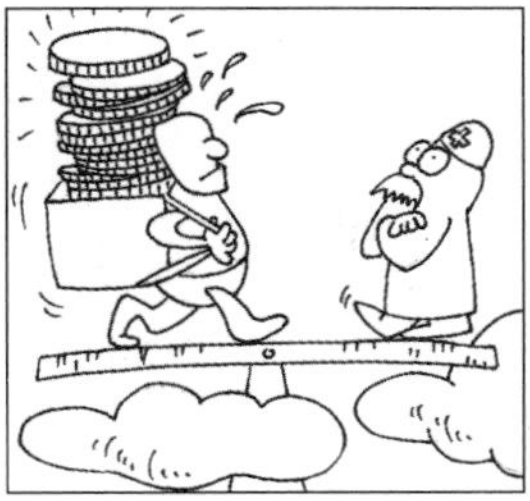

40歲前拿命換錢，40歲後花錢買健康。但凡有這念頭的人，都有些不明就裡。千百年來，再有錢的人最終不也撒手而歸？

9 千金難買命，好藥不等於貴藥？

千金難買健康身

現在的人常說，40歲前拿命換錢、40歲後花錢買健康。但凡有這念頭的人都有些不明就裡。千百年來，再有錢的人最終不也撒手而歸？如果碰到心術不正的醫生，千萬別說自己有錢，這樣只會死得更快。

為什麼呢？因為知道你有錢，醫生就開好藥、貴的藥給你。「好藥」是什麼？現代人認為「好藥」等於「貴藥」，動不動就開一斤幾萬元的鹿茸、蟲草之類藥材，就是「先謀其財、後謀其命」。病的成因不是一、兩天所造成的，要想病快好，就直接給你調元氣。

什麼叫「調元氣」呢？「調元氣」就是調用身體的儲備能量。「元氣」是身體的財富，那是人的棺材本，人將來老了，要靠它來活。

這元氣，用得越少越好，儲備得越足越好。千萬不能趁著年輕多揮霍，因為人體中的元氣量，出生時就固定，不會因為你富有就比較多；也不會因為你貧窮而比較少。而且一旦耗散，想補也補不回來。

打回春針也是同樣的道理，你現在打一針，調用一半元氣，使得自己的外貌年輕些，但等你老了，得到大病該用元氣來治病時，發現元氣的儲蓄用盡，沒有元氣可調，該怎麼辦？就只能坐以待斃。

大家一定要記住，不能用錢買命，錢買不到青春永駐。天底下沒有白吃的午餐，關鍵是看花誰的錢。最主要的是，平時要多注意養生、鍛養身體。

醫學小辭典

回春針

回春針（Microneedle Therpy System）是一種皮膚的外科療法，稱為「微針療法」。用非常細微的針頭刺穿皮膚，針頭上的滾輪可以在真皮層來回滾動，在皮膚上製造暫時的管道，注入對皮膚有益的各種物質，並刺激皮膚產生新的膠原蛋白，恢復皮膚的彈性和緊實度。

中醫小辭典

虛不受補

中醫上指病人身體如果已經很虛弱，再讓他吃太營養的食物，其身體是無法吸收、承受的。

重症病人少用補藥

有個重點一定要記住，千萬不要把自己的性命隨便交給別人，命一定要掌握在自己手上。你對自己都不負責，誰會對你負責？

我有個朋友，她先生得重病，送到醫院去治療，因為家裡有錢，醫院就把所有的好藥，不管西藥、中藥，都用在他身上。醫生說：「你放心，你的病我們絕對能治好，醫院會把所有的好藥都用在你身上。」後來越吃藥病情越嚴重，等到根本吃不下藥時，醫院透過鼻胃管把藥灌進去。不對症的結果，最後不治而亡。

為什麼會這樣呢？中醫可以解釋。因為病人到重症時，身體虛，會有「虛不受補」的情形。中國有一本醫學經典叫《傷寒論》，裡面有一句話：凡是要死之人，要食以素餅，這個時候什麼藥都不用吃，因為病人的元氣已經所剩無幾。

用什麼試探病人還有多少元氣？就用一塊白餅，也叫「素餅」（就是一塊白饅頭），可將白饅頭放到病人嘴裡。如果他能慢慢地抿進去，就表示病人還有元氣能消耗食物，就可用小米粥或白米粥，慢慢培養元氣。

藥方小檔案

安宮牛黃丸

主要藥材：牛黃、黃連、珍珠、黃芩、鬱金、山梔、金箔

功效：急救藥物，主要作用促使昏迷病人甦醒、清心祛痰。

很多補藥都屬於重調元氣。因為補藥都要入腎，補藥的吸收也要消耗元氣。所以，重症病人要少用或不用補藥。

雖然中醫對重症病人的治療法是如此解釋，但中醫也有重調元氣的藥，也是給重症病人吃的，甚至是救命的藥。這一味藥叫「安宮牛黃丸」，是目前中藥裡最貴，也是救命效果最好的藥。幾粒小丸藥，貴的要幾千元，便宜的也要好幾百元。為什麼有「貴」和「便宜」的區別？貴的好還是便宜的好？因為兩者在配方上稍有不同，貴的有其價值，因為貴的藥丸外頭包的是一層金箔。

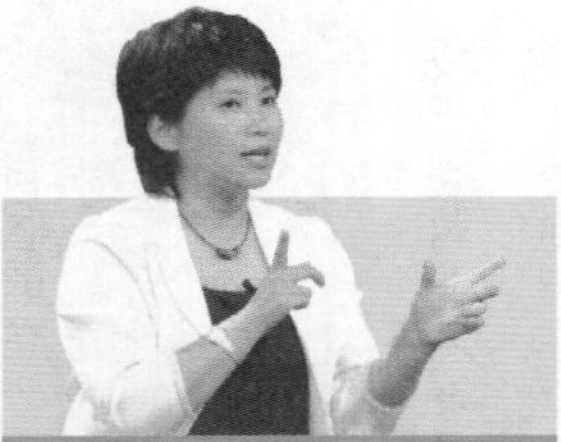

曲老師說分明

中醫的救命藥—安宮牛黃丸

中醫也有重調元氣的藥，也是給重症病人吃的，甚至是救命的藥。這一味藥叫「安宮牛黃丸」，是目前中藥裡最貴，也是救命效果最好的藥。

安宮牛黃丸能救命的兩層涵義

1. 這種藥非常能表現中國文化，展現「中國人在人快死時，會不惜一切代價去救治病人」的觀點。在這個時候，中國人捨得花錢，所以願意買包金箔的藥吃，表達對病人的心意，願意花錢在病人身上。
2. 是否救得活，就得看病人的元氣儲備量。

人若將死，是吃包金箔的「安宮牛黃丸」管用，還是沒包金箔的有用？有人做了一項試驗：某人服用包金箔的「安宮牛黃丸」，先觀察他服的量，然後化驗其糞便，結果發現金箔都在大便裡，全排泄出來，表示金箔完全沒作用，只是奢侈品。但這個結論是錯誤的，歸根結柢是不懂其原理。

為什麼「安宮牛黃丸」能從古代沿用到現在，一定有它的道理。一定是包金箔者有效用，為什麼？凡是礦物質，它可以重調元氣，調腎氣。

「安宮牛黃丸」能救命，有兩層涵義：第一，這個藥方非常能表現中國文化，展現「中國人在人快死時，會不惜一切代價去救治病人」的觀點，這個時候，中國人捨得花錢，所以願意買包金箔的藥，表達對病人的心意，願意花錢在病人身上；第二，是否救得活，就得看病人的元氣儲備量。

如果元氣尚足，藥一服下，病人就能救活；如果病人本身元氣所剩無幾，一調就調空，病人也不必受罪，立刻會死亡。元氣多的人尚可挽救，元氣少的人則不宜使用，因為病人已承受不了任何重創。

就像金融風暴下某些體質不良的企業一樣，再投入巨資重整也於事無補。如果人的元氣虛了，就算買最貴的藥用在病人身上也是沒用。

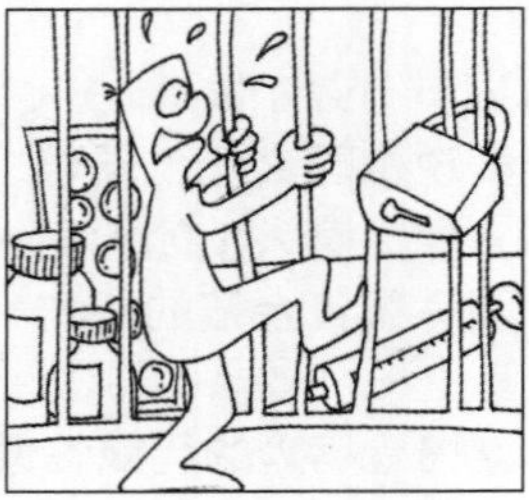

凡是要死之人，要食以「素餅」（就是一塊白饅頭），這時什麼藥都不用吃，病人的元氣已所剩無幾。

「安宮牛黃丸」代表中國古代文化的生活方式，過去有錢人家，幾乎家裡都有「安宮牛黃丸」，而且一定是要帶金箔的，在人將往生時使用。現在重症病患幾乎都在醫院裡往生，所以家中也就不需再備此藥。

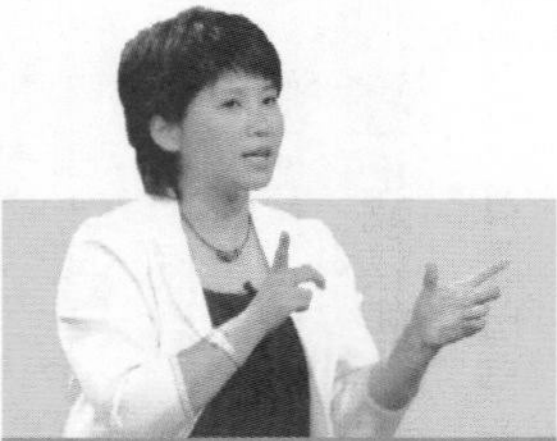

曲老師說分明

中藥的藥效

如果元氣尚足，「安宮牛黃丸」一服下，病人就能救活；如果病人元氣所剩無幾，一調就調空，人就會立刻死亡。

10

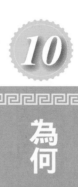

為何「癌症」難以早期發現？

癌症早期不易診斷

為什麼現在癌症的死亡率這麼高、死亡速度這麼快？因為西醫只要發現是「癌」，基本上已是末期。

西醫不像中醫，中醫可根據脈象發現臟腑有問題，透過吃藥把脈象轉過來，人就沒事。而如果西醫診斷是早期癌症，就有可能是誤診，因為癌症早期不容易診斷。癌細胞是人體細胞變異，可能這一瞬間剛好檢測到病人的癌細胞，人體的癌細胞有可能病變，也有可能維持現狀。

目前有一個發病率居高不下的癌症，叫「胰臟癌」。胰臟癌的死亡率極高，從發現病症到生命結束，不超過半年，很多人不到三個月就會死亡。

胰腺癌的病因

❶ 暴飲暴食，且身體中的蛋白質過高。
❷ 酒食無節制，不是過飽就是不吃，損傷中焦脾胃。
❸ 平時較常生氣，情緒較抑鬱，肝氣不舒暢，臟腑功能失調，導致氣機阻滯、脈絡不通。
❹ 長期胰臟負擔太重。

胰臟癌和肝、脾、胃大有關係

為什麼會得「胰臟癌」？中醫學認為「胰臟癌」的發生與肝、脾、胃關係較大。胰臟專門分解蛋白質，一般得胰臟癌的人，大多暴飲暴食，且身體中的蛋白質過高。酒食無節制，不是過飽就是不吃，會損傷中焦脾胃；或平時較常生氣，情緒較抑鬱，肝氣就不舒暢，臟腑功能失調，就容易導致氣機阻滯、脈絡不通。長期胰臟負擔太重，沒有辦法解決，就會生病。

該怎麼從根本治療？就是不能暴飲暴食，不多吃也不少吃，煙酒要適度。心情要舒暢，得了病也不要擔心，盡量放輕鬆、態度豁達些。

這點我們得跟西方人學習，西方有些癌症患者，知道自己罹癌後，馬上搬家或立刻出去旅遊。有的人玩一趟回來後，癌症竟然奇蹟般地消失。因為人在重大災難時，有的人會有大覺悟，會徹底改變生活方式，恰好改掉致病的錯誤生活方式，或不良的生活習慣。如果有人得到癌症，或許也可改變生活環境、換個生活方式，放鬆心情，說不定就能把癌症給治好。

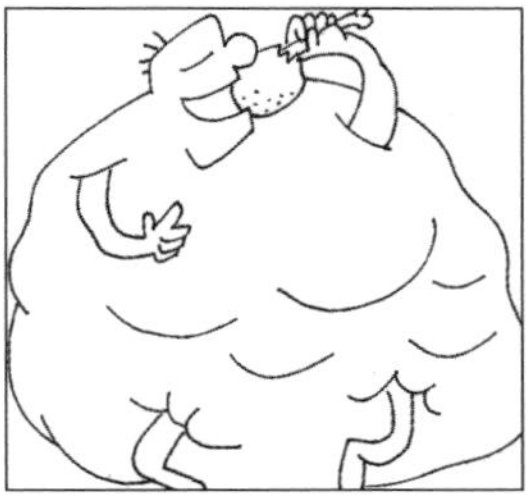

現代人要想清楚，吃得太好，又不活動，消化不良、情緒抑鬱，身體一定會出大問題。所以可以說，現在一切的疑難雜症，都跟「營養過剩」和「運動量不夠」有關。

營養過剩、運動量不夠是病源

人的一生，都離不開「運動」，從嬰兒蹣跚學步，到各式各樣的傳統養生法，例如氣功、太極，或到健身房運動，都是為了生存、為了健康。

現在的生活環境大為改善，吃得好住得好，還有車代步，以前的體力勞動也慢慢由機器代替，所以人的運動量越來越少，生病的人也越來越多。現代人要想清楚，吃得太好，又不活動，消化不良、情緒鬱悶，身體一定會出大問題。所以可以說，現在一切的疑難雜症，都跟「營養過剩」和「運動量不夠」有關。

「胰臟病」相當於「脾病」，就是吃得好運動少，這也是「富貴病」。血脂高、膽固醇高、血壓高，也是「富貴病」，因為成天不運動，卻天天酒肉穿腸所造成。所以大家要弄清楚，只有當您有強健的身體、良好的心態，才能活得健康。

中、西醫診斷早期癌症的不同

中醫	西醫
可以根據脈象，發現臟腑有問題，透過吃藥把脈象轉過來，人就沒事。	有可能是誤診，因為癌症早期不容易診斷。細胞是人體細胞變異，可能這一瞬間剛好檢測到病人的癌細胞，人體的癌細胞有可能病變，也有可能維持現狀。

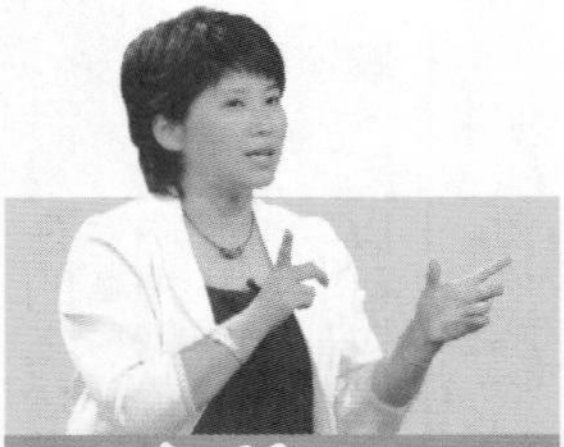

曲老師說分明

疾病與飲食

現在一切的疑難雜症，都跟營養過剩和運動量不夠有關。成天不運動，卻天天酒肉穿腸造成的。

五行與五臟的對應關係

五行	木	火	土	金	水
五臟	肝	心	脾	肺	腎

11 焦慮症是心經、胃經、腎經出現問題？

胃經、腎經影響「心主神明」

《黃帝內經》講到心，有「心主神明」的一個說法。「神明」是什麼？就是「精神層面」，「神明」出問題跟心經、胃經、腎經關係密切。意思是說人的心氣如果特別足，「神明」就會昌明；如果心氣大傷，腎氣大傷，或胃氣衰敗，「神明」就可能出現問題。

胃經、腎經和「心主神明」有何關聯？因為各個經脈間都有聯繫，不能分割。胃經有一條支線跟心經相交，彼此之間會產生很大的影響；根據五行相生相剋，腎水剋心火，腎經對心經會有影響。所以胃經和腎經的病，也會造成「心」的疾病。

中醫小辭典

心主神明

「神明」是指精神層面，意思是說人的心氣如果特別足，神明就會昌明；如果心氣大傷，腎氣大傷，或胃氣衰敗，神明就有可能出現問題。

凡憂鬱症、焦慮、產後憂鬱等這些精神性的疾病，在中醫裡，歸為「胃經病」和「腎經病」兩條經脈病。

現代社會生活步調快，各個階層的人精神壓力都很大，特別是一些企業主管，壓力大到在別人看不出來的情況下，病情已經到很嚴重的程度。

我記得有位企業總裁，曾經帶著部下來找我，我說：「你的某位員工，他現在已經有很嚴重的憂鬱症。」他說：「不會吧！他看起來挺好的。」我說：「你看吧！如果你把工作交給他，肯定時間會拖得很久，但他會非常認真去做。」沒想到後來還真有個工作，耽誤在他手裡。原來那名員工早患有嚴重的憂鬱症，但是當時大家都看不出來。

「憂鬱症」有個表現，就是有時會經常想自殺的事。輕度的憂鬱、焦慮，有點類似「強迫症」。

例如你從家裡出來，明明已經鎖門，但是到樓下時一想，好像沒鎖門，不確定、不放心，還是回去看看，即使看到門關著，也會把鑰匙再掏出來，把門打開再關上、鎖上。這就是「輕微焦慮」的開始。

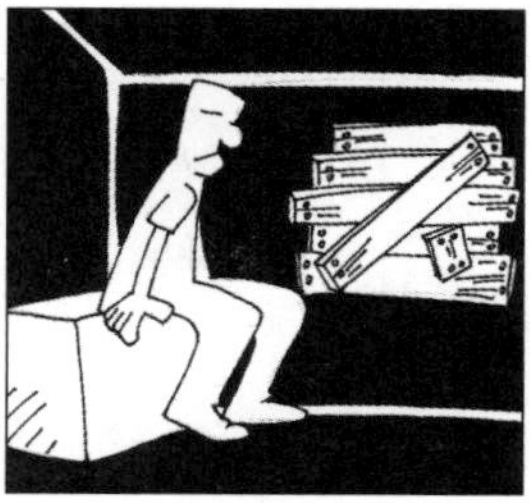

人的心氣如果特別足，「神明」就會昌明；如果心氣大傷，腎氣大傷，或胃氣衰敗，「神明」就有可能出現問題。凡是憂鬱症、焦慮、產後憂鬱等這些精神性的疾病，在中醫裡，歸為胃經病和腎經病兩條經脈病。

再進一步的症狀，就是不敢見人，不願出去跟別人見面，不想與人群接觸，在家成天把自己關在陰暗的房間裡，「畏人」與「怕光」是典型特徵，這是胃經的病。

「躁鬱」會是什麼症狀呢？「躁鬱」也是在胃經裡。胃經引發的精神病有幾個症狀，包括前文提過，不願意與人接觸和畏光，還有一個重要的症狀，就是「瘋癲」。人瘋了以後會「登高而歌，棄衣而走」，隨意罵人，情緒很容易激動。

病症檔案室

憂鬱症

因環境壓力或個人心理因素，所造成的心理疾病。表現症狀多為悲觀、情緒低落、會經常想自殺的事。輕度的憂鬱、焦慮有點類似「強迫症」。進一步的症狀，就是不敢見人、不願與人群接觸。生理上，會出現食慾不振或暴飲暴食、失眠或嗜睡、頭痛、心悸等症狀。

胃寒恐引發躁鬱症

我出國時，看過一個得躁鬱症的患者，是一個很年輕的男孩子。他的父母都非常優秀，在國外安家立業，就把孩子也帶出國，原本是想讓孩子接受西方教育，但結果卻很糟糕。為什麼呢？因為從小父母常年不在身邊，這孩子本來就有點自閉、憂鬱和焦慮。

後來到國外讀書，語言能力不好、壓力大，於是焦慮的情況就更嚴重。導致現在每天都對母親暴力相向。我去看他們時，孩子對我的態度，就和一般小孩一樣，很單純可愛；但是對他的父母卻是想罵就罵，完全不顧有外人在。這都是「胃經」的精神症狀，是胃寒所造成。

胃經引發的精神疾病症狀有哪些？

1. 不敢見人，不願意和人接觸
2. 畏光
3. 瘋癲

如果進一步，出現腎經的精神症狀，病人就會出現「臆想」。例如，病人會莫名地害怕，總覺得有人要殺他，這是胃寒、腎寒引起，是一種很嚴重的病。這種病的治療原則相當簡單，就是破胃寒和腎寒，這種病人是胃腎兩寒，這個時候要馬上停用西藥，並持續用中藥治療。

如果服用大量抗憂鬱藥，會抑制病患的神經，長期服抗憂鬱藥和抗焦慮藥，會使人慢慢變傻，腦子常轉不過來；年老後，還可能導致「老年痴呆症」，而憂鬱性老年痴呆症，多數有自殺傾向。中藥和灸法在這方面療效非常好，但推廣起來仍需要點時間。

如果碰不到好醫生，腎寒、胃寒在生活上該注意哪些呢？首先可在食物上下工夫，少吃寒性食物，還要補充營養，也就是食補。

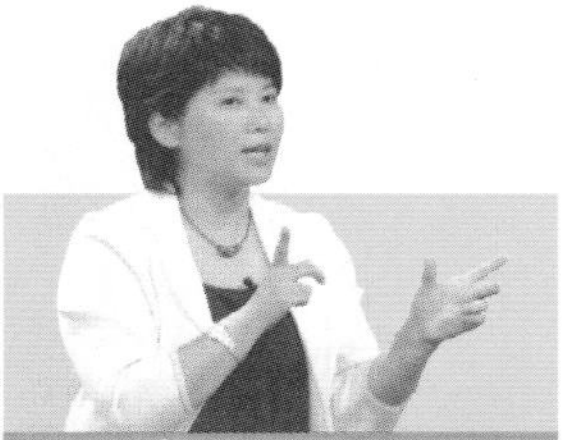

曲老師說分明

腎經的精神症狀

出現腎經的精神症狀，病人就會出現臆想。這種病的治療原則相當簡單，就是破胃寒和腎寒，這個時候要馬上停用西藥，並持續用中藥治療。

再者，就是要固定運動，適當的睡眠和休息，要循天而行，讓自己的陰陽跟天地、自然吻合。最重要的是，要讓病人有好心情。

例如，父母一定要多陪小孩，要跟孩子聊天、一起做功課，同時每天陪孩子跑步，加強他的氣化能力，也能破掉一些寒瘀。

慢慢地，讓孩子多跟父母以外的人接觸、交流。同時盡量減輕孩子的學習壓力。做到以上各點，才能讓「憂鬱症」和「躁鬱症」的病情有所好轉。

腎寒、胃寒在生活上的注意事項

1. 少吃寒性食物，還要補充營養，也就是食補。
2. 固定運動，適當的睡眠和休息，要循天而行，讓自己的陰陽跟天地、自然吻合。
3. 讓病人有好心情。

第八章

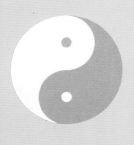

未時—小腸經當令，吸收營養精華

- 小腸和心關係密切？
- 耳聾、耳鳴的治療宜由中醫著手？
- 如何真正治癒蝴蝶斑（肝斑）？
- 為何說「相由心生」？
- 晚婚、晚生對身體有何影響？
- 「奇經八脈」有何奧祕？
- 為何說養兒原則是「小兒三分飢與寒」？
- 「步行」是讓五臟六腑休養？

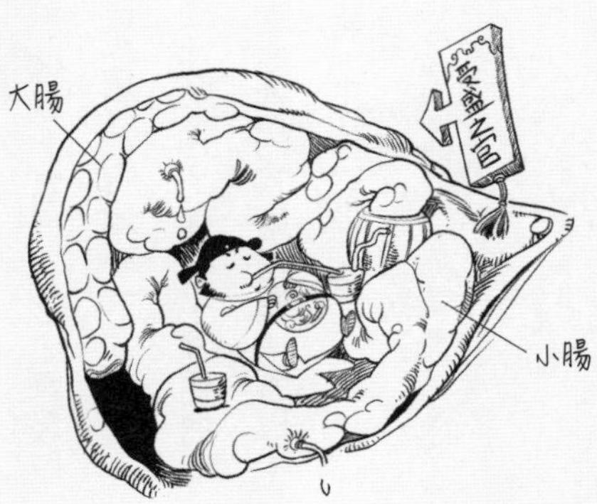

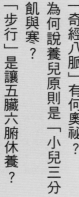

1

小腸和心關係密切？

小腸的病變，其實跟心臟病變有關

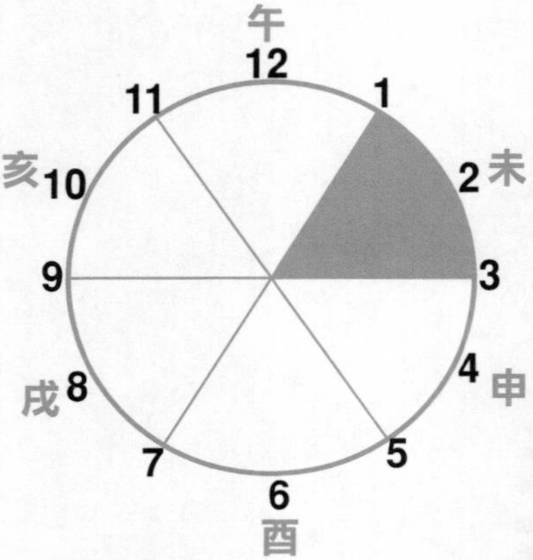

● 小腸的功能，是吸收被脾胃腐熟後的食物精華，然後再把它分配個各個臟器。

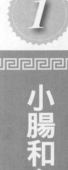

下午1點到3點（未時），這個時候是小腸經當令。小腸相當於「受盛之官」，什麼叫「受盛之官」？有點像稅收官員，它主管汲取營養，有點類似於現在的「內分泌」。

「化物出焉」是什麼呢？就是小腸要把這些吸收的精華，再變成別的有用物質。所以午飯最好吃得營養一些，才益於吸收。

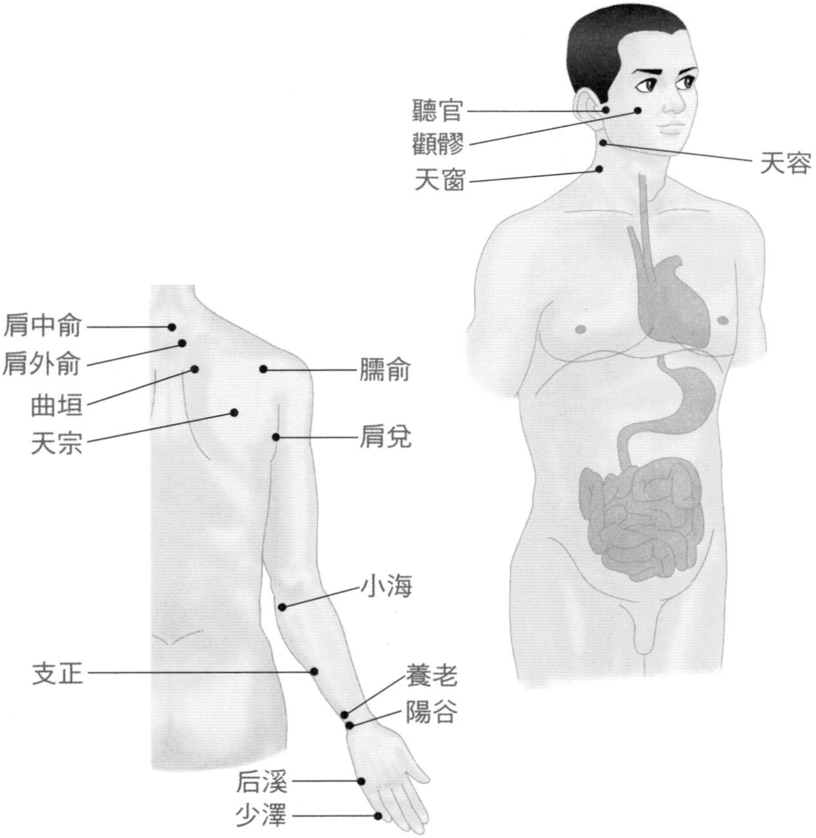
聽宮
顴髎
天容
天窗
肩中俞
肩外俞
臑俞
曲垣
天宗
肩兌
小海
支正
養老
陽谷
后溪
少澤

小腸經經穴圖

「心與小腸相表裡」，就是說小腸的病變，跟心的病變是相關的。這兩條經絡都走在小指上，只是心經走小指裡側、小腸經走小指外側，如果小指有點麻木痠脹，或突然出現紅脹，都跟心經或小腸經有關。

五臟和五腑互為表裡的關係

五臟	五腑
脾	胃
心	小腸
肺	大腸
腎	膀胱
肝	膽

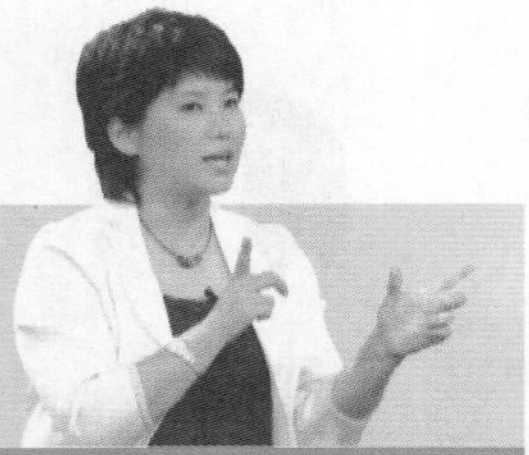

曲老師說分明

耳病與經脈

跟耳朵有關的經脈共有五條，包括膽經、小腸經、腎經、三焦經、心經，它們皆可影響耳朵。一個人如果耳聾耳鳴，不是這五條經脈都出現問題，或許是一條，或許是兩條，要視具體情況而定（說明詳見下文）。

2

耳聾、耳鳴的治療宜由中醫著手？

耳聾耳鳴跟膽經、小腸經、三焦經、腎經、心經有關

現在許多人被耳聾耳鳴所困擾，尤其是耳鳴。人年紀一大，經常會出現耳聾的現象，但是現在年輕人，耳鳴的情況也特別多，特別是工作壓力大、工作量多的人。

當出現耳鳴的症狀，人的精神會極端痛苦；有的人甚至24小時都在耳鳴，生活受到嚴重干擾。

耳鳴初發病者，中醫治癒率高

有一位外地的病人到北京治耳鳴，在醫院治療一個半月也沒有治好。他住院的時候，有人送他一本我的著作。出院以後，他託關係找到了我。

因為他是第一次發病，像他這類病人，特別好治。剛開始時，我讓學生給他開立十副藥，我跟他說：「吃到第四副藥時，耳鳴症狀應該就會解除。」後來他告訴我，果真是吃到第四副藥後，耳鳴就消失。但為什麼還得多吃六副藥呢？因為身體還沒穩定，所以還得繼續服用。

跟耳朵有關的經脈一共有五條，包括膽經、小腸經、腎經、三焦經、心經，它們都可以影響耳朵。膽經、小腸經、三焦經是三條走耳部的經脈；心經和腎經也都跟耳朵有關，可以影響耳朵。值得注意的是，五條經絡不會同時作用於耳朵，也就是說，一個人如果耳聾耳鳴，不是這五條經脈都出現問題，或許是一條，或許是兩條，要視具體情況而定。

❶ 膽經走耳朵，耳聾耳鳴跟膽經有關

例如青壯年人因壓力、勞累過度導致耳聾耳鳴，則跟膽經有關。經常處在被壓抑的狀態下，情緒被壓抑；或長期晚睡，也會造成耳聾、耳鳴。這個時候膽氣經常生發不起來，耳朵就會出現病變。是屬於年輕人的耳鳴問題。

從五竅看五臟

- 肝開竅於目
- 心開竅於舌
- 脾開竅於口
- 肺開竅於鼻
- 腎開竅於耳

❷ 小腸經走耳朵，心與小腸相表裡

小腸為太陽經，如果小腸經突然受寒，馬上就會影響耳朵，不是出現耳鳴症狀，就是發生耳聾現象。曾有一位老太太就出現過此問題，把太陽經的寒邪去除後，就恢復正常。這是小腸經的問題。

❸ 三焦經走耳朵

三焦涵蓋五臟六腑，如果心、肝、脾、肺、腎有部分不通，都會造成耳鳴，所以治病的大原則是「通經脈」。

❹ 腎經跟耳朵有關

中醫講「腎開竅於兩耳」，又開竅於二陰。像老年人的耳聾、耳鳴，基本上都跟「腎」相關，是由於腎氣衰敗、腎精不足所造成，必須「填精補髓」才有效。這是老年人的耳聾、耳鳴問題。

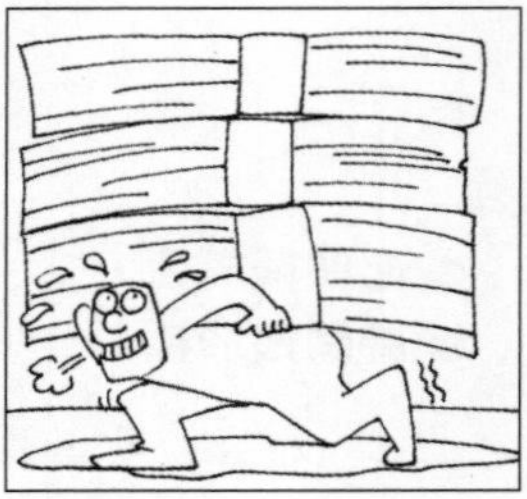

● 要錢不要命的病人，他的病根本沒法治。

⑤ 心經也跟耳朵有關

《黃帝內經》裡說：「心開竅於兩耳」。如果心裡有急事，或大發一頓脾氣，可能會突然出現耳鳴，這是中年人耳鳴最明顯的一個現象。在治療的時候，一方面要補缺的地方，另外一方面要將不通的地方，恢復通暢。用藥其實非常簡單，可是「辨證」一定要非常準確。

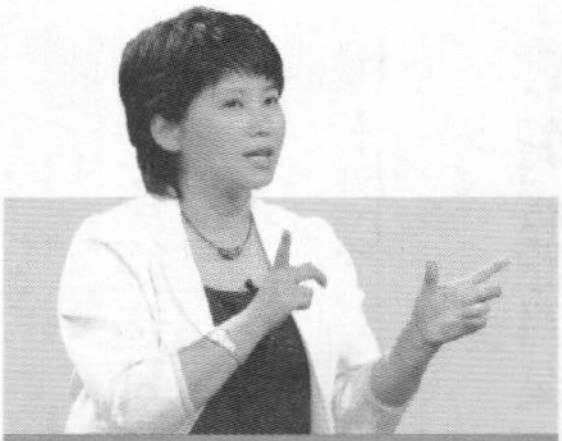

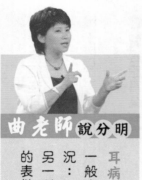

曲老師說分明

耳病兩種證

一般來講，耳聾、耳鳴依聽到的「聲音」分成兩種情況：一種是尖銳得像蟬鳴，這是大「虛證」的表徵；另一種是轟隆轟隆，老是嗡嗡的聲音，那是「實證」的表徵。

耳朵與膽經、小腸經、三焦經、腎經和心經的關係

經脈／器官	耳朵和經脈的關係
膽經	因壓力、勞累或經常處在被壓抑的狀態下，情緒被壓抑；或長期晚睡，也會造成耳聾、耳鳴。因為這時膽氣無法生發，耳朵就會出現病變。是屬於年輕人的耳鳴問題。
小腸經	「心與小腸相表裡」，小腸為太陽經。如果小腸經突然受寒，馬上就會影響耳朵，不是出現耳鳴症狀，就是發生耳聾現象。
三焦經	三焦涵蓋五臟六腑，如果心、肝、脾、肺、腎有部分不通，都會造成耳鳴，治病的大原則是「通經脈」。
腎經	老年人的耳聾、耳鳴問題，是由於腎氣衰敗、腎精不足所造成，必須「填精補髓」才有效。
心經	如果心裡有急事，或大發一頓脾氣，可能會突然出現耳鳴。這是中年人得耳鳴最明顯的一個現象。在治療時，一方面要補缺的地方；另外一方面，要將不通的地方，恢復通暢。

養生大補帖

扁鵲的「六不治」

《史記・扁鵲列傳》中記載，扁鵲認為有六種情況的病人不治：驕恣不論於理，一不治也；輕身重財，二不治也；衣食不能適，三不治也；陰陽並，藏氣不定，四不治也；形羸不能服藥，五不治也；信巫不信醫，六不治也。有此一者，則重難治也。

耳鳴、耳聾最好先由中醫治

一般來講，耳聾、耳鳴依聽到的「聲音」分兩種情況：一種是尖銳得像蟬鳴，這是大「虛證」的表徵；另一種是轟隆轟隆，老是嗡嗡的聲音，那是「實證」。耳朵問題跟五大經脈有關，大家要記住，如果能清楚瞭解頭上的經脈，很多病症都很容易解釋。

耳朵的毛病，跟腎經、膽經、三焦經、小腸經等經脈都相關，大家會發現，除了腎經，後面其他的經脈全跟人的情緒密切有關。如果人長期處在被壓抑或焦慮的狀態，就會造成耳聾和耳鳴，而西醫則更關注耳朵的器質性問題。

一般來講，西藥是靠直接調元氣的方法，想直接把寒氣去掉，或把心脈通開。元氣是藏在腎中的，直接入腎調元氣。假如一個人年輕力壯，還有元氣可調，一下子調起來，有可能症狀就會消失。

如果一個半月之內都治療不好，再繼續重調元氣，恐怕非明智之舉，耳聾、耳鳴基本上將終身無法治癒。有的西醫認為耳聾、耳鳴，可能是因為耳朵發炎，採消炎的方式醫治。消炎藥本質是寒涼藥，會更加造成人的胃寒和小腸寒，可能導致病情越來越嚴重。

名醫列傳

扁鵲

生卒年不詳，秦越人，又號盧醫，春秋戰國時名醫。相傳扁鵲運用「望、聞、問、切」四大診法診斷疾病，為中醫脈學之祖。後世以「扁鵲」為「良醫」的代稱。

中、西醫看耳疾

中醫	西醫
從五大經脈著手	關心耳朵的器質性問題

假如是過度勞累，出現耳聾、耳鳴的問題，我建議最好先找一位好的中醫生治療，另外要立刻把自己的工作量減半。如果不能及時放鬆自己、工作減量，這在神醫扁鵲的說法中，就叫「輕身重財」，是屬於沒有辦法治療的人。

因為耳聾、耳鳴，對人的影響和傷害真的很大，有很多人24小時都在耳鳴，快把人逼瘋，令人無法承受。耳鳴、耳聾，跟人的情緒變化密切相關，這是大家平常要多注意的問題。

我這麼講，也許有人會對我產生誤解，以為我非常反對西醫，其實並非如此。中醫、西醫都是人類對生命的一種努力，由於文化背景的不同，它們的差異和對生命的看法，確實有很大的不同。

人類的歷史還不斷在進展，中、西醫都在不斷進取和發現當中，任何情緒化的結論，都難免不負責任。現在的中醫界也出現很大問題，例如，不思進取、拋棄經典、各立門派、嫉賢妒能。但我還是要告訴大家，有些病如耳聾耳鳴的問題、蝴蝶斑（肝斑）等，宜先由中醫去治療。

3

如何真正治癒蝴蝶斑（肝斑）？

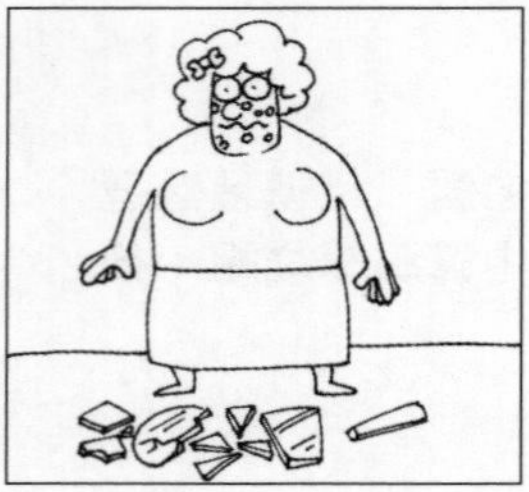

● 長蝴蝶斑和心情焦慮有關。

蝴蝶斑是小腸病

小腸經「斜絡於顴」，是說小腸經正好走顴骨。凡是女子的蝴蝶斑，全是小腸病。蝴蝶斑要想真正治癒，跟耳鳴、耳聾一樣，最好先找中醫調養。

有些婦女長蝴蝶斑，是在生完孩子以後。為什麼？

病症檔案室

蝴蝶斑

為「肝斑」的別稱。因為常出現在臉頰或前額，分布的位置和形狀和蝴蝶的翅膀十分相似，顏色類似煮熟的豬肝，因此得名。蝴蝶斑好發於30至40歲的女性，發生原因有女性荷爾蒙的變化、壓力、體質和日曬等，有很多婦女在產後，臉上也會出現肝斑。

如何治癒「蝴蝶斑」？

1. 先治腸胃，讓消化吸收變好，身體變強壯些，垃圾就不會再堆積體內。
2. 讓心情變好，不再抑鬱，斑自然就會消除。

因為她內在焦慮。內在焦慮和心有關，而「心與小腸相表裡」，小腸經又經過臉部顴骨，所以蝴蝶斑跟小腸經有密切關係。

現在大多數的女性只生一個孩子，生完孩子以後，心情極容易不穩定和焦慮。而且現在的女性也較嬌氣，總覺得生完孩子後很委屈，要面臨一連串的新難題：如何照顧孩子、處理夫家和娘家的關係和問題。孩子一哭鬧，沒有經驗的新手媽媽，就會手足無措，擔心自己是不是能做好「媽媽」這個角色，甚至有時候會厭惡孩子的哭鬧，讓她有一種近乎發瘋的感覺。

很多人也許覺得怎麼可能呢？孩子是媽媽心頭的一塊肉，媽媽怎麼可能會厭惡孩子呢？我以前也不能理解，但等我生完孩子，當嬰兒沒完沒了地大哭時，我突然瞭解，那些媽媽並不是討厭小孩，而是受不了他沒日沒夜的哭鬧。嬰兒不會說話，你不知道他到底哪裡不舒服？不知道他為什麼哭？新手媽媽就沒辦法應對這一切。

此外，如何與丈夫相處、扮演好妻子的角色，也是讓很多產後女性心情焦慮的原因之一。

所以現在的婦女很容易有「產後憂鬱症」，而憂鬱症就很容易引發女性突然滿臉生斑，這也就是「蝴蝶斑」。

如果女性長蝴蝶斑，表示她小腸的吸收功能不好，體內開始堆積廢物。同時因吸收不好，使女性在產後變胖，女性無法接受身材的變化，就更加憂鬱。

長蝴蝶斑跟人的心情焦慮有關，也跟營養吸收、整個三焦系統有關。所以長蝴蝶斑的人，往往不是特別瘦，就是虛胖。像蝴蝶斑這種病，並不是透過外科美容就能解決，而是要針對小腸、五臟六腑進行調整，來真正消除。

對於蝴蝶斑的患者，要先治腸胃，讓她的消化吸收能力變好，身體變強壯些，垃圾就不會再堆積，心情也會變好，心情不再抑鬱，斑自然就會消除。

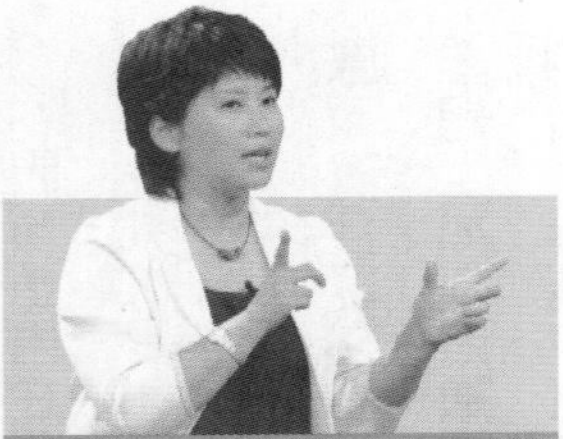

曲老師說分明

蝴蝶斑要找中醫

小腸經正好走顴骨。凡是女子的蝴蝶斑，全是小腸病。蝴蝶斑要想真正治癒，跟耳鳴、耳聾一樣，最好先找中醫生調養。

4

為何說「相由心生」？

顴骨高的女人剋夫是迷信

古代相學上說：「顴骨高的女人剋夫。」其實，這句話是迷信，顴骨高的女人並不剋夫，只是個性比較爭強好勝。女人在陰陽上屬於陰，如果陽氣足就不得了，顴骨高的女人陽氣比較足，因為顴骨走的是太陽經、小腸經。所以顴骨高的女人，個性較爭強好勝，凡事好強，一般男人比較無法承受。

如果顴骨高的女人，想過得比所有人都好，但丈夫沒本事，達不到要求，妻子就會整天抱怨。丈夫常年被抱怨，自然就比較鬱悶，鬱悶就會生病。在此提醒男性朋友，要是沒有本事，就不要娶爭強好勝的女人。不然你會活得比較辛苦，特別是內心。

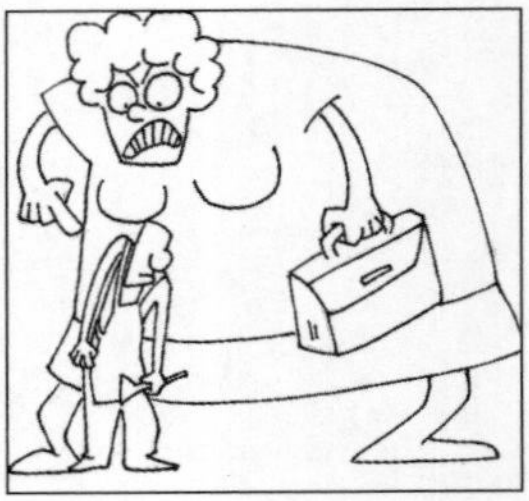

● 顴骨高的女人並不剋夫，只是個性比較爭強好勝。她陽氣比較足，凡事要強，一般的男人較無法承受。

古代相學上說，女性的面相是可以「修」的。一般來講，40歲前，面相都是爸媽給的，40歲後面相會變，面相是「自我修為」的顯現。可以看出很多人40歲前跟40歲後相貌的差距。

我有時候看自己年輕時候的照片，覺得很驚訝。我那時候顴骨高，而且內心孤傲。而現在的我，顴骨幾乎看不出來，整張臉都變得圓潤，性格也隨和寬容很多，不再像年輕時那樣。

女性顴骨高的意義

1. 個性較爭強好勝，凡事好強。
2. 陽氣比較足，因為顴骨走的是太陽經、小腸經。

低頭的漢子VS.仰臉的婆

低頭的漢子	仰臉的婆
男性老低頭走，「督脈」也就是人體後面的那條大陽經，總是拉伸，對督脈好，陽氣也會更足。	女人如果陽氣足，就會經常抬著頭。人如果常抬著頭，下巴也就跟著抬起來，「任脈」就打開。
結論：不管是「低頭的漢子」還是「仰臉的婆」，這兩種人都非常能幹。	

何謂「低頭的漢子，仰臉的婆」？

過去相學上還有一個說法，叫「低頭的漢子，仰臉的婆」，不管是「低頭的漢子」還是「仰臉的婆」，這兩種人都很能幹。

這裡關係到「任脈」、「督脈」。中醫認為：「腹部為陰、背部為陽」。任督同起於小腹內「胞宮」（中醫指「子宮」），但是任脈出胞宮，過會陰走於腹部，到舌下交於督脈；督脈出胞宮，向後沿背部正中線（脊椎處）上行到頭頂，再到面部於舌部交接於任脈。

「任脈」在腹部，也就是說任脈為「陰」；「督脈」在背部，也就是說督脈屬於「陽」。而「任督二脈」跟「低頭的漢子，仰臉的婆」有什麼關係呢？

先說「低頭的漢子」。如果男性老是低著頭走來走去，這種人特別厲害。為什麼呢？男屬陽，男性如果陽氣足，他的想法就特別多，當然主意也特別好。而他老低頭走，「督脈」也就是人體後面的那條大陽經，總是拉伸，對督脈好，陽氣也會更足。

中醫小辭典

任督二脈

任脈：中醫奇經八脈之一，「任」是任受之意，所有的陰脈都在任脈交會。「任脈」和「督脈」同起於胞中（即小腹下方恥骨中央），同出於會陰。任脈疾病症狀主要是疝氣、月經不順等。

督脈：「督」有總督、督統的意思，所有的陽脈都在督脈交會。督脈起於胞中，下出於會陰。患有督脈疾病的症狀，主要是腰痛、白帶、月經不調、不孕症等。

女人走路時如果是仰著頭，旁人也最好不要惹她。為什麼呢？女人如果是陰氣足，她的頭應該是要放低的；若是陽氣足，她就會常抬著頭。人如果常抬著頭，下巴也就跟著抬起來，「任脈」就跟著打開。

凡是女性下巴有點往上翹的，這種女人到老來福壽匪淺、壽命較長。為什麼呢？因為血足，所以才能經常往上翹著，實際上她「任脈」是開的，這種女性非常聰慧。總體來說，女性不管是陽氣足或陰氣足，都比較能幹。所以中國古代非常強調「看相」，看相能明白很多道理。

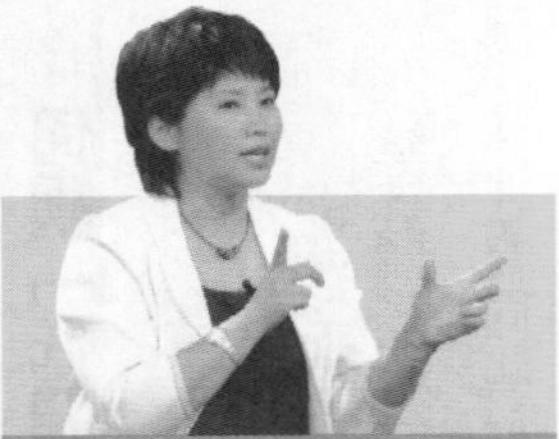

曲老師說分明

看相看健康

總體來說，女性，不管是陽氣足或陰氣足，都比較能幹。所以中國古代非常強調看相，「看相」能明白很多道理。

女性晚生孩子的好處和壞處

好處：較有耐心、善於教養孩子

壞處：❶ 容易生下巨嬰

❷ 產後身材不易恢復

5

晚婚、晚生對身體有何影響？

男人37、38歲是身體、心志的最佳狀態

過去要求女子20而嫁，在體能的最高峰28歲左右生第一胎。現在很多女性結婚較晚，生孩子就更晚，20幾歲和30多歲生小孩最大的差異，就是年紀大生孩子，身材不容易恢復。往往生完孩子，就毀了媽媽的身材。

如果身體好，晚生孩子也沒什麼壞處，尤其是在教養孩子這方面，好處還真不少。但一般女性越晚生孩子，越容易生下巨嬰，為什麼呢？

因為年紀稍大，人的心態較穩定，且現代人又注意營養、重視保養，胎兒的營養也好，所以容易產下巨嬰，這叫「天足」。當然，壞處就是孩子體重較重，對母體增加的體重和負擔也多，而且一胖起來較難恢復。

晚生孩子好，並不是單指女性年紀較大，也與男性的年紀相關。《黃帝內經》提到，男性36、37歲左右時，他的身體和心志是處於最佳狀態，男性在此時有孩子，孩子的素質通常會很高。

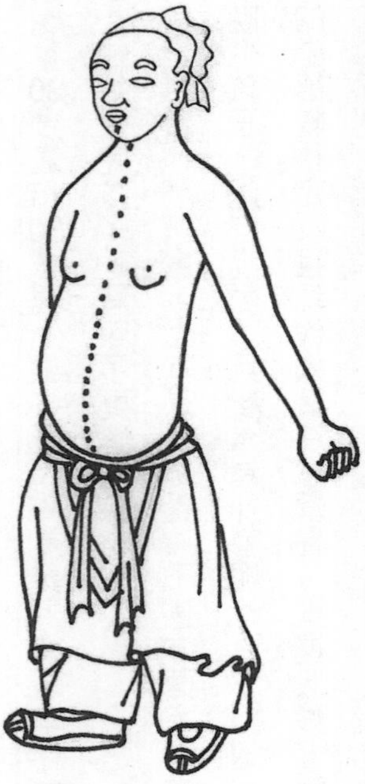

任脈

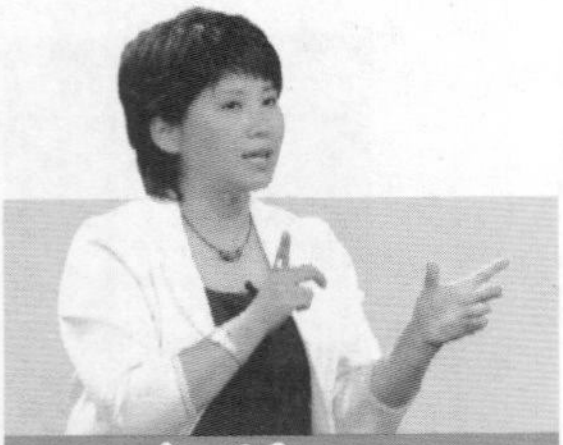

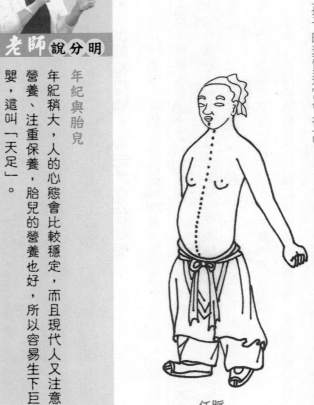

曲老師說分明

年紀與胎兒

年紀稍大，人的心態會比較穩定，而且現代人又注意營養、注重保養，胎兒的營養也好，所以容易生下巨嬰，這叫「天足」。

中醫小辭典

奇經八脈

指任脈、督脈、衝脈、帶脈、陰蹺脈、陽蹺脈、陰維脈、陽維脈。

6 「奇經八脈」有何奧祕？

奇經八脈決定人生大運

人體除了經常講的十二條經脈以外，還有一個非常重要的部分，叫「奇經八脈」。奇經八脈是人體經絡的另一套系統，從某種意義上說，是人的先天系統。奇經八脈與十二經絡不同，既不直屬臟腑，也沒有表裡配合關係。也就是說「十二經脈」是人體正常生理的脈，而「奇經八脈」則跟先天和後天的修煉有關。

中國古代說，人能活下來，跟「奇經八脈」有關。例如，你的八字怎麼樣？你的壽命長短如何？你的運氣如何？都要看「奇經八脈」。

奇經八脈很奇特，它不是成對出現的，任脈在前面，督脈在後面。現在督脈上的病症有一個病特別不好治，叫「強直性脊柱炎」（見325頁「病症檔案室」），好發於青少年。「強直性脊柱炎」就是督脈病，督脈出現問題，就等於奇經八脈不通。奇經八脈這套系統出現問題，特別可怕。十二經絡這套系統的問題，可以用藥解決，但奇經八脈系統出現問題，沒有藥可根治，但可透過藥物來「緩解」，在中國醫藥經典裡，也說得很清楚。

「強直性脊柱炎」是否能根治？一方面要注意用藥，配合灸法、透過練氣功，綜合治療達到比較好的效果。例如，患者可以每天打幾遍《易筋經》，還有六字訣、八段錦、五禽戲、太極等。

這些活動都是中國傳統的健身運動。凡是提到治癒「強直性脊柱炎」的書，書中都會提到，就是每天都要打幾遍《易筋經》，才能徹底治好。因為《易筋經》主要活動的就是「奇經八脈」。奇經八脈用藥的藥效有限，只有活動或按摩奇經八脈較有效。

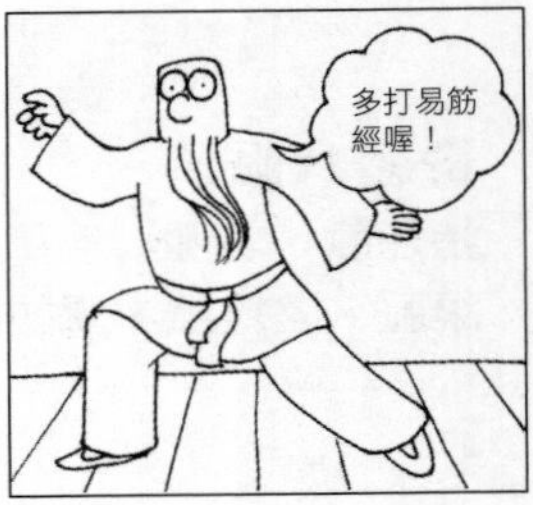

●治「強直性脊柱炎」，多打《易筋經》喔！

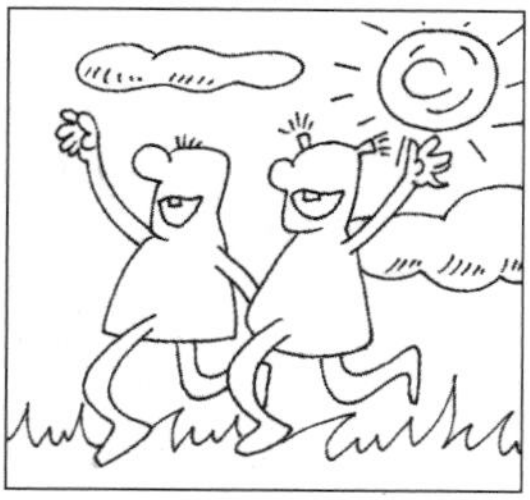

別亂給小孩子服藥，小孩多接觸風、雨、陽光才能成長，自然成長最健康。

強直性脊柱炎與亂吃藥和手淫過度有關

奇經八脈跟修煉有關，奇經八脈是有能量的，一個人能否成功，在很大程度上要看奇經八脈是否通暢。奇經八脈每個人都有，但是通暢的情形每個人都不一樣，嬰兒剛出生時，奇經八脈基本上都是通的，但現在很多人肯定都不通。例如，如果有人得了「強直性脊柱炎」，就可是能讓人傾家蕩產的病。

現在有一個奇怪的現象，幾乎都是家境富裕的孩子，得到「強直性脊柱炎」這種病。可能有以下幾個原因：

❶ 用藥過度

就是孩子先天體質還不錯，但後天經常用藥，只要一感冒、發燒就吃藥，再加上常服用不適當的營養品，就會導致孩子的「督脈」出現問題。

❷ 孤獨、寂寞

這種病好發在16、17歲，這時正值青春期的孩子，多以電腦遊戲和手淫來慰藉心靈。預防之道，就是要把導致「強直性脊柱炎」的事情都杜絕。

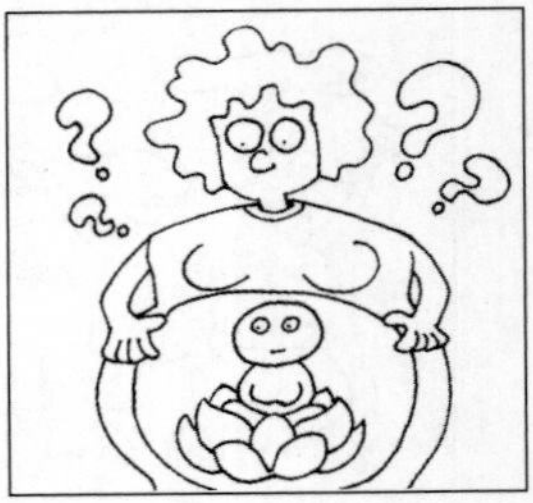

● 胎兒在母體中每天都有變化，快速成長，為什麼呢？

人在什麼時候成長最快？人成長得最快速的時候是「胎兒期」。然後，在出生後的第一個月裡也長得很快，但隨著年齡的增長，人生長的速度就會放緩，越來越慢。

人在胎兒期每天都有變化，快速成長，為什麼呢？因為那時人體的元氣都沒有外泄。等出生後一哭一鬧，慢慢地長大，有時候吃不飽還會生氣，元氣就被壓抑住，這時元氣就開始外漏。現在的孩子16、17歲以後，會出現「初漏」的問題。如果這時候一漏，再加上手淫，事情就更加嚴重。

「強直性脊柱炎」的發作，跟手淫過度絕對有關。過去的孩子雖然也手淫，但因為不亂吃藥，所以沒有出現這個問題。手淫過度、元氣大漏，這是導致青少年罹患「強直性脊柱炎」的另一個原因。

為何家境富裕的孩子常得到「強直性脊柱炎」？

1. 用藥過度
2. 服用不適當的營養品
3. 常以電腦遊戲和手淫來慰藉心靈
4. 手淫過度

病症檔案室

強直性脊柱炎

又稱「僵直性脊椎炎」，是一種慢性關節炎，與遺傳有很大關係。病因尚不完全清楚，但一般認為和基因、環境關係密切。慢性下背痛、早晨脊椎僵硬為典型症狀，嚴重者則可能畸形、駝背。發病的10年內為治療黃金期，若配合服藥和運動，基本上都可獲得良好的改善。

治療方法：注意用藥、配合灸法，透過練氣功，綜合治療達到比較好的效果。

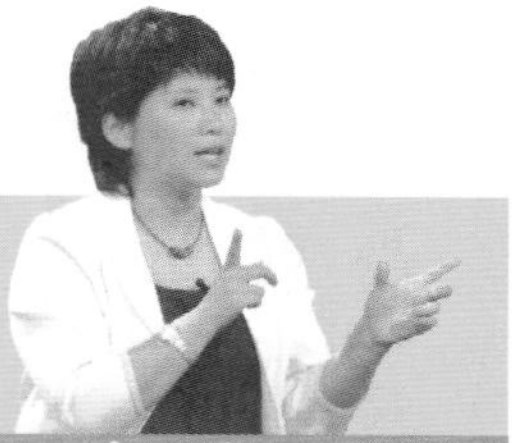

曲老師說分明

手淫過度會得病

現在的孩子16、17歲以後，會出現「初漏」的問題。如果這時候一漏，再加上手淫，事情就更加嚴重。「強直性脊柱炎」的發作，跟手淫過度絕對有關。

小腸病的特點

1. 腮幫子大
2. 肚子大

中國古代認官位、論地位，不認金錢

人體的經脈有十二條，都是豎的。奇經八脈中的任督二脈也是豎的，奇經八脈中只有一條脈是橫著的，叫「帶脈」。「帶脈」在哪裡呢？每個人的腰帶繫在哪裡，您的「帶脈」就在哪裡。所以「帶脈」的鬆緊程度，一定會影響「十二經脈」；「十二經脈」也一定會影響到「帶脈」。

「帶脈」特別重要，古代相書上說，人的官運、財運、貴賤，都跟「帶脈」這條經脈有關。如果有的人肚子特別大，他把腰帶繫在肚子下面。按照中醫觀點，一個人如果肚子大，往往得了小腸病。小腸病有兩個特點：一是腮幫子大；另一個就是肚子大。就是在他小腸有病後，帶脈就鬆弛，所以腰帶就只能往下繫。

中國古代相書有云：「腹大垂囊，名震四方；臍深容李，名播人耳。」這是什麼意思呢？就是說，肚子大其實是好的，是有福的相。在古代，肚子是用來裝學問的，所以有「腹有詩書氣自華」，而且肚子也是有思想、有感情的。肚子大，不是病。

和董傳留別　北宋・蘇軾

麤繒大布裹生涯，腹有詩書氣自華。
厭伴老儒烹瓠葉，強隨舉子踏槐花。
囊空不辦尋春馬，眼亂行看擇婿車。
得意猶堪誇世俗，詔黃新濕字如鴉。
註：麤（音讀粗），繒（音讀增）

雖然古代相書上這麼說，但是不能單單看肚子的大或小，還得看腰帶繫的位置，這就是前文提過的貴賤之相。中國古代是官本位，所以官為貴、受人尊敬為貴，中國是農業大國，因此過去認為經商的人比較忙碌和地位低賤。

古代相書上還說，看肚子特別大的人，一定要看他腰帶繫在哪。腰帶能顯示出貴賤之相，腰帶繫得越上面越好。若特意把腰帶往上繫，是會不舒服的。

中國相學上所謂的「貴賤」是什麼？從社會結構上看，古代社會是「士、農、工、商」，知識分子排第一位，商人排最後；民國是「商、士、工、農」，商人的地位達到了前所未有的最高。而現在呢，您排排看？

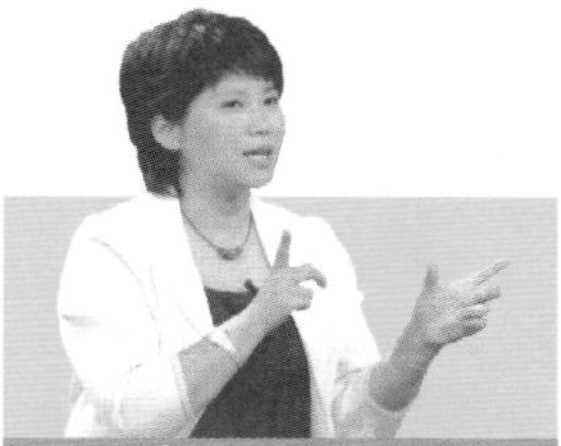

曲老師說分明

官位與地位

中國古代是官本位，所以官為貴、受人尊敬為貴，中國是農業大國，因此過去認為經商的人比較忙碌和地位低賤。

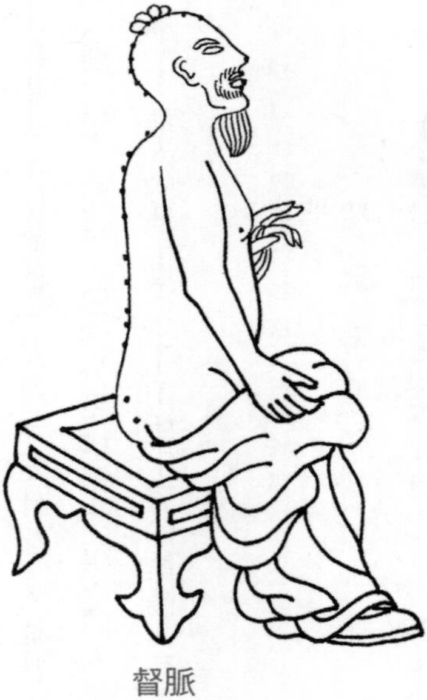

督脈

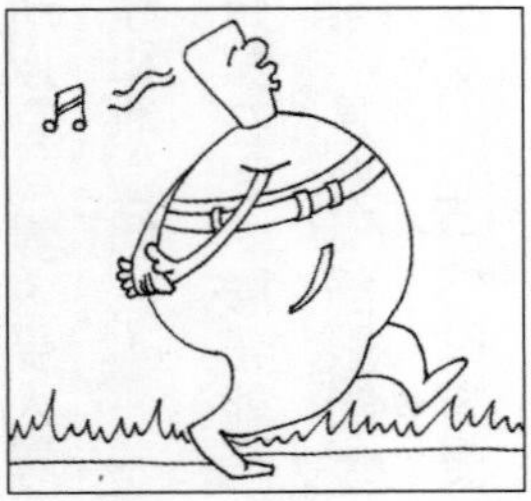

● 帶脈特別重要，古代相書上說，人的官運、財運、貴賤，都跟「帶脈」這條經脈有聯繫。人肚子特別大以後，往往會得到小腸病，把腰帶繫在肚子下面。因為帶脈鬆弛，腰帶就只能往下繫。如果腰帶繫在上面，證明帶脈沒問題，身體就健康。

7 為何說養兒原則是「小兒三分飢與寒」？

小孩不能亂打生長激素、亂吃營養品

現在有些家長，因為怕孩子長不高，就到醫院檢查，讓孩子打所謂的「生長激素」。人一生的成長，用中醫的話說，少火之氣壯，就是人的生長有自己的規律，閥門不必一下就打開，我認為所謂的「生長激素」，就相當於強制把他的生長閘門全部啟動。打完生長激素的孩子，也許短時間內會長高，但到第二年的時候，他整個生殖系統一定會出問題。

生殖系統出問題，就是腦下垂體出現問題，例如，青春期女孩子的月經，也是由腦下垂體所控制。而孩子長不高，實際上是家長沒讓孩子好好吃飯和鍛鍊身體。所以再有錢，也千萬別亂吃藥、亂打針。

不同對象的補鈣方法

方法＼對象	小孩	男性	女性
補鈣強效方法	在太陽底下走路、蹦跳。	在太陽底下，可背一個沉沉的旅行袋走路，裡面再放重物。	在太陽底下跳繩，因為「跳躍」才能生成補鈣所需要的運動能量。

一些補鈣、補鋅、補鐵的補藥，也不要胡亂吃，吃任何營養品，一定要先看身體消化吸收的能力，否則會吃壞身體。我曾看過一位推銷鈣片的業務員，為證明自己公司的鈣片好，拿出杯子倒進水，同時把自己和別家的鈣片，扔進杯子裡。結果他公司的鈣片馬上被水溶化，但是另一個杯子裡的鈣片，過了很久還是一整塊。

然後業務員説：「這種鈣片易吸收，遇水就化。」有的人一看，覺得效果太好了，因此當場購買。他們根本沒想到，胃是水嗎？説消化就消化？最補鈣的方法，就是曬太陽。現在的孩子為什麼缺鈣？太少出門、沒曬到太陽。西方營養學認為，鈣補得再多，也得靠太陽作用，適度曬太陽，能促進體內維生素D合成。現在的上班族缺鈣，也是同樣的原因。

但是，坐著曬太陽並不是最補鈣的方法，還得在太陽底下走路蹦跳。而且走路一定要負重，想增加骨密度，就要負重。男性若想要補鈣，可以背一個沉沉的旅行袋，裡面再放幾塊磚頭之類的重物，絕對補鈣；女性最好的補鈣方式，是在太陽底下「跳繩」，因為跳躍才能生成補鈣所需要的運動能量。最後才是喝排骨湯，不過排骨湯含鈣量有限，喝不喝都可以。

小孩尿液蛋白質含量偏高，嘴饞是原因

現在有些孩子，有時候尿蛋白值會偏高。孩子一生病，大人就慌了，馬上送去醫院。醫院也無法確定是什麼原因，就說是「小兒腎病」。

釐清病源才是治本之道

我遇過一個案例，小孩也是尿蛋白值有點高，醫院說是小兒腎病。父母著急，怕耽誤孩子病情，看完西醫以後，又來找我諮詢，卻不敢嘗試中藥。最後還是決定用西醫治，給孩子打了一年半的激素，肚子硬得一塌糊塗。

這個時候，孩子的父親又來諮詢：「是不是應該繼續打激素？」我只好說：「你可以先暫停一個禮拜，我先教你在一週內，如何替小孩子捏脊、揉肚子。如果一個禮拜後沒有好轉，你再給孩子打激素。推拿一禮拜，如果好轉，再持續一段時間，後面應該就沒大礙。是否繼續打激素，你們再自己決定。」

從中醫醫理來說，這個時候小孩腎關都沒開，得腎病的機率不大，除非先天就弱。孩子如果尿蛋白偏高，是因為孩子東西吃太多，又缺乏運動，導致營養無法吸收，那是脾胃問題。

現在的父母不是職業醫生，不知道該怎麼治，所以在選擇治療方式上就很麻煩。所以我始終認為，為人父母，要略通醫道，對上可以孝順父母、對下可以照顧孩子。

孩子尿蛋白偏高的原因

1. 東西吃太多
2. 缺乏運動
3. 營養無法吸收

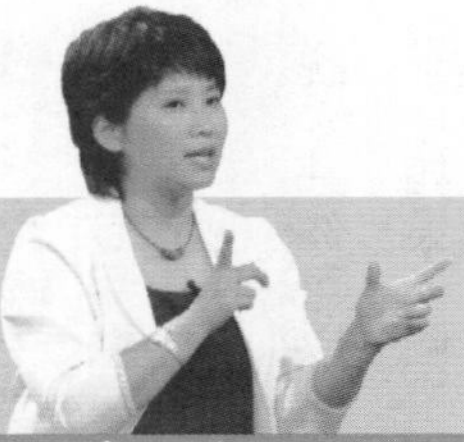

曲老師說分明

小孩的腎病診斷

從中醫醫理來說，這個時候小孩腎關都沒開，得腎病的機率不大，除非先天就弱。

曲老師感悟

「小孩的養生」就一句話：「小兒三分飢與寒」，就是別吃太飽、別熱著。小孩的病很單純，小孩很多疾病，都是因為吃得過飽。小孩嘴饞，別人家的飯永遠比自己家的好吃，小孩是吃人家飯的命，在自己家就不愛吃飯。

中國古代早就明白這個道理，要求「易子而教」，自己很難教育親生子女，有時過於寵溺疼惜，孩子也不愛聽父母那一套。

小孩本性單純。有一個典型的例子，我兒子上幼稚園時，我問孩子：「媽媽去你們幼稚園當老師好不好？」我兒子聽了很驚訝，說：「什麼？媽媽你哪有我們幼稚園老師的本事大。」聽完後您就可以明白，在小孩子的心目中，幼稚園老師才是最厲害的，這就是孩子。

8

「步行」是讓五臟六腑休養？

穿高跟鞋的好處與壞處

好處	壞處
❶ 從男性的角度來看，比較欣賞女性穿高跟鞋後的窈窕體態。 ❷ 對女性的性功能會有好處。	造成胸椎、腰椎的變形，包括對臉頰骨骼，也會有影響。

女人穿高跟鞋，壞處大於好處

女人穿高跟鞋，有好處也有壞處。從男性的角度來説，比較欣賞女性穿高跟鞋後的窈窕體態，穿高跟鞋後，可以使骨盆收緊，使屁股看起來翹一點，對女性的性功能會有些好處。因為穿高跟鞋的人必須挺起來，挺起來人的重心才能靠後，否則會跌跤，所以穿高跟鞋也有好處。

但這相當於飲鴆止渴。穿高跟鞋久了，會造成骨骼變形。有人常穿高跟鞋，造成胸椎、腰椎的變形，包括對臉頰骨骼也會有影響，會對身體造成傷害。在健康的前提之下，女性應該還是少穿高跟鞋為妙。

不可輕忽的煞車後遺症

現在很多人都有車，大家都開車上下班，開車多多少少會有緊急煞車的時候，特別是當路上塞車時。本來堵得很厲害，看見前面的車子移動，以為道路通暢，於是踩油門，誰知道前面的車突然停下來，於是趕緊煞車。緊急煞車那一瞬間，你的身體往前衝，然後再往後靠，剎那間，五臟六腑已經出現很多問題，會留下一些「煞車後遺症」。

現在坐車的人更多，坐車跟開車一樣，例如，坐小轎車、坐公車，如果出現之前所描述的壅塞、緊急煞車情況，身體的五臟六腑一定也會受到影響。

這些情況，在現在的社會都是不可避免的，礙於生活需要，也不能完全杜絕坐車，只好盡量少坐車，能走路到的地方，就盡量走路，這樣對五臟六腑也是一種休養。

治療「煞車後遺症」的方法，是按摩和運動身體；運動的最好選擇，是打《易筋經》、八段錦等。

如何治療煞車後遺症

❶ 按摩

❷ 運動身體：最好的選擇是打一套《易筋經》或八段錦

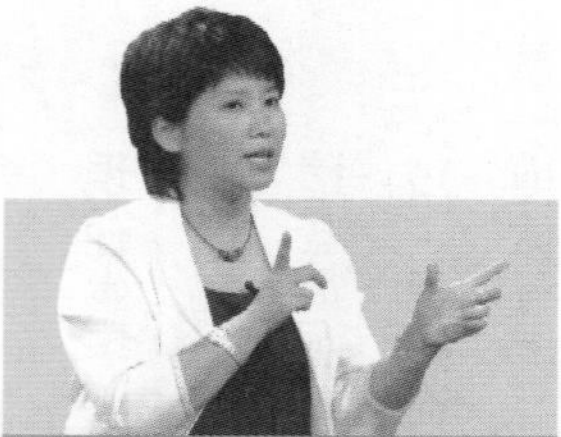

曲老師說分明

搭車也會生病？

緊急煞車那一瞬間，您的身體往前衝，然後再往後靠，剎那間，五臟六腑已經出現很多問題，會留下一些「煞車後遺症」。

第九章

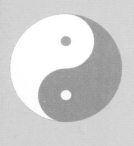

申時——膀胱經當令，學習的黃金時間

- 膀胱經健康，腦袋就聰明？
- 為何有「人老腿先老」一說？
- 「乾燥症」是典型的陽虛？
- 壯陽就在「吃喝拉撒睡」當中？

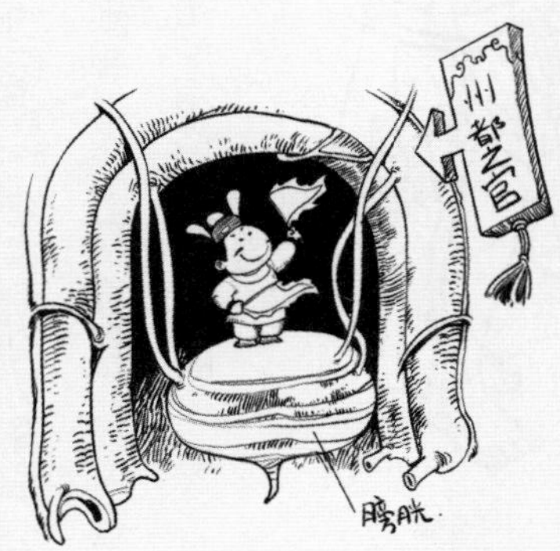

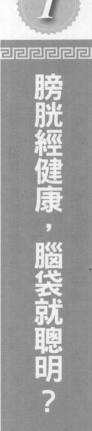

1

膀胱經健康，腦袋就聰明？

要想腦袋聰明，膀胱經是重點之一

膀胱經在人體是很重要的一條經脈，膀胱經貫穿全身，在陰陽屬性上屬「太陽」。膀胱經起於哪？膀胱經起於「睛明穴」。人的後背脊椎處走的是督脈，膀胱經的位置就是督脈的兩側，往上一直到腦部。有人經常皺眉頭，膀胱經正是沿兩條皺紋線走的。

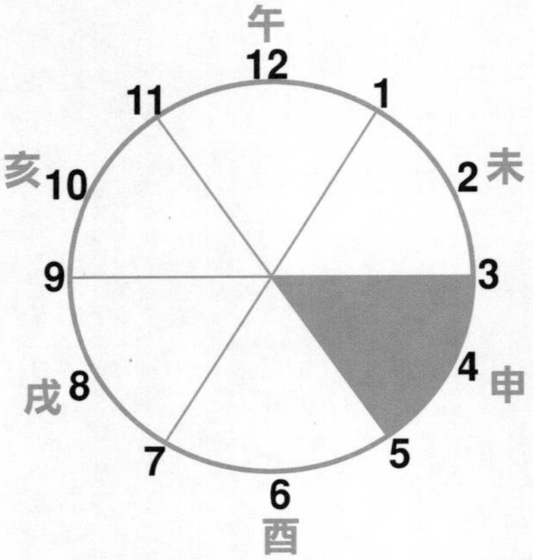

● 一個人的辦事效率不高，容易健忘，可能意味著他的「膀胱經」出現問題。

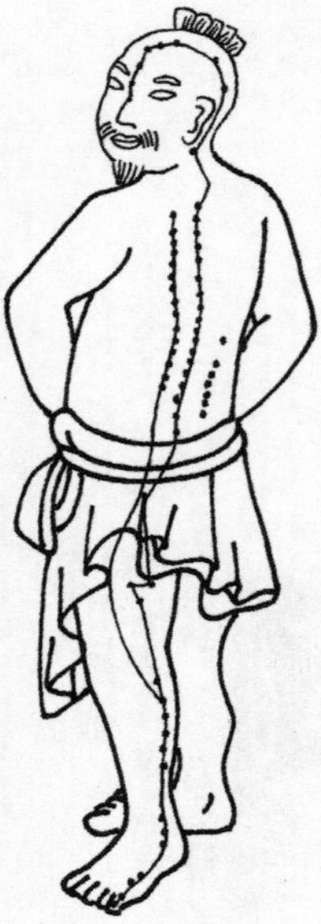

膀胱經

人為什麼老皺眉呢？老是皺眉的人，一定陽氣虛弱。當人的腦袋不靈光時，就會調膀胱經、調陽氣上來，有助大腦思考。大家都希望自己的孩子聰明，或自己的腦袋靈光，「膀胱經」就是這方面需要注意的重點。因為只有膀胱經走全腦。像老年痴呆症、記憶力急劇衰退，都跟膀胱經有關。

每天下午3點到5點（申時），是膀胱經值班。古代人認為「朝而授業，夕而習複」。這個時候是「夕而習複」的最佳時段，同時也是做重大決定的好時機。因為這個時候的記憶力最好，應該利用此時訓練自己的記憶力。

例如，要念書，就趁這個時候念，如果本身陽氣不虛弱，一念就容易記住。小孩子要複習功課，讓他在這個時間（下午3點到5點）背東西，效果會很好。

人為什麼會皺眉？

常皺眉的人，一定是陽氣虛弱。當人的腦袋不夠靈光時，就會調膀胱經、調陽氣上來，有助大腦思考。

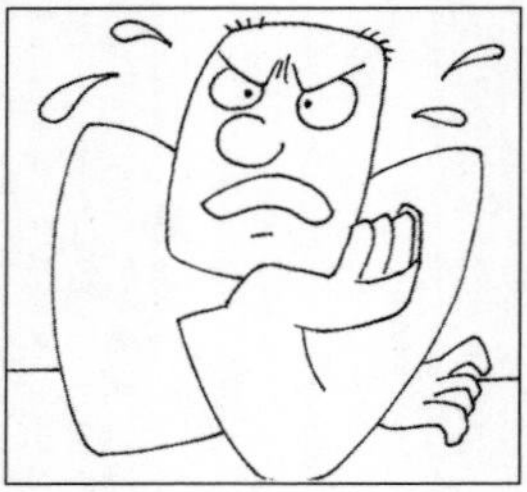

常皺眉的人，一定是陽氣虛弱。當人的腦袋不靈光時，就會調膀胱經、調陽氣上來，幫忙思考。

膀胱經行走在背上的穴位，全跟五臟六腑有關

膀胱經起於睛明穴，經腦部、脖子（脖子僵硬跟膀胱經有關），然後走兩肩、後背。在後背，膀胱經分開。其他經絡是左右對稱兩條線，而膀胱經是四條線，所以膀胱經非常重要。

膀胱經在人的後背有四條線，以脊椎為分界線，左右各兩條。如果有人感覺後背緊張，或在受驚嚇的時候，後背會麻、涼，這都跟膀胱經有關，可以說膀胱經上的穴位，全都跟五臟六腑有關，如果去按摩，就讓對方專推您的「膀胱經」，效果會非常好。

按摩很舒服，但也有一些人會覺得按摩很痛。按摩會痛有兩種說法：特別痛的地方，肯定是「不通則痛」；如果按得青紫，則是屬於「重調元氣」。如果按摩時沒有青紫，而只是痛，那肯定是那個部位有病症。有一件事提醒大家，與其用健身器材按摩，不如用手，按摩一定要用手，效果才最好。

按摩反映症狀的意義

症狀	健康意義
特別痛	經脈不通則痛
按得青紫	重調元氣
沒有青紫，而只是痛	該部位有病症

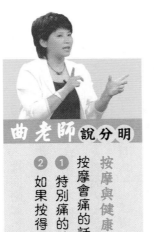

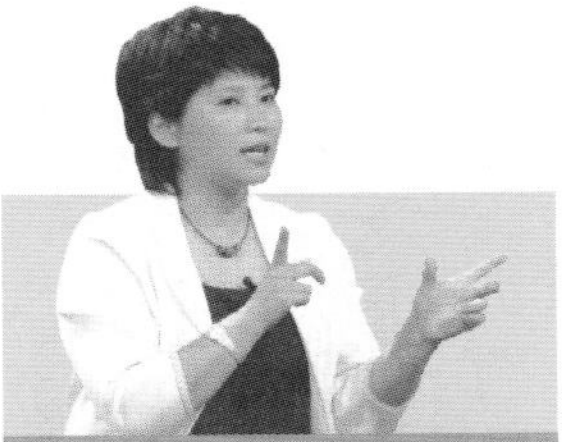

曲老師說分明

按摩與健康

按摩會痛的話，有兩種說法：

1. 特別痛的地方，肯定是「不通則痛」。
2. 如果按得青紫，則是屬於重調元氣。

膀胱是人體的小太陽

膀胱經要走腎。《黃帝內經》上說，「膀胱與腎相表裡」。這是什麼意思？西醫把腎和膀胱分開來談，但中醫是把膀胱和腎放在一起的。人體內的水要能化作尿液排出，裡面隱藏著人體的一項功能，叫「氣化」。

也就是說，尿液要氣化才能排出，不氣化就無法排出。打個比方，氣化是要有「溫度」的。你看寒水不動吧？水暖了才會動，就像水氣蒸發一樣，要有溫度才能蒸發。但人體內的水要暖，這個溫度要由誰提供呢？答案是「膀胱」，膀胱是人體內最大的「太陽」經。

膀胱在陰陽屬性上是太陽，它能將水氣化，所以尿液才能排出。人老了，有個習慣動作特別有意義，尤其是年紀大的男性特別明顯，站在那裡尿尿，尿不乾淨，尿液滴滴答答，於是會有一個習慣動作，往前努（突出）一下腰，這就是讓膀胱給腎使勁，或讓腎給膀胱使點勁，及「膀胱和腎互為表裡」。

膀胱經是人體經脈中最長的一條經脈。申時膀胱經當令，「申時」在十二生肖裡對應的是「猴子」。猴子的性格是上躥下跳的（躥讀氽），可以上到最高處，也可以下到最低處，這就是猴性，這也是膀胱經的象。

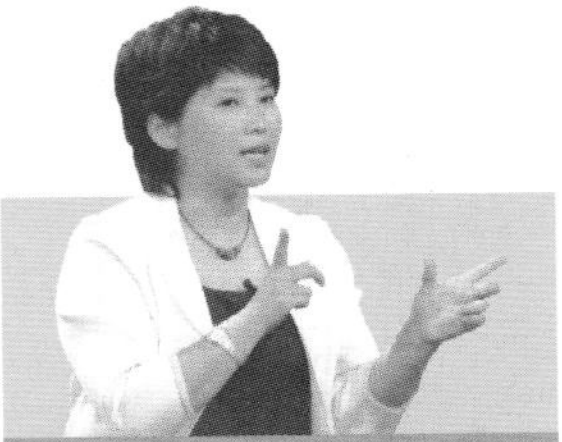

曲老師說分明

腎與膀胱相關聯

西醫把腎和膀胱分開來談，但中醫是把膀胱和腎放在一起的。人體內的水要能化作尿液排出，裡面隱藏著人體的一項功能，叫「氣化」。

2 為何有「人老腿先老」一說？

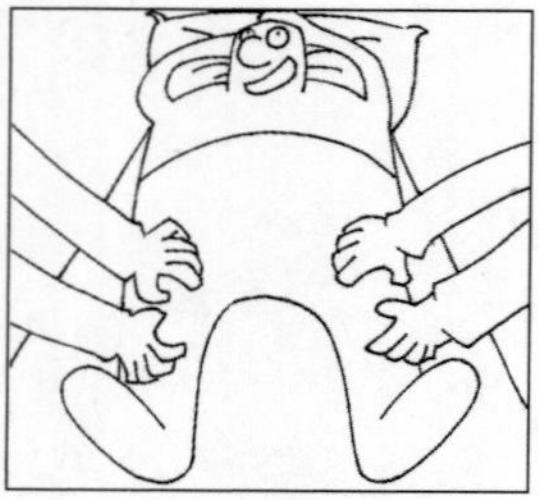

人老腿先老，腿老了以後怎麼辦？那就天天找人幫您敲敲、揉揉。而且就用手，別用工具，因為手最能治病。

養生在行走坐臥之間

中國古代講養生都在「行走坐臥」之間，這才是高級養生法。若您真的按照我教的養生方法，去生活每一天，您也許會覺得簡直沒時間過正常生活。為什麼呢？

例如，早上起床第一件事就是叩齒、按摩身體，再接著按摩臉、以五指梳頭，然後再慢慢咽下唾液，活動一段時間後，再起床，排尿。排尿時還要咬牙、吸氣。排完尿，再喝「陰陽水」（見345頁「名詞小辭典」）。「陰陽水」喝完以後，再活動全身，全身活動完再打一套《易筋經》，快的話30分鐘可打完，打得慢可能要花一小時。最後還得練一個睡功。若按這個養生法，一天到晚什麼事也無法做，天天就只有「養生」。

事實並不是這樣，這些都是循序漸進的，我們可以選擇性做一些養生的活動，並不是說每項都要做。按照個人習慣或時間安排，尋找到適合自己的養生方法，否則您還真的覺得無論做什麼，都不夠時間。

名詞小辭典

陰陽水

又叫做「生熟湯」，就是一半生一半熟的意思。指前一天夜裡把水煮沸、放涼，和第二天早上新加的開水一起喝。取其夜為「陰」、晝為「陽」之意。

效用：因此水具有陰陽兩性。中醫認為可調理中焦脾胃，幫助人體消化食物，治療腹脹。

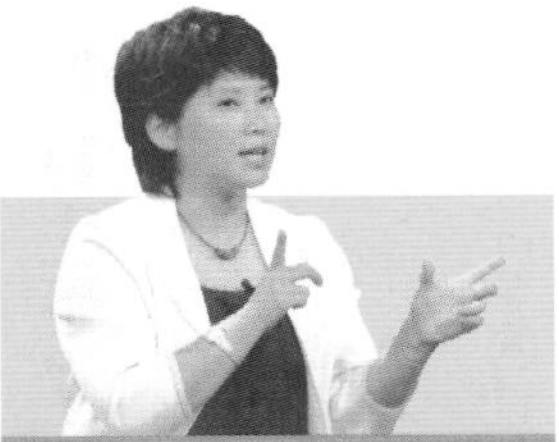

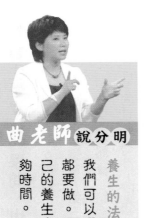

曲老師說分明

養生的法則

我們可以選擇性地做一些養生的活動，並不是說每項都要做。而是按照個人習慣或時間安排，尋找適合自己的養生方法，否則您還真的覺得無論做什麼，都不夠時間。

養生是修行的學問，也是預防生病的學問

中國有句話叫「富不過三代」，一點錯也沒有，為什麼？第一代拚命賺錢，第二代努力不敢懈怠，第三代家裡環境富裕、不缺錢，孩子不知道錢是從何而來，也不懂如何賺錢，這個時候他另尋出路，往往朝「精神貴族」的方向發展。古老的經典《黃帝內經》是講給什麼人聽的？《黃帝內經》就是講給貴族聽的。

什麼叫「貴族」？「貴族」就是不知道錢為何物的人。同時貴族的閒暇時間特別多，簡而言之，「貴族」就是既有錢又有閒，而且天天想著「形而上」（見「名詞小辭典」）。他們一睜眼想著「我是誰？我從哪裡來，我到哪裡去？人生到底有何意義？整個宇宙會不會毀滅？」天天想的都是這些。這就是「第三代」，所以才有空修行。

但大家要清楚，現代人若真想修行，還沒達到這種程度，因為我們大多數都不是貴族。現在最主要還是解決生活問題，解決怎麼能「少生病」的問題。

> **名詞小辭典**
>
> **形而上**
>
> 一種哲學用詞，指超乎有形體之外的事物，即無形之意。

經典檔案

紅樓夢

又名《石頭記》、《風月寶鑑》，古典文學名著，清代傑出的章回小說，共120回。後世對《紅樓夢》的研究考據蔚為風潮，因而有所謂「紅學」。據近代考證，前80回為曹雪芹所撰，後40回由高鶚增續，結局以悲劇收場。內容主要描述權貴賈府家族由盛而衰的過程，以賈寶玉、林黛玉、薛寶釵之三角戀情，以及其他親屬、婢女的悲歡生死為主軸。

人老腿先老？

我曾說：「要想學養生，必看《紅樓夢》。」《紅樓夢》裡面的老爺、太太們有很多養生方法，其中有一個非常重要的養生方法，您知道賈母平時沒睡的時候，琥珀、鴛鴦這些丫鬟都在旁邊做什麼？她們在打美人拳（就是空心拳），天天在賈母的腿上敲啊敲，敲得賈母舒服得昏昏欲睡，非常享受。

有人會問：「賈母腿疼嗎？」沒有，只是敲著很舒服。她並沒有病，但敲敲身體，總比不敲要好。而且有個重點就是，人老腿先老。人體的老化是一個循序漸進的過程。骨骼、肌肉和皮膚老化得比較早，臟器等老化得相對緩慢。而腿的工作負擔量很大，人從會走路開始，腿就要支撐全身的重量。

因此，人到一定的年紀，腿就會出現肌肉鬆弛、下半身無力的狀況，甚至關節僵硬，無法站立，再加上老年人本來活動就少，肌肉運動的機會變少。倘若老年人常拄拐杖，就又進一步加速腿的衰老。

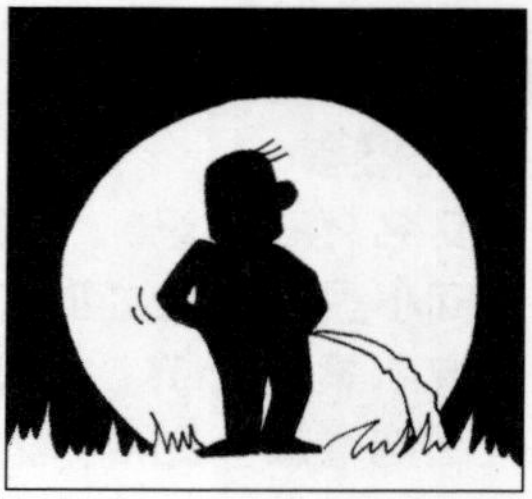

●膀胱能把水給氣化，所以尿液才能排出。人老了，有個習慣動作特別有意思，站在那裡尿尿，尿不乾淨，於是會有一個習慣動作，往前努一下腰，就是讓膀胱給腎使勁。

腿老了怎麼辦？那就天天找人幫您敲敲、揉揉。而且就用「手」按摩，別用工具，因為手最能治病。老年人可經常從事一些能力所能及的活動，如散步、慢跑、以步代車，都非常有益，還可以打打太極、練練氣功。要持續活動身體，就可以延緩腿部的衰老。

這就是我講的膀胱經上的問題。要如何才能讓自己陽氣足？凡是腿的病，都是膀胱經的疾病，「人老腿先老」也是這個道理。大家在家沒事，經常揉揉腿，就能疏通膀胱經。

人體老化的過程

骨骼、肌肉和皮膚老化得比較早，臟器等老化得相對緩慢。而腿的工作負擔量很大，人從會走路開始，腿就要支撐全身的重量。

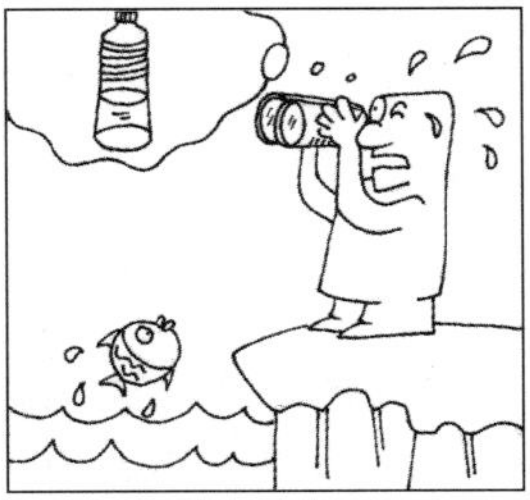

只要腎陽氣不足，腎液——唾液帶不上來，就會嘴乾、口乾。

3

「乾燥症」是典型的陽虛？

乾燥症是膀胱經氣不足

膀胱是主存儲津液的，「氣化則能出焉」這是什麼意思呢？舉個例子，現在有好多老年人、中年婦女、更年期婦女都有「乾燥症」（見350頁「病症檔案室」）、口乾。患乾燥症的人一點也不渴，但嘴裡、舌頭上都是乾沫，然後眼睛和耳朵乾，最嚴重的時候則會皮膚乾、陰道乾。

患者吃饅頭沒有唾液，於是乾燥症的人就得一口饅頭配一口水，但水不是「唾」，「唾」是什麼？是幫助消化的，水無法代替「唾」。

「乾燥症」這種病在西醫為不治之症，西醫稱為免疫力低下症，叫「不治的癌症」，基本上不必治，病人如果願意出錢，就進行化療。

病症檔案室

乾燥症

乾燥症是一種全身性的風濕免疫性疾病，也就是一種發炎性的疾病，最常影響淚腺和唾腺的功能。引起乾燥症的原因目前還不清楚，只知道和自體免疫有關。目前的治療方式以減輕症狀為優先，從改變病患的生活習慣和環境上去著手。中醫治療的方式，則在「真陽」和「膀胱經」下工夫。

中醫會想「唾」是從哪裡來呢？「唾」是從腎來，那是否缺少腎液呢？因為腎經是入舌的，只要腎陽氣不足，腎液、唾液帶不上來，就會嘴乾、口乾。

這是典型的「腎陽虛」，有些醫生治療時，誤認為這是腎陰虛，認為腎的陰液少了，就拚命「滋陰」。這水要能升上去，最起碼要有火（火就是真陽）往上帶，如果一味滋陰，水越來越大，本來氣就不夠往上帶，又補了這麼多水，更沒法往上帶。

舉例來說，地上有一池水，若要變成雲彩雨露，需靠什麼？要靠「太陽」。腎的太陽是誰？「膀胱」。一遇到「乾燥症」就拚命地補腎陰，往往會越補越口乾。

「乾燥症」這種病是典型的陽虛，就是「膀胱經」氣不足，腎的真陽元氣不足，氣化功能不好。中醫治療時，就在「真陽」和「膀胱經」下工夫，這病就容易痊癒。

4 壯陽就在「吃喝拉撒睡」當中？

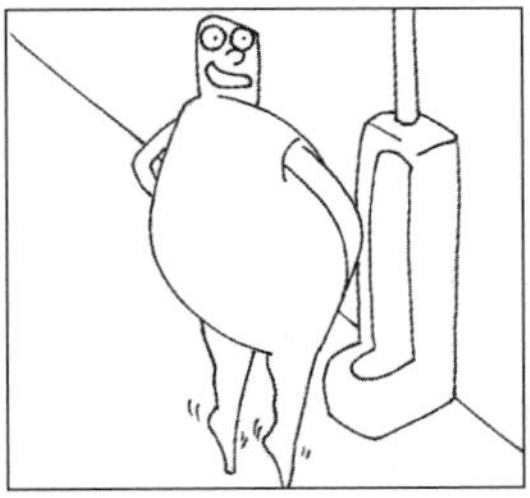

小便時，最好還要翹腳後跟。因為腳後跟專走「膀胱經」和「腎經」，這個時候提腳後跟不泄腎氣，能把尿液尿乾淨。

壯陽，尤其是在日常的「撒尿」當中

男人都想瞭解壯陽，這是男人喜歡探究的問題，可是不知道如何壯陽，以為吃藥就能達到目的。我以前就告訴過大家，用吃藥來壯陽，方法完全不對。壯陽就在日常的吃、喝、拉、撒、睡當中。

壯陽尤其是在日常的「撒尿」當中。首先記住一點，撒尿的時候不許說話。如果下邊泄、上邊也泄，那就糟了。不許講手機，還得要咬牙，咬牙也是為了固腎氣。怎麼咬？道家裡有一句話叫「腎齒兩枚如咬物」，這是什麼意思呢？

撒尿的時候要注意什麼？

1. 不許說話
2. 不許講手機
3. 咬牙
4. 吸氣，不能往外吐氣
5. 翹腳後跟

「如」就是好像，但是沒有，所以上、下牙根本沒有咬上。就好像上、下牙中間有兩枚棗核一樣，是虛擬的棗核，您只要使勁地去咬虛擬的棗核，而不是咬牙。大家可以試一下，感覺就是沒咬到，但後面還在使勁，實際上就是保持氣機內收的狀態，收斂住自己的腎氣，讓它不外泄。

「牙」和「齒」有什麼不同？牙是後槽牙，齒是前面的門牙。例如，有一句成語叫「唇齒相依」，沒有說「唇牙相依」的，嘴唇碰不到牙，牙在後面。請記住，齒是門牙、牙是臼齒，在這裡，「腎齒」指的卻是臼齒。

五臟六腑相表裡對照表

五臟	六腑
肝	膽
心	小腸
肺	大腸
脾	胃
腎	膀胱
心包	三焦

壯陽小祕方

先在床上活動，再起來排尿。每天早上第一件事，要躺在床上先「叩齒」，叩完齒以後，口中會生出津液，再將這些津液，慢慢地分三十六口咽下。若把這件事做好，男性的壯陽任務就完成一大半。叩完齒後，按摩全身，再按摩臉，最後以五指梳頭。

「腎主骨」，這是腎的主要功能之一。牙是什麼？牙是腎的花朵，您看一個人的腎好不好，光看他的「牙齒」就可說明一切。若他的牙齒很完整健康，這個人的腎一定好。你再看考古學家挖出來的屍體，什麼都沒有，僅剩兩樣東西，就是骨頭和牙。骨頭和牙齒都是由腎主管，所以骨頭上的病，包括牙病，都跟腎有關。

若想要練腎氣，就得常叩齒、常咬牙。「叩齒」怎麼叩？每天早上起來先別急著小便，一撒尿全身代謝就會開始。第一件事，要躺在床上先叩齒，叩完齒以後，口中會生出津液，再將這些津液慢慢地分三十六口咽下。若把這件事做好，男性的壯陽任務就完成一大半。叩完齒後，按摩全身，再按摩臉，最後以五指梳頭。反正就是在床上先活動，再起來排尿，如此就能壯陽。

排尿的時候還要注意什麼？要吸氣，就是男人下面排尿、上面則要進氣，不能往外吐氣，這是個很大的祕密。還有一點，排尿時最好還要「翹腳後跟」。為什麼要翹腳後跟？腳後跟專走「膀胱經」和「腎經」，所以這個時候提腳後跟，不泄腎氣。

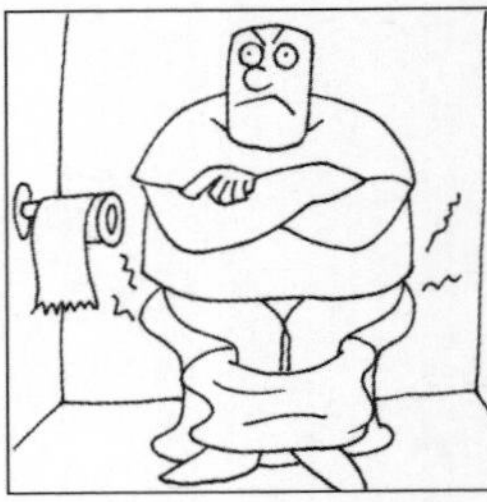

● 在廁所裡不要看書或報紙，廁所裡看書，五臟六腑之精氣，全都聚於目，精氣全都調上來看書、看報，根本就不往下走，久而久之就會「便祕」。

可別小看排尿時，這些上面咬牙、下面提腳後跟的動作，這樣不僅能壯陽，還能防治攝護腺肥大。真會有效果嗎？大家記住，這招真的很管用，因為完全符合「膀胱與腎經相表裡，它們是表裡關係」這一句話。

「肺與大腸相表裡」，所以大便時怎麼辦？大便時不管男、女都是坐著，但要記住，在廁所裡不要看書或報紙，為什麼呢？因為在廁所裡看書，五臟六腑之精氣，全都聚於目，您把氣全都調上來看書、看報，氣根本就不往下走，久而久之就會「便祕」。

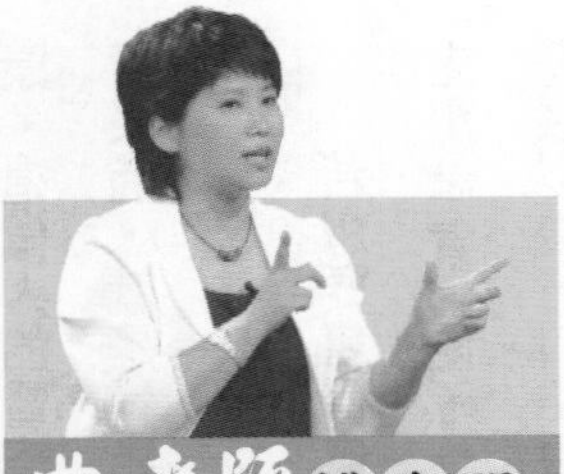

曲老師說分明

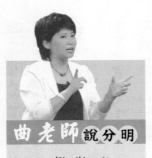

壯陽的要點

壯陽尤其是在日常的「撒尿」當中。首先記住一點，撒尿的時候不許說話。

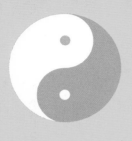

第十章 酉時─腎經當令，入腎補元氣

- 腎經當令，吃藥的藥效加倍？
- 為何「受難君子」易得攝護腺炎？
- 「三分病，七分養」是治病之道？
- 「煲雞」、「烤鴨」學問大？
- 「低燒」比「高燒」更可怕？
- 如何讓「心火下來、腎水上去」？
- 「爬」讓人體更健康？
- 如何「養精」更養生？

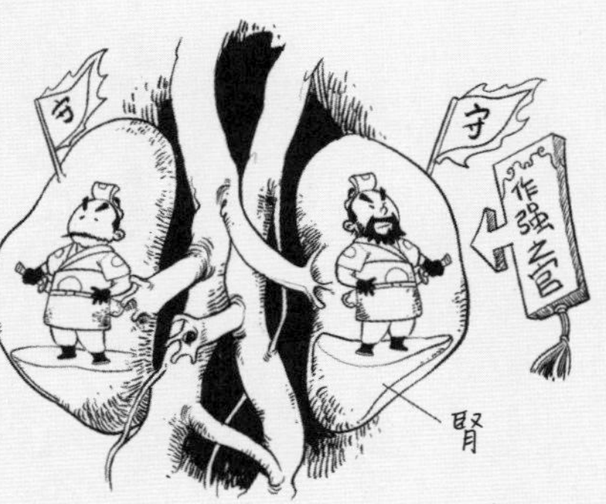

1

腎經當令，吃藥的藥效加倍？

酉時吃藥，藥效明顯

現在每天必須吃藥的人不知道有多少，但注意吃藥時間的人卻很少，都是按照早、中、晚一天三次，或幾個小時一次，雖然遵從醫囑，彈性卻很大。殊不知，不按照自然規律吃藥，藥效就會大打折扣，甚至可能導致病情加重。

「酉時」（晚上5點至7點）這個時段，從「吃藥」的角度來說，有其重要意義。「酉時」這個時段有什麼意義呢？

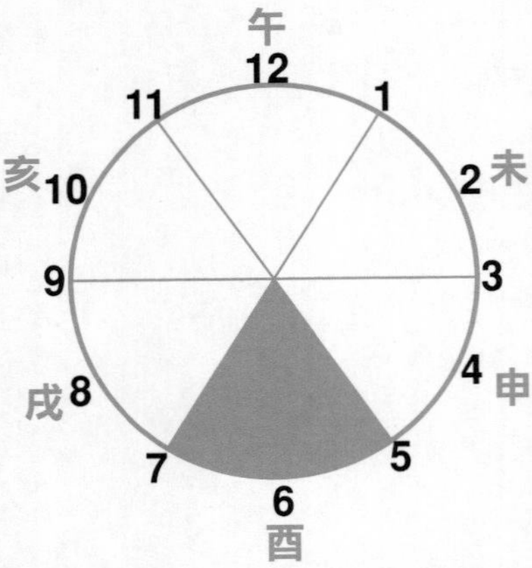

● 腎經當令，這個時候吃藥最有效果。如果此時身體不舒服，一定是傷腎氣。

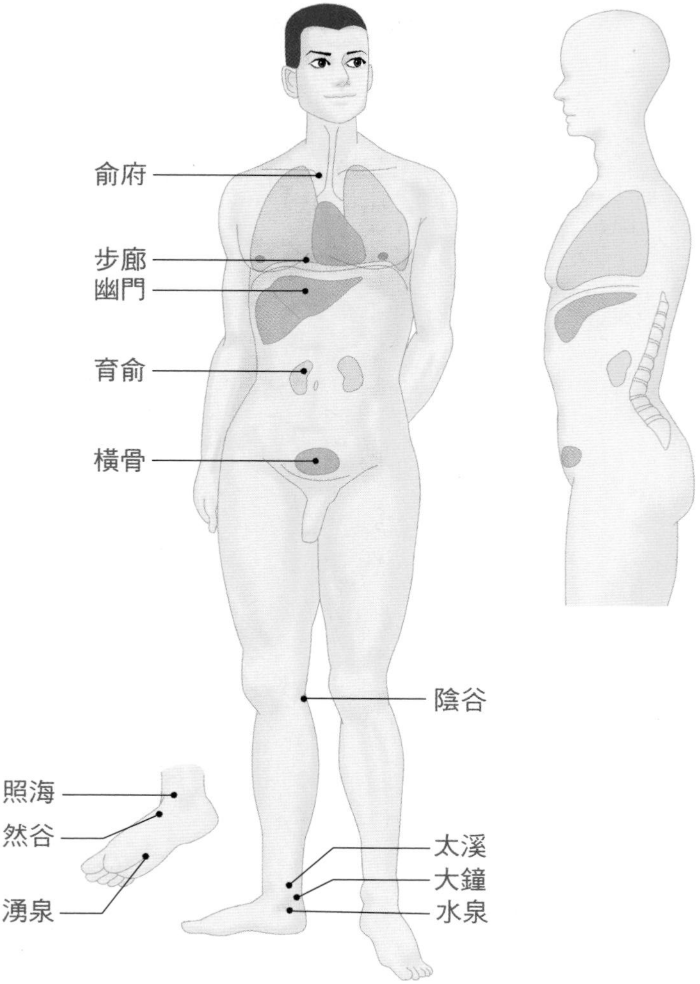

腎經經穴圖

不論是從吃中、西藥的角度來講，如果一天只有一次的量，只要在這個時段服用，藥效都應該會相對明顯。

如果有人吃補腎的藥，應該在此時段服藥。西藥主要是以激素為主，而激素主要是入腎經的，因為無論中藥、西藥，治病都是靠「啟動元氣」來作用，所以這個時段服藥效果最好。

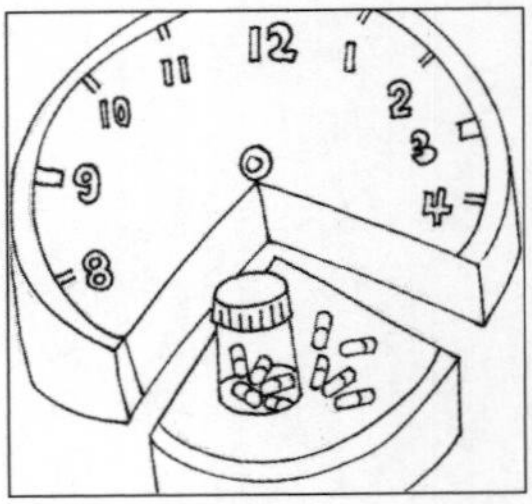

●晚上5點到7點（酉時）吃藥，效果比較好，因為這個時段腎經在發揮作用，而藥的作用是入腎的。（晚上5點到7點為「酉時，腎經當令」）

為何「酉時」服藥效果好？

因為無論中藥、西藥，治病都是靠「啟動元氣」來作用。西藥主要是以激素為主，激素主要是入腎經，這個時段服藥效果最佳。

何謂「精」？

「精」可分為先天和後天的，「腎主藏精」是先天和後天的總稱。先天的「精」來自於父母，是用來生育繁衍的；後天的「精」，則是透過水穀運化而成的精華，是用來生長發育、保護身體健康。先天的「精」無法補充，後天的「精」則可以透過穀物來取得。

「腎主藏精」中的「精」是指什麼？

中醫裡關於「腎」的所有理論都有一句話：「腎主藏精」，一般我都說「腎精」。說了半天，什麼是「精」？

我曾看過一則電視報導，上海有位年輕人小王，把自己的幹細胞捐給北京得白血病的小趙。只見電視上播出這樣一個鏡頭：護理人員先抽出小王的血，然後把血放在一個機器裡，提取幹細胞後，又把血打回到小王的身體裡。

結束後，記者採訪小王，提問：「您為什麼要這麼做？」小王說：「我願意幫助他人。」這個答案沒任何疑問。第二個問題，記者又問小王：「您覺得這事情對您的身體，有什麼損傷嗎？這是所有人都關心的問題，我們都願意幫助別人，但是在利他的同時，也要不損己。幫助他人的前提下，是要保護好自己，不能讓自己受傷，對不對？」

這時候，小王說了一句外行話，小王說：「我自己沒有損傷，因為血又回來了。」小王的回答有什麼不對嗎？其實「幹細胞」就相當於「腎精」。

「血」是什麼？「血」實際上是載著「精」往前走的舟船，沒有「血」運輸，「精」是凝聚不動的。

「精」可分為先天和後天的，這裡說的「腎主藏精」，是先天和後天的總稱。先天的「精」來自於父母，是用來生育繁衍；後天的「精」，是透過水穀運化而成的精華，是用來生長發育、保護身體健康。所以說，先天的「精」是無法補充的，後天的「精」則可以透過穀物來取得。

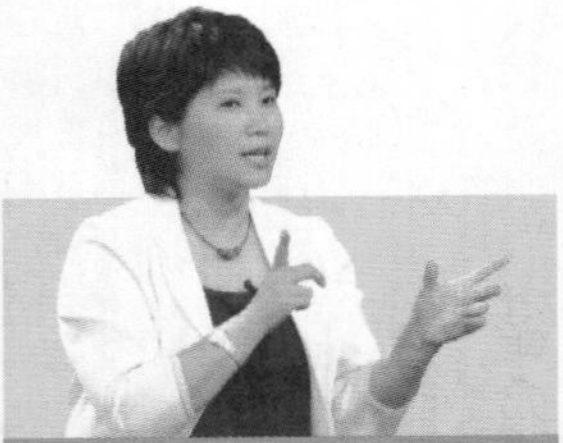

曲老師說分明

腎精是什麼？

「幹細胞」就相當於「腎精」。「血」是什麼？「血」實際上是載著「精」往前進的舟船，沒有血運輸，「精」是凝聚不動的。

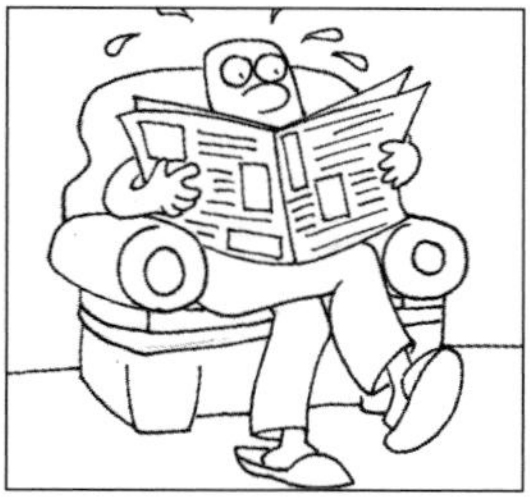

「攝護腺病」是憋出來的，男性老坐著，小心得「攝護腺炎」和「攝護腺癌」。

2 為何「受難君子」易得攝護腺炎？

攝護腺病是憋出來的病

到目前為止，我見過最年輕的攝護腺炎患者是23歲，這是有點不太愉快的經驗。

有次我去東北出差時，某一家上市公司集團的高階主管請我吃晚飯，想讓我幫他的兒子把把脈。他的兒子當時才23歲，算是公司小開。這位老總不說孩子是什麼病，這在過去叫「試脈」，想看看醫者的本事如何。

我急於回飯店休息，也就沒多問。把脈後，我也不客氣的直接說出兩件事：「他的脈象顯出兩個病症，一個是他有心事，有個打不開的心結；第二個問題，他有嚴重的攝護腺炎。」對方才說：「兒子的心結，就是他的攝護腺。他的攝護腺炎很嚴重，已經花不少金錢醫治，但是越治越差。」

「攝護腺」到底是什麼呢？攝護腺其實是載運精子往前進的舟船。精子是一坨一坨的，它裡面有「水」，而「水」就是攝護腺液，它是稀釋精子，並載著精子往前進的物質。

那「攝護腺炎」是怎麼得的呢？

實際上，在精子準備出發之前，攝護腺就已經做好準備。例如從事性交時，只要腦子裡有念頭，動了情，攝護腺液就會分泌。這就有點像排尿，它出來以後就回不去，想讓它回去？做不到。

精子出來一部分後，就想要憋著，不能好色，得保重身體，硬生生地把它憋回去。但實際上，精子是憋不回去的，憋不回去就在那裡淤滯，久而久之，就導致「攝護腺炎」。長久下去，加上生氣、鬱悶、不得志，還有其他問題，就會演變成為「攝護腺癌」。

正因為如此，男性很怕得「攝護腺癌」。現代人老是坐著也容易得這種病。天天在公司裡坐著，一杯茶配一張報紙，這就叫「久坐濕地傷腎」，就會傷到「攝護腺」。所以，我們在辦公室坐久了，一定要起身活動活動。

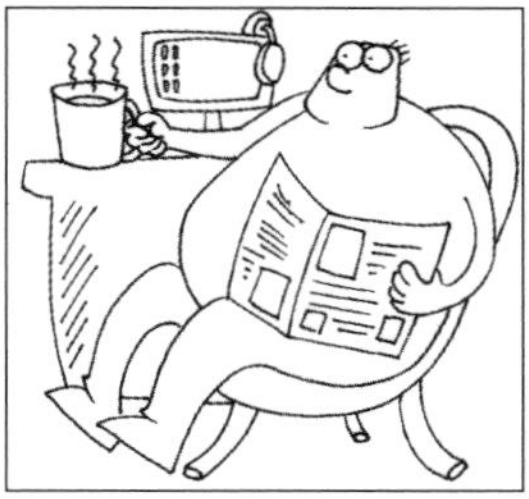

一杯茶配一張報紙，度過一天，看似悠閒，其實很傷身體。因為老坐著不活動，體內的廢物容易堆積，不斷累積的結果，身體就會出毛病。

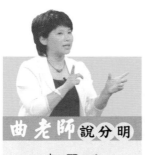

人體小辭典

攝護腺

是載著精子往前走的舟船。精子是一坨一坨的，它裡面有「水」，而「水」就是攝護腺液，它是稀釋精子，並載著精子往前走的一種物質。

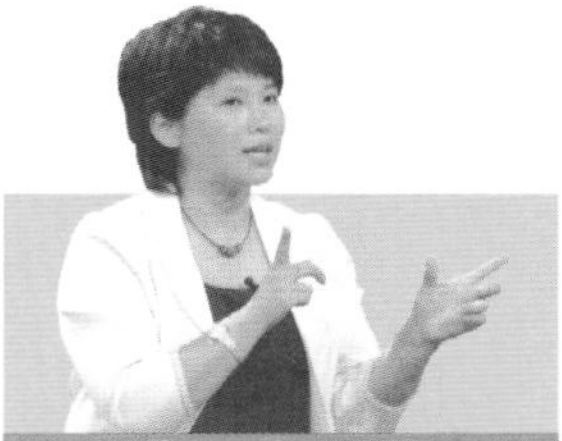

曲老師說分明

吃補品有用嗎？

五臟六腑就是本性，它們按照自己的方式去運行。大家不要理所當然地認為，吃什麼就能補什麼。

寧做快樂小人，不做受難君子

在此我送一副對聯給攝護腺炎患者：「寧做快樂小人，不做受難君子」。老憋著，忍精不泄，尤其容易引發「攝護腺炎」；而縱慾過度，慢慢地精虧血少，也容易引發「攝護腺炎」。

現在攝護腺炎患者，年齡層越來越低，「壓力大」也是其中一個原因。我個人認為，得攝護腺疾病的人，往往是個好人。什麼樣的好人呢？他是「受難的君子」。凡是得攝護腺炎的人，凡事都先替別人著想，包括在性生活上。經常怕得罪人、怕滿足不了別人，一天到晚擔心的事，超過他能力所及。這種類型的人，容易得「攝護腺炎」，所以這種好人不要當。

一般來講，不能治身不治心。不改這種「好人」的性格，以後還會得攝護腺病。怎麼辦？我經常送給得攝護腺炎的患者一副對聯：「寧做快樂小人，不做受難君子」。橫批：「防治攝護腺炎」。

這副對聯的用意，在激勵攝護腺炎患者，一旦有病，一看這對聯，心一狠，這次一定要做個快樂小人，不做受難君子。人生苦短，管得了的事才管，管不了事的就別多管了，多管閒事的後果，就是自己生氣、生病，何苦呢？

引發攝護腺炎的原因

1. 老憋著，忍精不泄
2. 縱慾過度
3. 壓力大

夜失一滴精，晝食一頭牛

精子也叫「精」。精子有什麼作用？「精子」是創造生命的細胞，精子和卵子結合就可以創造生命。從中醫角度來講，這種精子是先天的，越用越少。所以過去有「夜失一滴精，晝食一頭牛」的說法，意思是說白天吃一頭牛，也補不回一滴精的損失。這也就是中國古代為何會有「房中術」的原因。

現今西醫指出，每次行房所消耗的精子中的蛋白質含量，相當於一個饅頭所含的蛋白質含量。但吃饅頭就可以補精子嗎？仔細想想，一個饅頭吃到胃裡，有多少東西變成精子？這是我們能掌控的嗎？一定要記住，身體比大腦更聰明。我們學習國學，目的就在瞭解什麼叫「本性」。

五臟六腑就是本性，它們按照自己的方式去運行。大家不要理所當然的認為，吃什麼就能補什麼。當然，多吃穀物是沒有壞處的，但不能說吃多少穀物，就有多少穀物可以變成精子，那是不可能的。

名詞小辭典

房中術

廣義的解釋：中國古代性科學的總稱

狹義的解釋：研究性交技巧的一門學問

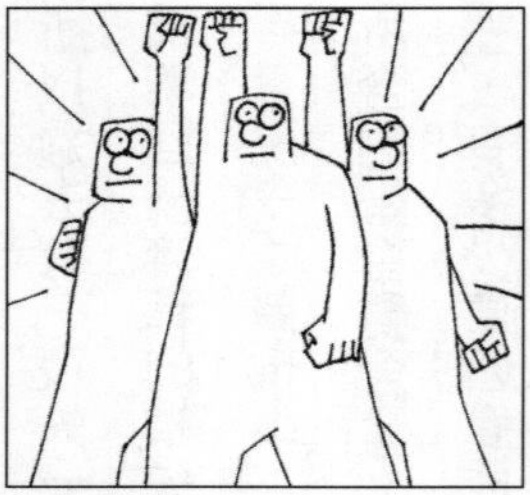

●「精」是最有力量的物質，也是人生命的根本。

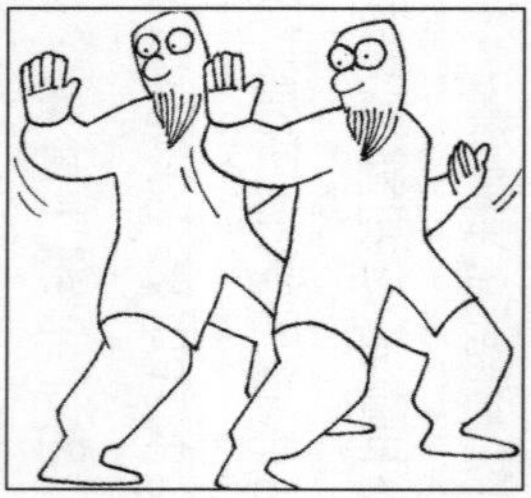

●藥不一定能治病，但是「經脈暢通」一定能治病，所以要多運動。

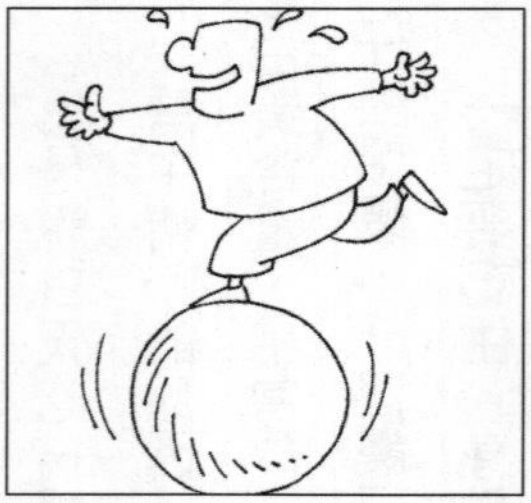

●人生短暫，不要什麼事情都往自己身上攬，要做一個快樂的「小人」。

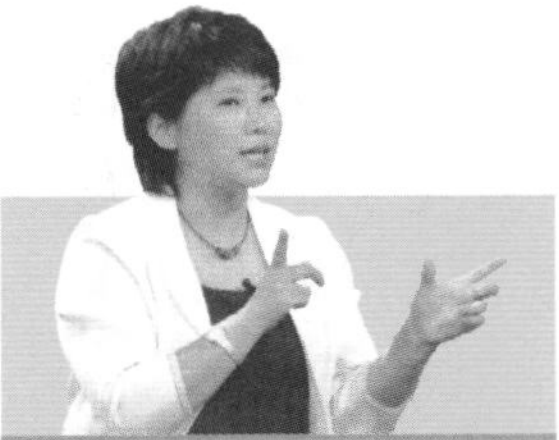

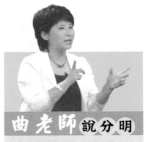

曲老師說分明

打油詩對聯

我經常送給得「攝護腺炎」的患者一副對聯：「寧做快樂小人，不做受難君子」。橫批是：「防治攝護腺炎」。

3 「三分病，七分養」是治病之道？

治病不靠藥，靠元氣

有人問：「要補身的話，要如何補？」有人回答：「吃補品，吃什麼補什麼。」真是這樣嗎？我們再怎麼吃，這些吃下的東西，不都得經過人體的中焦脾胃嗎？經過中焦脾胃，有多少變成廢物，有多少變成精，有多少變成濕氣，哪能夠掌控？那唯一能補進去的是什麼？這些食物都要等到「經脈通暢」以後，才能吸收。

什麼是「經脈通暢」？經脈通暢指的就是消化和吸收能力都好，消化食物的同時把精華吸收，然後自然食物的精華該去哪裡，人體本身就把它分配到哪裡。

一位醫術真正高明的好醫生其責任是什麼？就是「通經脈」。中醫看病的道理在於，假如來四個人看病，都是不同的病，可是中醫一把脈，全在一個少陰經證裡，可能開一個少陰的方子就可以。人體經脈通暢以後，用元氣各治各的病。

人體治病靠的是「元氣」，千萬不要以為只有藥才能治病，藥不過是用來激發元氣和引經的。如果藥真的能治大病，中國古代就不會那麼強調「養」，「三分病，七分養」的意思也就是在「養元氣」。

如何才能治病？

人體治病靠的是「元氣」。經脈暢通，才能用元氣治病。千萬不要以為只有藥才能治病，藥不過是用來激發元氣和引經的。如果藥真的能治大病，中國古代就不會那麼強調「養」，「三分病，七分養」的意思，也是在「養元氣」。

最補「精」的就是糧食

什麼叫「血」？「血」是帶著精往前進的。所以「血」代表什麼呢？西醫把「血液」稱為blood，中國也有這個「血」字，將西醫的blood翻譯成中文，寫成「血」，但這是兩個完全不同的概念：西醫談的是「血液」的概念；中醫把血當做一種「動能」，把血裡的營養物質當做「精」。

以「頭暈」為例。有些頭暈的人，是因為他氣上來了，血卻上不來，經脈是通的，但是裡面的營養物質不足、精不夠，所以人會頭暈。什麼東西可以補精？最補精的就是「糧食」，要好好吃飯。要想好好吃飯，就得宣中焦脾胃，脾胃一開，人就能吃，精就自然足，所以他的血也就能補足。這才是治病的根本。

中、西醫對「血」的概念

中醫對「血」的概念	西醫對「血」的概念
❶ 將西醫的blood翻譯成中文，寫成「血」	❶ 把「血液」稱為blood
❷ 把血當做一種「動能」，把血中營養物質當做「精」	❷ 談的是「血液」的概念

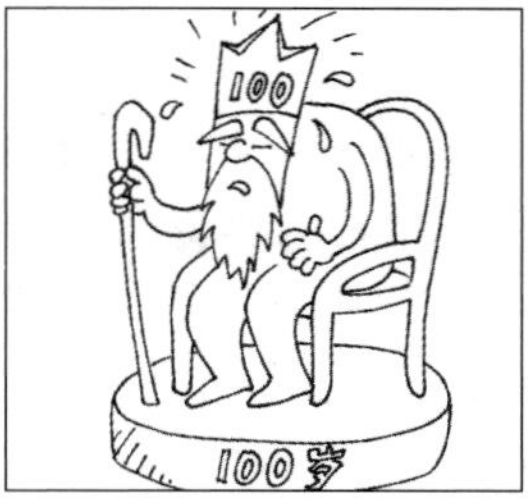

從小病痛不斷的人，也許可以長命百歲；從小到大不生病的人，也許並不長命。

健健康康活到天年

為什麼談「補腎」呢？因為腎還有一個重點，就是「元氣藏於腎」。有人說「精」就是「元氣」，「精」不是「元氣」，「精」是「元精」。中醫有元精、元氣，精是一種物質、氣是一種動能。

我認為「元氣」無法補。「元氣」是父母生您之前就已經固定的東西，是先天的，沒辦法增加。舉例來說，人的元氣就像一桶煤氣，煤氣如果滿滿的，而且品質有保證，就說明您的元氣足。但也有些煤氣桶雖然是滿的，一提覺得挺重的，但這桶很重的煤氣，也許有半桶是雜質。雖然元氣夠量，但是品質不好，並不是真正的元氣足。

有的人先天元氣足，自恃身體好，所以老開大火煮水，快速消耗，一會兒炒菜、一會兒煮水：有人一會兒娶老婆，娶了一個不行再娶一個，一下子就把元氣用完。有的人雖然先天元氣不足，有如半罐氣，但基本上不開火，要用就開一點點；聽說娶老婆要耗氣，就不娶了。這種小病痛不斷的人，卻可以「健健康康活到天年」。

為何小病痛不斷的人，卻可以「健健康康活百年」？
因為先天元氣足的人，自恃身體好，所以老開大火煮水，快速消耗，一下子就把元氣用完。而小病痛不斷的人，雖先天元氣不足，基本上不開火，要用時只開一點點，所以可以「健健康康活到天年」。

「六味地黃丸」是補腎陰虛的藥，「八味腎氣丸」是陰陽雙補的藥

元精叫「腎陰」，元氣叫「腎陽」。病人看中醫，中醫常會說「腎虛」？中醫說的「腎虛」，到底是「陰虛」還是「陽虛」？應該怎麼補呢？

有一味藥叫「六味地黃丸」，這個藥有什麼功效呢？簡單的說，這是典型補腎的藥，是補腎陰的。「六味地黃丸」是六味陰藥，即熟地黃、山茱萸、山藥、牡丹皮、茯苓、澤瀉，是三補三瀉法，所以是「六味」。

「六味地黃丸」從某種意義上講，是補「腎陰」的。「腎虛」到底是哪裡虛？山西知名老中醫李可有一句話，他說：「天底下沒有真的陰虛。」為什麼呢？因為，身體裡的水要流動起來，靠的是陽氣，就像我們平常早上起來看到一池水，水面一定有一層霧，那就是氣，是氣帶給水流動的。而水會凝聚，凝聚就是陽氣不足，帶動不起來。

所以，人體沒有真正的陰虛。只要有人說「腎陰虛」，就一定是「腎陽虛」。沒事坐著都大汗淋漓，本來就是腎陽虛，就是陽氣的固攝能力不行，還使勁補陰，就會越吃越虛。

藥方小辭典

六味地黃丸

藥材：熟地黃、山茱萸、山藥、牡丹皮、茯苓、澤瀉

功效：典型「補腎」的藥，補腎陰。能提升人體免疫力、降壓、平衡血糖、調節代謝功能。

八味腎氣丸

藥材：熟地黃、山茱萸、山藥、牡丹皮、茯苓、澤瀉、桂枝、附子

功效：陰陽雙補，可改善腎陽不足、腰痠膝軟及消渴水腫。

中藥小辭典

桂枝

性味：味甘，性溫

效用：發汗解肌，溫精通絡，用於感冒解熱、子宮虛寒經痛、上肢關節疼痛、神經痛、虛寒咳嗽等症。

為什麼越吃越虛？因為本來是腎陽氣不足，而這六味藥，都是補腎陰的藥，陰越重、陽氣越來越虛，身體就越來越糟糕。

實際上若真想補腎，是「腎虛」的話，一定要先明陰陽，這才是治病的大法。

另一個配伍非常精到的藥，叫「八味腎氣丸」，是漢代張仲景的方子，市面上稱為「金匱腎氣丸」，它是陰陽雙補的，這個藥是從《傷寒雜病論》裡而來，「八味腎氣丸」就是在「六味地黃丸」之外，加兩味陽藥「桂枝」和「附子」。六味是補陰的，桂枝、附子是補陽的。

名醫列傳

李可

李可（出生於西元1933年），山西靈石人。當代中醫界獨具特色的臨床大家之一，擅長以重劑救治重、危、急症，醫術精湛。

名醫列傳

張仲景

張機，字仲景，東漢人。主張「辨證論治」的診療方法，為中醫臨床醫學樹立劃時代的里程碑，被後世醫生尊稱為「醫聖」。著有《傷寒雜病論》、《金匱玉函要略》。

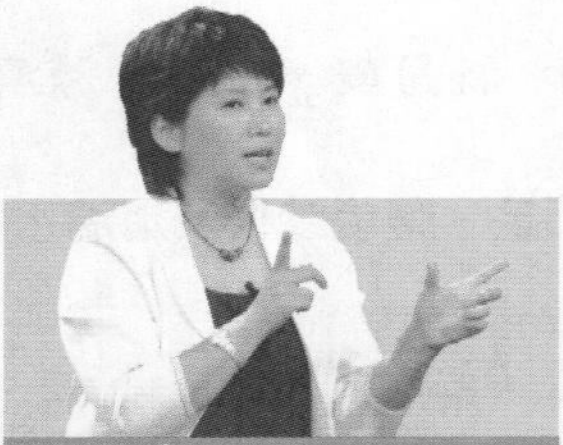

曲老師說分明

治病大法在於明陰陽

「六味地黃丸」從某種意義上講，是補腎陰的。天底下沒有真的陰虛。身體裡的水要流動起來，靠的則是陽氣。

六味地黃丸原本是小孩用藥

「六味地黃丸」是宋代的兒科醫生錢乙，從張仲景的「金匱腎氣丸」所化裁而來。但現在沒人敢把「六味地黃丸」給小孩吃吧？這「六味地黃丸」原本就是小孩的用藥，為什麼小孩需要吃「六味地黃丸」呢？

小孩有個特點：容易勃起，因為他們元氣特別足，勃起才叫「真勃起」。大人的勃起都是淫念造成。當小男孩元氣真陽太足以後，出現勃起、再也不倒下的情況該怎麼辦？中國古代書上說：「陽強不倒，六味地黃丸主之。」

過去有錢人家門口有兩個大缸，男人吃「八味腎氣丸」，陰陽俱補；女人一般服「烏雞白鳳丸」。為什麼「八味腎氣丸」這麼好的藥知名度不高，只讓「六味地黃丸」獨享美名？那是因為三、四百年以來，中國的醫學界認為天底下的人都虛，從朱丹溪那時開始盛行「滋陰派」。

我認為一位醫生的開藥原則，一定是有其固定的服務族群。朱丹溪本身並不是名門貴族，30歲時因母病棄儒學醫，後學理學，經常結交官場之人。這些當官的人自然近酒色財氣，朱丹溪習慣使用滋陰的方法，替他們補身。於是這樣自成一派，也就沿用到現在，才形成一腎虛就用「六味地黃丸」的習慣。

名醫列傳

錢乙

錢乙（西元1035～1117年），字仲陽，北宋一位著名的兒科專家。對醫學各科皆通，有「兒科聖手」之稱，著有《小兒藥證直訣》。

名醫列傳

朱丹溪

朱丹溪（西元1281～1358年），名震亨，字彥修，義烏（今浙江義烏市）赤岸人。世居丹溪，故人稱「丹溪翁」或「朱丹溪」。特別重視滋陰降火之法，為「養陰學派」的代表人物。

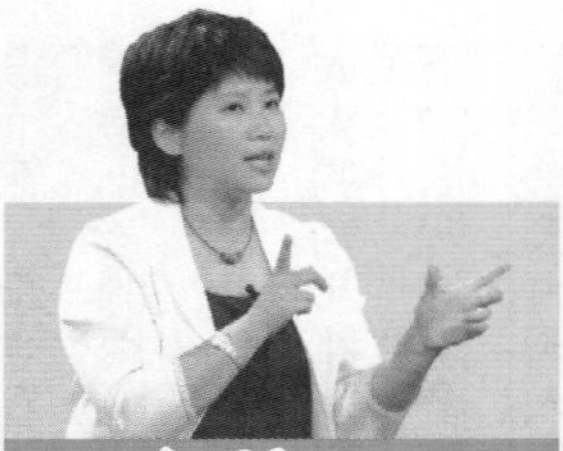

曲老師說分明

御醫的保命手段

御醫先要保護自己，御醫替皇帝看病，絕對不可以開大方子，全都是小藥，反正就是先幫皇帝補身。

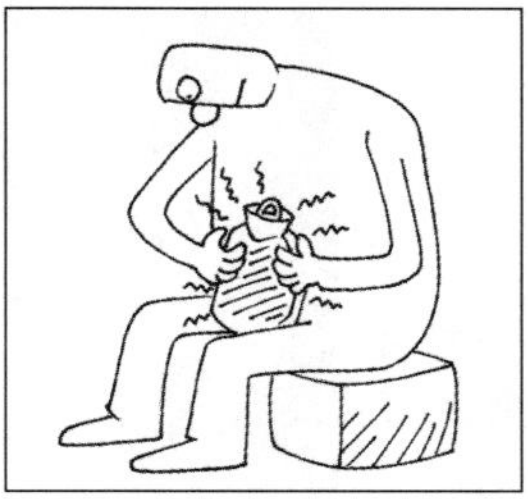

補腎要補對才行，一定要先破腎寒，才能補腎。

現代人需要「通」，而非「補」

我前面曾說：「現在生活的所有問題，都跟營養過剩和運動量不夠有關。」不過現在中醫用藥，還是無法擺脫大補特補。現代人還需要補嗎？我認為因為營養太好，全身都是被堵塞住的疾病，反而需要「通」。

中國古代名醫不願進京城。為什麼？因為進京後全都是在伺候當官的。御醫系統，可以說是中國醫療體系裡面最微妙的部分。首先御醫要先保護自己，御醫替皇帝看病，絕對不可以開大方子，全都是小藥，就一點點，反正就是幫皇帝補身，總不會出差錯吧！以免腦袋搬家。

開藥在中國長期形成一套系統，寧願惡補，也不敢「破」一點點。現在中醫的系統不敢用桂枝和附子，這兩味藥有「破」的功效。「桂枝」通心陽、「附子」破腎寒。現在社會，對醫生來說，最保險的方法就是用「六味地黃丸」，而不敢用「八味腎氣丸」。

補腎要補對，一定要先「破腎寒」才能補腎，這點很重要一定要記住。

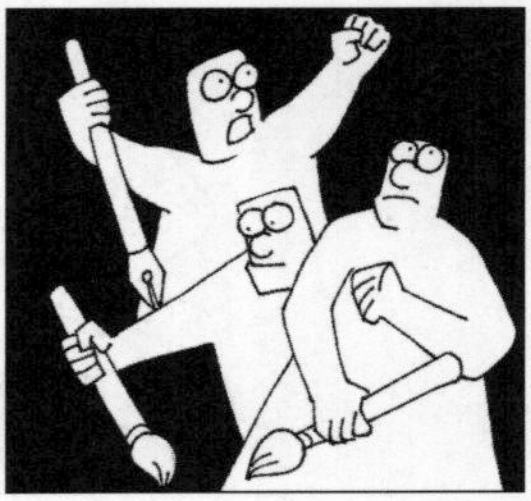

腎氣足的人，志向就大，有隨時上戰場殺敵的勇氣。

腎氣足，志向大

腎氣足的人，必然志向大。實際上，生命當中很多動力，都跟「腎氣」密切相關。我們得向小孩學習，例如問孩子「將來有什麼志向？」孩子大概會說「將來要當科學家之類的」。大人有時會覺得孩子的志向很可笑，這其實一點也不好笑，孩子要探索整個世界的奧祕，志向遠大沒什麼不好。

還有一些小孩子會說：「我將來要當軍人。」大人不要覺得孩子沒壯志，當軍人有一個前提，就是能隨時準備上戰場殺敵的勇氣，這已是大志向。為什麼孩子都有這些大志向呢？

因為孩子的腎精最足，他們沒有外泄。大人則不同，頂多只想賺多少錢、擁有多少的財富、如何能出名而已，想的都是個人問題，缺乏對全人類、整個宇宙有貢獻的弘願，這已經是「腎精不足」的表現。

> **為什麼孩子能有大志向？**
> 因為孩子的腎精足，沒有外泄。大人則不同，想的都是個人利益的問題，缺乏對全人類、整個宇宙有貢獻的弘願，這已經是「腎精不足」的表現。

4 「煲雞」、「烤鴨」學問大？

吃雞要煲湯，吃鴨要火烤

「腎經」所對應的生肖是「雞」。雞是什麼性質？雞是火性，屬鳳凰科。所以在吃飯的時候，大家要小心。雞是火性，就是發物。既然如此，如何吃「雞」就必須很講究，這些都是中國古代文化的精華。例如，現在麥當勞、肯德基很多速食業者，雞全都是用油炸來料理，這是火上加火，一些速食熱量高、讓人易發胖，不利身體健康，所以稱之為「垃圾食物」。

中醫小辭典

發物

能使人體陰陽平衡失調，導致舊疾復發和加重病情的食物。

十二時辰VS.十二生肖

時辰	生肖	合稱
子時	鼠	子鼠
丑時	牛	丑牛
寅時	虎	寅虎
卯時	兔	卯兔
辰時	龍	辰龍
巳時	蛇	巳蛇
午時	馬	午馬
未時	羊	未羊
申時	猴	申猴
酉時	雞	酉雞
戌時	狗	戌狗
亥時	豬	亥豬

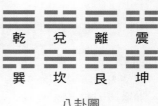

八卦圖

食物本身並不是垃圾，雞作為食材是沒錯的，是烹調做法太不健康。而中國人怎麼吃雞？多是燉老母雞、清蒸雞等，中國古代認為燉老母雞湯是最補身的。雞（火性）放在水裡燉，成為「坎象」（兩水夾一火，參見「八卦圖」），是水中之真陽。

像「鴨子」是陰寒之物，如果不烤，就去不掉牠身上的腥氣，鴨子一定要吃烤過的。有人說：「這種說法，上海人肯定不同意，上海人也煲老鴨湯啊！」別忘了這煲的是「老鴨」。「老鴨」是指更年期過後的鴨，它的陰陽屬性不太明顯，所以可以用水煮。

什麼叫「更年期」？更年期後實際上會出現一個問題，尤其是女性，更年期後可能會出現第二春，就是其一切女性障礙都不存在，所以許多女性更年期後，會重新開創出一番事業。

反觀男性，在更年期過後基本上偏陰柔之性。所以，男性通常不太愛做事，甚至做事變得異常謹慎。這是說明男性在更年期前後的差異極大。當男性更年期過後，可以嘗試著把事業交給更年期後的另一半，讓妻子來主導，延續事業的發展。

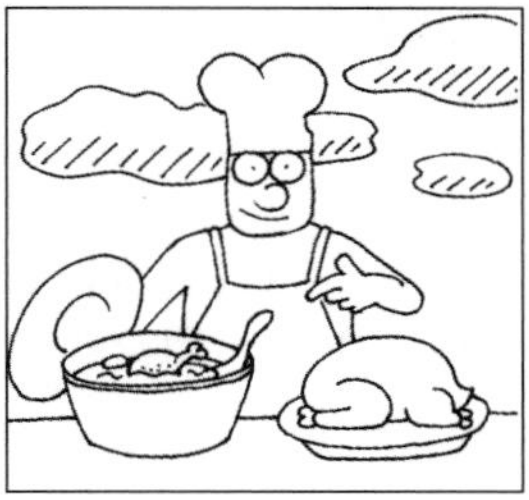

吃雞要煲，吃鴨要烤。

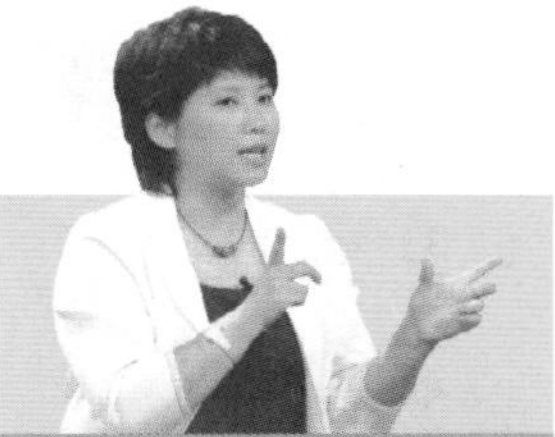

曲老師說分明

雞鴨的差別

雞屬火性，就是發物。「燉老母雞湯」是最補身的。鴨子是陰寒之物，如果不烤，就去不掉它身上的腥氣，鴨子一定要吃烤過的。

「煲」雞、「烤」鴨學問大

項目＼種類	屬性	烹調方式	說明
雞	火性	燉煮	雞是「發物」，放在水裡燉，成為坎象（兩水夾一火），是水中之真陽。中國古代認為「燉老母雞湯」是最補身的。
鴨	寒性	燒烤	鴨子是屬於陰寒之物，如果不烤，就去不掉它身上的腥氣。

食材小辭典

老鴨

性味：味甘、鹹，性微寒

功效：鴨肉含有豐富紅色肌肉纖維，鐵質含量較雞肉高。可以滋補五臟、養胃生津。用來煲湯，湯色極清，可清火。

醫學小辭典

更年期

醫學上指男、女機能進入衰退的時期。女性一般多在40～60歲之間，特徵是停止排卵（停經）、生育期結束、內分泌產生變化，由於此時雌激素和卵巢機能衰退、月經週期不規則或停止，使女性在生理和心理產生不適症狀；男性的更年期通常發生在約50歲，特徵是容易疲倦、腰骨痠痛、肌肉僵硬等。

男性、女性更年期過後的個性差異

差異點＼性別	男性	女性
個性	偏陰柔之性。通常在更年期過後不太愛做事，甚至做事異常謹慎。	因一切女性障礙都不存在，所以更年期後，有人會重新開創出一番事業。

5 「低燒」比「高燒」更可怕？

免疫力下降，引發低燒

酉時是下午5、6點鐘的時候，如果這時身體不舒服發低燒，一定是傷腎氣。青春期手淫過度、新婚夫婦縱慾過度，都有可能引發低熱。

「低燒」在西醫來講，就是免疫力低下，低燒比高燒可怕，低燒久治難癒。發高燒是一個氣足的症，是身體裡的精氣足、氣血足，想把寒邪拱出去的象。有的人覺得低燒無所謂，高燒反而很可怕，事實不是這樣。

「高燒」讓人好像在火爐裡，使身體裡很多的雜質，都變成精粹；而「低燒」溫吞的燒，恰好是沒有力氣燒。西醫認為長期的「低燒」，是人體免疫力整體下降。基本上出現低燒，西醫會採取讓病人回家休養的方式來治療。

名詞小辭典

滌蕩

1. 有散布、搖動的意思
2. 洗除之意

在古代中國醫書裡，並沒有提到「免疫力」這個名詞，「免疫力低下」也是西醫方面的用詞。「低燒」該怎麼辦呢？既然說「低燒」是免疫力下降，是腎氣傷了，就必須增強抵抗力和保腎氣。例如多運動就可以增強體質。

煎熬中藥，隱含健康之道

現代人生病，連煮藥都不想煮，就想直接吞藥片，天底下哪有這種好事？中藥很重視藥煮和煎熬的過程。在煮的過程中，還有「火候」、各種藥相互發生作用的問題。丸藥是緩釋劑，這些藥的藥效比煎的藥小很多，一般在病情不重或病情沉重，承受不了湯劑時使用。而「湯」是滌蕩的意思，一般而言藥效很快。

另外在煮藥的時候，最好能邊煮邊罵自己：「我怎麼把自己搞成這樣？」，反思一下，為什麼受這麼多的委屈、是不是太愛管閒事？想通了，毛病改了，藥也吃了，病也就好了，生活也能重新開始。人就在整個煎熬藥過程中，有機會去改變想法和生活型態。

引發低燒的原因

1. 青春期手淫過度
2. 新婚夫婦縱慾過度
3. 免疫力下降
4. 腎氣傷

低燒與高燒

低燒	由於免疫力低下所引起，久治難癒。西醫通常採取讓病人回家休養的方式治療；中醫則注重增強抵抗力和保腎氣。
高燒	一種氣足的症，是身體裡的精氣足、氣血足，想把寒邪拱出去的象。讓人好像在火爐裡，使身體裡很多的雜質，都變成精粹。

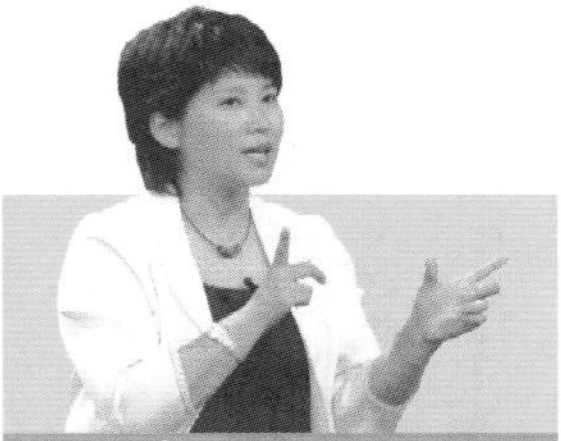

曲老師說分明

中藥應該用煮的

中藥很重視藥煮和煎熬的過程。因為在煮的過程中，還有「火候」的問題、各種藥相互發生作用的問題。

6 如何讓「心火下來、腎水上去」？

耳朵的保健方法—心腎相交法

「心腎相交」，一定要心火下來，腎水才能上去。如何讓心火下來、腎水上去？中國古代有很多方法。

心腎相交法，在手上的表現為兩個地方，一個是「勞宮穴」，屬於心包經。中指的指尖，也屬於心包經。耳朵裡面有一個奇穴，就是耳孔，耳孔就是「聽聞穴」，因為耳朵為腎的花朵。耳朵裡是腎，外邊的中指是心，若想讓您的「心腎相交」，該怎麼辦？

方法❶ 按摩聽聞穴

可以用中指倒著，也就是掌心朝後插耳朵。

倒著插進去以後，轉一個彎，到前面（即掌心朝前），等於鎖死裡頭。然後，在裡面不被察覺、輕輕地移動，完了以後猛然拔出。

做做看，這樣是不是頭腦會清楚些？若還不清楚就繼續做，沒事經常做幾次，這是對耳部的保養。是一種「心腎相交法」。

方法2 鳴天鼓

「鳴天鼓」就是兩手掌心勞宮穴處，緊按兩耳的聽聞穴處，兩手的食指、中指和無名指，分別輕輕敲擊腦後膀胱經處的「天鼓」（也叫「枕骨」）。然後，掌心掩按外耳道，手指緊按腦後枕骨不動，再突然離開耳朵，這個時候耳中就會有聲響。

「腎開竅於耳」，腎氣足聽覺就會靈敏；耳通於腦，腦中有腦髓，而腦髓又依賴於腎精氣的滋養，所以腎虛則髓不足，容易導致頭暈、耳鳴，睡眠不佳的問題。

經常用「鳴天鼓」這個方法，可以達到調補腎元、強本固腎的效果，對頭暈、健忘、耳鳴等腎虛症狀，有一定作用。這個方法非常好，是中國古代非常有名的方法，可以常用，最好蹲在地上做，然後再慢慢一點點地站起來。

從五竅看五臟

1. 肝開竅於目
2. 心開竅於舌
3. 脾開竅於口
4. 肺開竅於鼻
3. 腎開竅於耳

方法3 手心搓腳心

最後一個心腎相交法，是用右手的手心，搓左腳的腳心；用左手的手心，搓右腳的腳心。每天晚上看電視時，可以教家裡的老人家做，凡是有血壓高問題的人，可以經常如此做。「勞宮穴」對「湧泉穴」，兩腳一盤、對搓就行了。這樣每天晚上搓，搓個幾百下，對老人家控制血壓非常有好處，耳朵的毛病也會自然改善。

如果是泡腳以後搓更好，每天晚天固定泡腳20分鐘左右，水溫要熱一點，為了怕水溫變涼，可以在旁邊放一個保溫瓶，不斷地添熱水。泡到什麼程度最好？泡到後背微微發汗，就等於經脈疏通，通了以後，就上床睡覺，就能睡得特別沉、特別香。

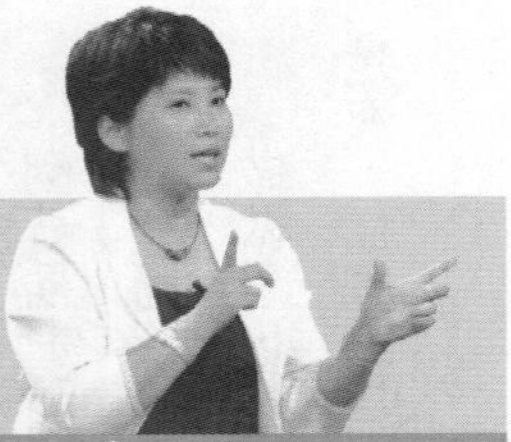

曲老師說分明

鳴天鼓治病

經常用「鳴天鼓」這個方法，可以達到調補腎元、強本固腎的效果，對頭暈、健忘、耳鳴等腎虛症狀，有一定的作用。

三種心腎相交法

心腎相交法	做法	效用
方法❶ 按摩聽聞穴	中指倒著，也就是掌心朝後插入耳朵，倒著插進去以後，轉一個彎，到前面（即掌心朝前），等於鎖死裡頭。然後，在裡面不被察覺、輕輕地移動，完了以後，猛然拔出。	讓人頭腦清楚，一種對耳部的保養。
方法❷ 鳴天鼓	兩手掌心勞宮穴處，緊按兩耳的聽聞穴處，兩手的食指、中指和無名指，分別輕輕敲擊腦後膀胱經處的「天鼓」（也叫「枕骨」）。然後，掌心掩按外耳道，手指緊按腦後枕骨不動，再突然離開耳朵，這個時候耳中就會有聲響。	達到調補腎元、強本固腎的效果，對頭暈、健忘、耳鳴等腎虛症狀有一定作用。
方法❸ 手心搓腳心	用右手的手心，搓左腳的腳心；用左手的手心，搓右腳的腳心，「勞宮穴」對「湧泉穴」，兩腳一盤、對搓就行了。	對有高血壓者控制血壓非常有好處，耳朵的毛病也會自然改善。

7

「爬」讓人體更健康？

人像動物在地上爬，健康加分

人和動物有一個很大的差別，人的一切疾病都跟「行為變化」有關，人是唯一直立的動物，而其他動物大多都是趴著的。

據說過去希臘哲學家，在定義「人」的時候說：「何為人？人，兩腳直立的動物。」後來發現不對，因為雞也是兩腳直立的，於是就增加了一項特徵「人是兩腿直立，並且能思考的動物」。

這是現在西方社會對人的定義，但是中國人一定不認同。因為老莊曾經說過「子非魚焉知魚之樂」，即「你怎麼知道魚和雞不會思考」，對吧？你又不是牠們。

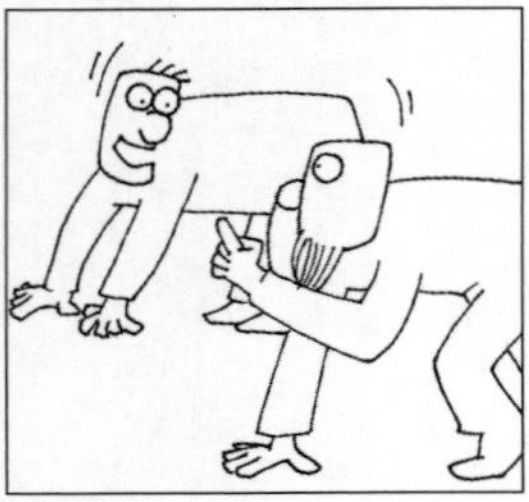

人如果像動物一樣在地上爬，身體會更健康。

為什麼人類會生病？那是因為人的一些疾病，跟人類的直立有關。例如，心腦血管疾病跟人的直立有關，因為直立存在著血壓的問題。沒有聽說過熊跟獅子有高血壓的問題吧？也沒有聽說熊或獅子有痔瘡。人有痔瘡，也是因為人直立，造成直腸受壓迫。

真的想要養生怎麼辦？非常簡單，要想不得痔瘡、高血壓，就天天花一定的時間，在地上爬，而且要像動物那樣，腿、手直起來爬才管用。

哪些疾病、損傷跟人類的直立有關？

1. 心腦血管疾病：因為直立存在著血壓的問題
2. 痔瘡：因為人直立，造成直腸被壓迫
3. 脊椎錯位損傷
4. 大小腸蠕動無力

晚上泡腳才更養生

一般都是晚上泡腳，為什麼呢？這就是一個「時間」問題。晚上全都是陰氣，足跟手相比，足為陰、手為陽，手白天經常活動，不需要特別照顧，但晚上的陰氣會導致足更陰，所以晚上要泡腳。

一般比較推崇的是「搓腳」，這是非常好的養生法。要清楚瞭解，人體的許多傷害，都跟人是「直立」的有關，大腦供血不足、脊椎錯位損傷、心血管疾病、痔瘡，大小腸蠕動無力等，全都跟直立有關。因為直立，腳每天承受巨大的壓力，所以每天晚上更需要好好地泡泡腳。

現在泡腳有很多種做法，例如，用花椒水泡腳、用鹽泡腳等。一般我建議用熱水泡腳就可以，泡完腳以後，拿著熱毛巾一裹，然後拿把槌子捶捶會更舒服，晚上睡覺絕對不會失眠。

如何讓泡腳更養生？

1. 用熱水泡腳20分鐘左右。
2. 泡完腳以後，用熱毛巾一裹，再拿把槌子捶捶會更舒服。

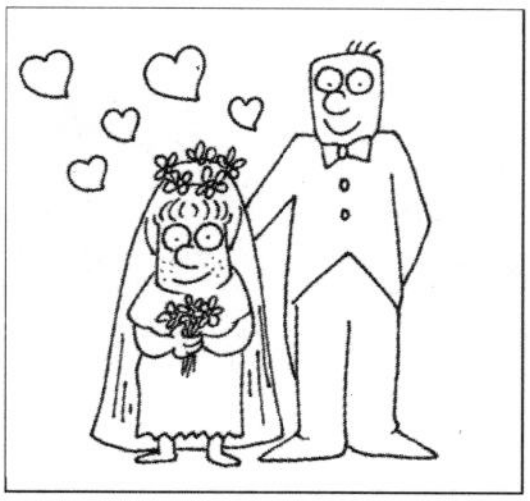

如果您娶到一位醜老婆，等於得到一個養生的寶貝。

8

如何「養精」更養生？

家有醜妻是個寶

要想養腎精，古代有個說法：「下士養生是分床」，就是指夫妻分床、少過性生活，「下士養生」是最低階的養生。「中士養生是分房」，這是中等境界的養生。

最高境界養生該怎麼辦？不結婚嗎？不結婚的人短命，孤陰不長、孤陽不生。「家有醜妻是個寶」，這是上士養生的方法。妻子醜，丈夫懶得看她，身心都清靜。歷史上，諸葛亮做到「上士」養生方法（家有醜妻）。

以上這些說法，代表中國式養生的一個看法：認為生殖之精，是造成人體差異的一個重要因素。對不對呢？縱慾肯定不對，一味地禁慾也有問題，關鍵要「適度」。

人物列傳

諸葛亮

諸葛亮（西元181～234年）。字孔明，三國蜀漢琅邪陽都（今山東省沂水縣）人。常自比管仲、樂毅，足智多謀，人稱「臥龍」，是一位政治家、軍事家、天文學家。後經劉備三顧茅廬，輔佐蜀漢27年，其一生忠義鞠躬盡瘁，可惜興復漢室的餘願未了，逝世後受封為武鄉侯。

有個笑話說，有人找某老中醫看病，這老中醫就問他：「你抽煙嗎？」那人說：「不抽煙。」「那你喝酒嗎？」「不喝酒。」「那你玩女人嗎？」「不玩。」「那你應該有點病吧！要是再沒點病，活著還有什麼意思呢？」這個故事就是說，人生可以從各種角度去看，大家不要把人生過得太拘謹，要有點情趣才好。

我們學這些知識，一方面是要「明理」，要明這生命之理。中國文化裡面有一個核心，中國人曾經說過一句話：「朝聞道，夕死可矣。」就是早上知道了大道理，晚上死了也值得。什麼意思呢？就是說中國人的快樂有不同的境界。例如，吹拉彈唱是一個境界，找樂子是一個境界，找女朋友也是一個境界，娶個醜妻更是一個境界。

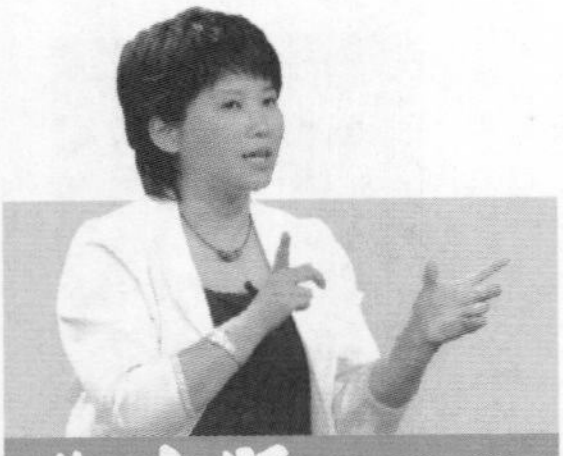

曲老師說分明

養腎精的方法

「下士養生是分床」，就是夫妻分床，下士養生是最低階的養生。「中士養生是分房」，這是中等境界的養生。「上士養生—家有醜妻是個寶」，妻子醜，丈夫懶得看她，身心都清靜。

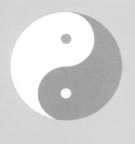

第十一章

戌時—心包經當令，保持心情愉悅

- 年齡的祕密，盡在眉眼？
- 人生快樂，經脈通暢？
- 中國人的養生觀—實用、長遠？

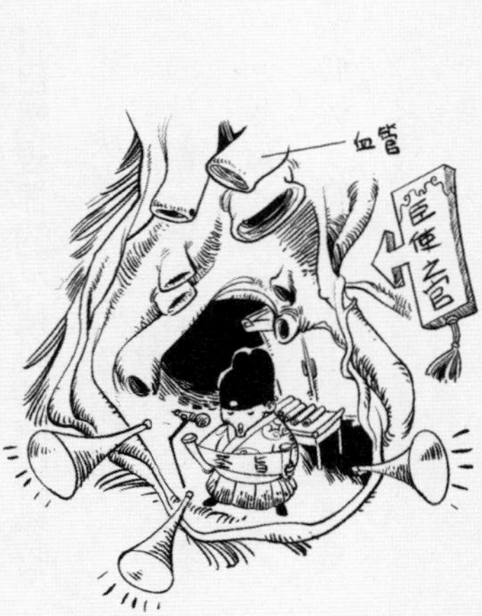

1

年齡的祕密，盡在眉眼？

眉眼之間，洩露年齡祕密

戌時是晚上7點到9點，這段時間是「心包經」當令，心包主喜樂，所以這時是人娛樂的時間。人為什麼非得晚上娛樂？這是符合自然規律的。這段時間陰氣特別盛，陰氣達到極點，陽氣則快沒了。該怎麼辦呢？

中國古時候是一個父權社會，男性認為晚上7點到9點，跟越多的女人在一起越好，因為他自己的陽氣將盡，此時正是陰氣旺盛的時候，從房中術上來說，就要採陰補陽。

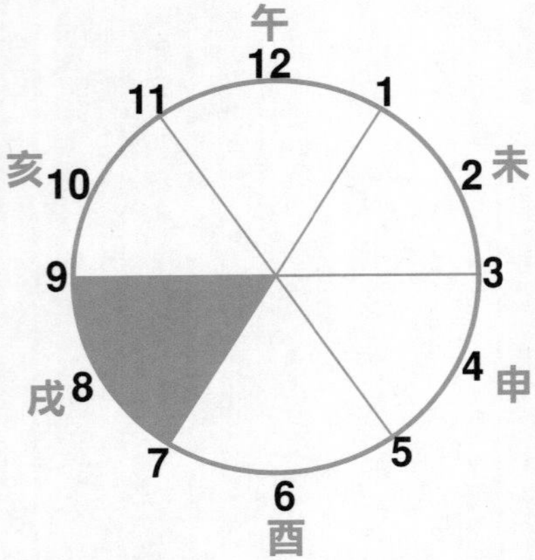

● 心包主喜樂，這個時間是人娛樂的時間。

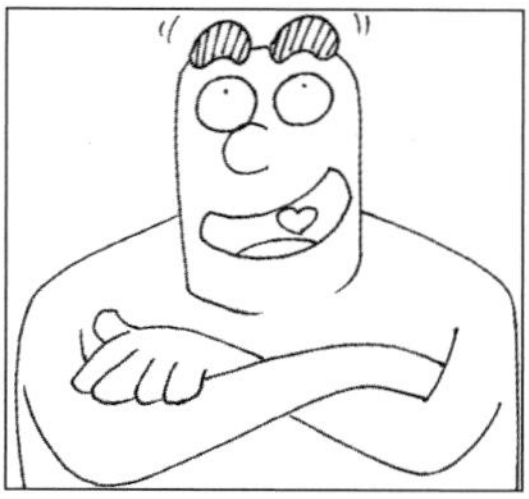

人老不老，看眉毛和眼睛就知道。

這個時間主什麼呢？主喜樂、主高興。喜樂從哪裡來？喜樂全從「膻中」來，大喜樂從「心」來。「膻中」這個穴位正好在兩乳的正中間（見398頁圖），大家不要小看這個地方，這個地方在西醫叫「胸腺」，是快樂的泉源。

我們經常用「心花怒放」形容一個人的心情高興。其實，真正的笑不在嘴上，嘴角上的笑，有可能是假笑。「真正的笑」在哪裡？在「眼睛」。往往魚尾紋很多、都是笑紋的人，才是真快樂；臉上什麼皺紋都沒有，只有在嘴角有表情，就是虛偽或過度內斂的人，這種人也容易罹癌。而且，眼還不是重點，真正的笑在「眉毛」，叫「眉開眼笑」。

眉毛是什麼？眉毛是陽氣最足的一個表現，眉頭走的是太陽膀胱經，眉中部是陽明胃經，眉梢是太陽小腸經，眉毛這三段全都是「陽」。小孩子之所以討人喜歡，就因為他眉目靈動；人老之所以呆板，在於眼睛不靈活，跟他說個話、送秋波，他根本就看不出你到底在做什麼。所以，老化的問題，從眉眼之間可見。

眉毛位置和經脈對照表

位置	經脈
眉頭	太陽膀胱經
眉中	陽明胃經
眉梢	太陽小腸經

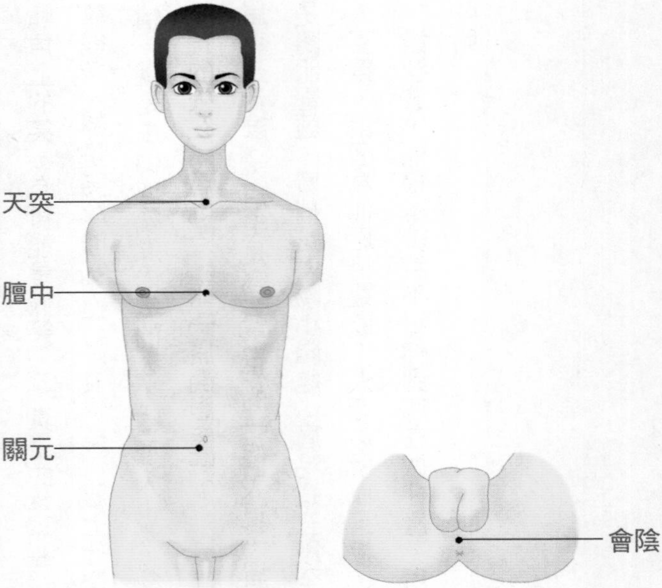

膻中穴

穴位小辭典

膻中穴

位於兩乳的正中間，這個地方在西醫叫「胸腺」，是快樂的泉源。

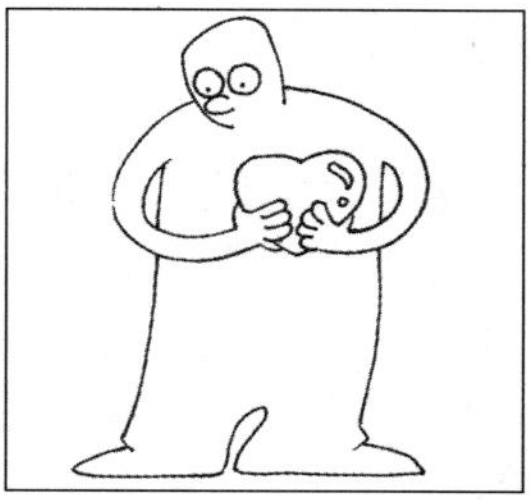

「心包經」是心臟的護衛，保護心臟，又替心臟抵擋邪氣。

2 人生快樂，經脈通暢？

「心包經」就是西醫中的「胸腺」，是人快樂的泉源

心包經很重要。「心包經」是西醫所沒有的，但是西醫有「胸腺」。「胸腺」是什麼？在西醫人體系統裡只要叫「腺」的，應該都歸於免疫系統，不可以輕易地動它，「胸腺」尤其重要。我在西方的解剖書上，發現一個大祕密，就是胎兒在母體裡時，有巨大的黃金體胸腺。

在人的一生當中，在母體裡生長最快，胎兒用十個月的時間，完成人類幾億年的進化。胎兒成長快，前提是什麼呢？前提是「經脈通暢」，而經脈通暢的前提則是「快樂」。這蘊含著人生一個最重要的道理：人生就應該快樂，這樣才能經脈通暢；人生只要不快樂，經脈就會堵塞。

人體小辭典

胸腺

成角錐狀的淋巴器官，指膻中穴到肚臍之間的一條直線，位在胸骨後方、心臟水平處。胸腺組織主要由淋巴細胞和網狀細胞組成，分皮質和髓質兩個部分。胸腺產生的淋巴細胞，能刺激源自骨髓的淋巴細胞，產生抗體。

有的人表面上嘻嘻哈哈，讓人覺得他很快樂，但在學養生的人眼裡，就知道這個人內心極度抑鬱，心裡的苦，外人看不到。

胎兒在母體裡應該是無憂無慮、快快樂樂的。但難免受到母親情緒波動的影響，所以現在鼓勵，女性懷孕時一定要保持好心情，胎兒才能在母體中健康成長。

小孩一出生，黃金體胸腺就找不著、快速地萎縮。這也告訴我們一個很深刻的道理，老子曾經說過一句話：「出生入死」，人一出生就入死地。為什麼呢？小孩一出生，就得自己面對世界的喜怒哀樂、悲歡離合，就無法單純地快樂了。

其實從人性上來講，一出生胸腺就萎縮，這代表人開始痛苦、不快樂，人就開始經脈不通暢。小時候還好，越大越不通；等真的長大成人，不是這裡痛，就是那裡疼，全身都不通。到了這時候該怎麼辦？找醫生嗎？不行，要想通暢還是得靠自己，多運動，心胸放寬，才能快快樂樂的。

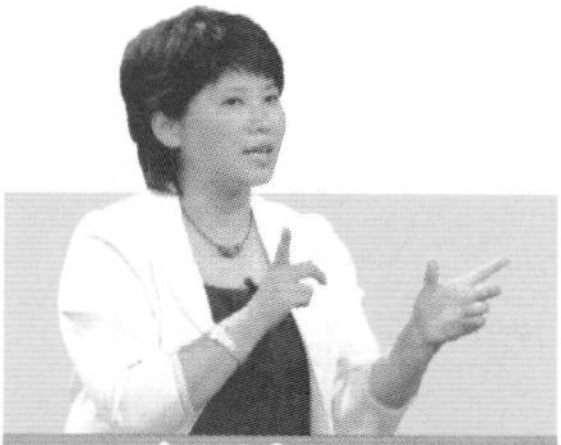

曲老師說分明

小孩成長快速

胎兒在母體裡時，有巨大的黃金體胸腺。在人的一生當中，人在母體裡生長最快，胎兒用十個月的時間，完成人類幾億年的進化。

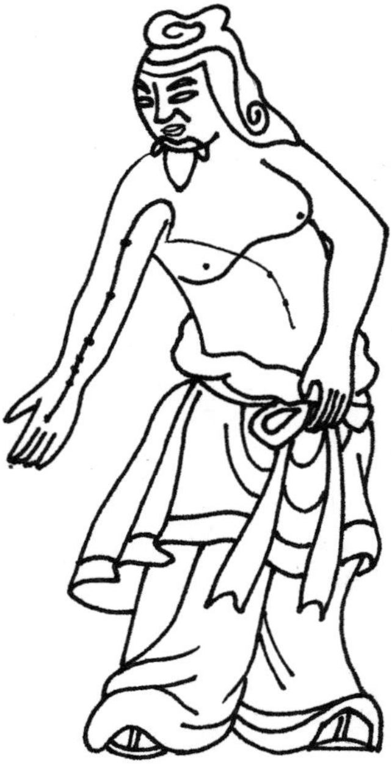

心包經

拍心包經的注意事項

1. 平常沒事就拍一拍，每天晚上睡覺前也拍。
2. 要把持力度。
3. 空拳拍最好。
4. 先揉「極泉穴」，把極泉穴拍開，拍心包經才有效。

捋心包、揉極泉

「心包經」從胸中開始，透過膈肌，散於胸部、上腹和下腹三焦。心包經還有支脈，支脈從胸內肋部出來，走天池穴向上到腋下，沿上臂內側天泉穴處，從手太陰、手少陰之間，進入肘部的曲澤穴，再向下走到前臂，進入掌中的勞宮穴，再從勞宮穴分叉。一根從中指橈側出，終於中指末端的中沖穴；另一根沿無名指，到無名指末端，接手少陽三焦經。

平常我們要怎麼養「心包」呢？心包經平常可以經常拍一拍，例如當我們被主管批評的時候，胸口會覺得很悶，這在很大程度上是心包被壓抑，我們就會不自覺地用手拍拍胸脯，這就是下意識地拍心包經。如果被悶得很厲害，一定要用藥，用對了藥就很簡單，可以輕鬆解決這個問題。

最主要還是平常要注意活動，可以經常「捋」心包（捋讀樂，指用手抓住，再朝他處移動），捋一捋兩乳正中間（膻中穴），以大拇指輕輕地「捋」。有些人舉手就打，動作有點過大，除非從小就用打的方式，不然會傷害臟腑，捋「心包經」一定要把持力度。愛撫小孩子，幫孩子按摩、揉一揉「膻中」那裡，對孩子會有好處。

中醫小辭典

心包經

心包經從胸中開始，透過膈肌，散於胸部、上腹和下腹三焦。心包經還有支脈，支脈從胸內肋部出來，走在天池穴處向上到腋下，沿上臂內側天泉穴處，從手太陰、手少陰之間，進入肘部的曲澤穴，再向下走到前臂，進入掌中的勞宮穴，再從勞宮穴分叉。一根從中指橈側出，終於中指末端的中沖穴；另一根沿無名指，到無名指末端，接手少陽三焦經。

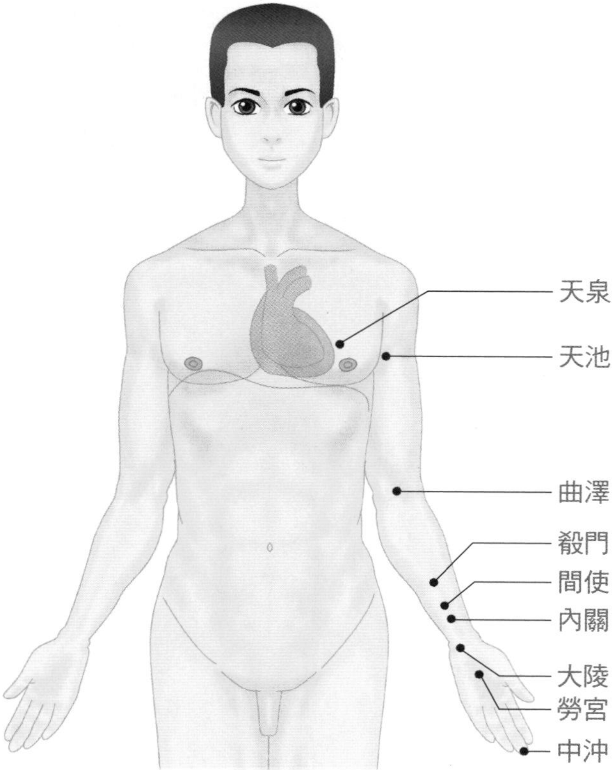

心包經經穴圖

拍心包經有一些地方要注意，平常沒事就拍一拍，每天晚上睡覺前也拍，拍心包經的時候，空拳拍最好。還有一點要注意，拍心包前，一定要先揉「極泉穴」，把極泉穴拍開，拍心包經才有效。揉極泉穴有一個原則，只要一揉極泉穴，無名指和小指會麻，就算正確。

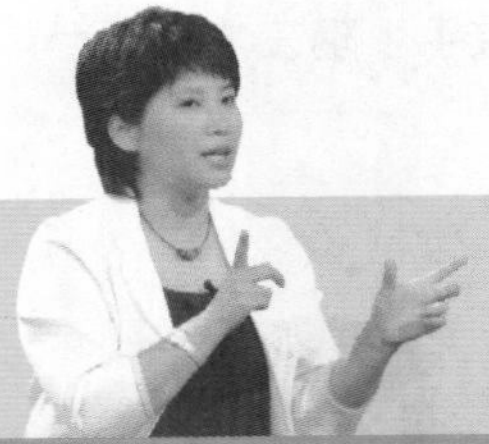

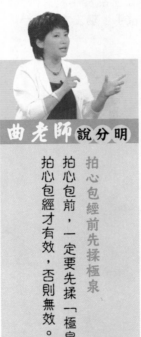

曲老師說分明

拍心包經前先揉極泉

拍心包前，一定要先揉「極泉穴」，把極泉穴拍開，拍心包經才有效，否則無效。

3

中國人的養生觀—實用、長遠？

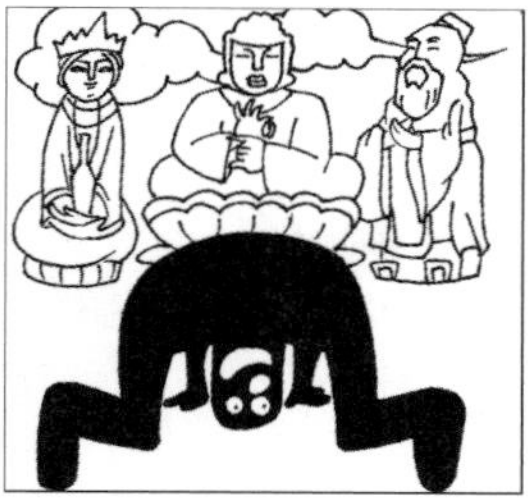

中國人有什麼特性呢？誰有用就拜誰。

中國人的宗教觀—誰有用就拜誰

中國文化有一個特點，就是說不管你學什麼，一定要講求「實際」。就跟中國人的拜拜文化很像。中國整體的精神是什麼呢？西方人常說：「中國人的特點，就是沒有宗教觀。」我看過一張照片，表現中國文化相當傳神。就是一對農村的老夫婦，坐在一張桌子前，後面牆壁破破爛爛，滿牆掛滿一排佛像、老子像、觀音菩薩像、關公像，這就是典型的中國人。

中國人有什麼特性？誰有用就拜誰。求子，拜註生娘娘；求內心平靜，拜觀音菩薩；心情不快樂，拜彌勒佛。這就是中國人的特性，聽人說有用，就拿來試試看。至於是不是真的對每個人有用、發生作用的原理原則是什麼，一概不重要。這種處世的態度，可稱為「實用主義」。

中國人是實用主義者。實用主義其實也沒什麼壞處，反正就是比較實際，所以整個國學可以落到「實處」。「實處」是什麼？「實處」就是生命之道。人都有身體，都有一條命，或對我們的後代有用。你的後代是什麼？就是你生命的延續，就這麼簡單。

曲老師感悟

健康也一樣，對待自己的身體也要考慮長遠，無論健康、亞健康、體質弱、多病等，都應該立定一個志向，也就是心裡有一股力量，把自己的身體打造成百年老店，做百年大計，讓渾身氣血運通起來，讓五臟六腑把「店門」打開，像一位精明的商人，經營好自己的身體，這才是最重要的一門生意。

中國人的特性
1. 宗教觀是誰有用就拜誰
2. 注重長遠性
3. 不喜歡做大、做強
4. 把一切都落實到生活上

中國人的志向—百年大計

中國人還有一個特色，就是一切都注重「長遠性」。例如，寺廟建在窮山惡水的地方，但建寺廟的人，一點也不畏懼地遠路偏，因為他看得長遠。

就是說地方再偏僻，將來也會有人來朝拜，所以廟方不怕險峻。而且一開始就表明這種志向，在門口栽種的樹，全是可以活上百年的樹木，這就是所謂的「百年大計」。

中國人不喜歡做大、做強。以香港人為例，香港很多商號都號稱百年老店，我認為就是西方行銷學經營品牌的概念，把它經營成「百年老店」的形象。等到百年以後，你的後人來此，還會有這家店存在。這是中國文化裡非常奇特的一部分，把一切都落實到生活上，這就是中國人。

成語小辭典

百年大計

指影響深遠的計畫或方案。

病症檔案室

亞健康

現代人身心不健康的一種表現，指人雖然無明顯疾病，但呈現疲勞、缺乏活力、反應能力減退、適應力減退的生理狀態，也稱為「第三狀態」或「灰色狀態」。無力、易疲勞、情緒不穩定、失眠等，皆為主要症狀。

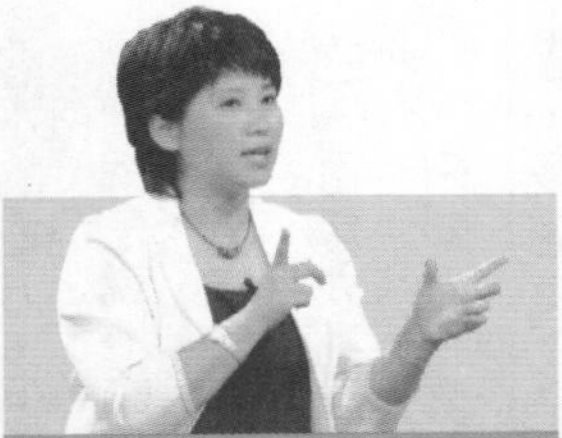

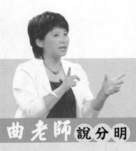

曲老師說分明

百年老店的品牌

中國人不喜歡做大、做強。以香港人為例，香港很多商號都號稱「百年老店」。

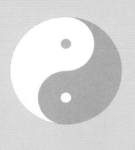

第十二章

亥時—三焦經當令，陰陽調和享受性愛

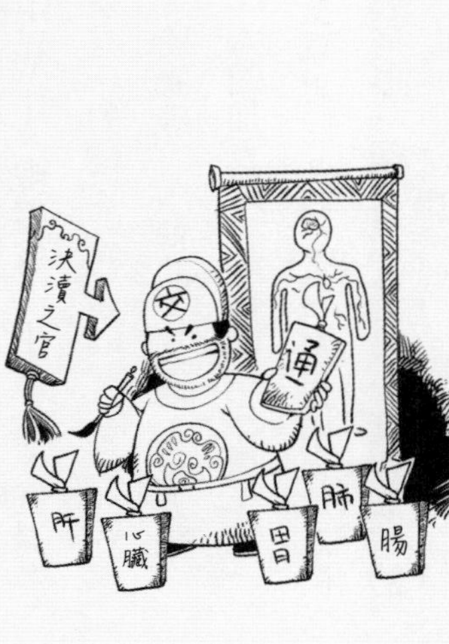

- 什麼是「三焦」？
- 「睡眠好」容易使人成功？
- 剪斷臍帶是人後天生命的開端？

1 什麼是「三焦」？

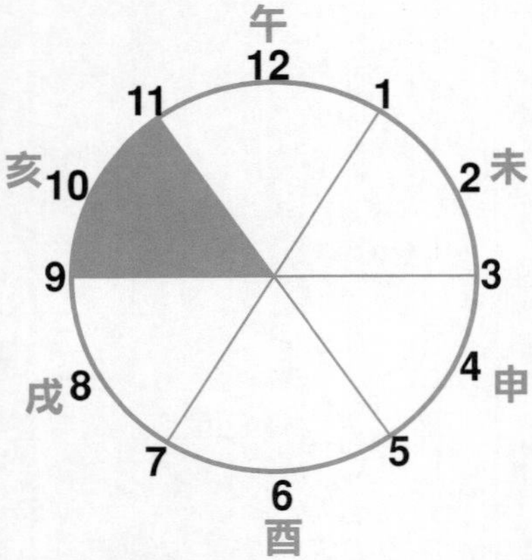

晚上9點到11點（亥時），三焦經當令。「上焦」是心和肺，「中焦」是脾和胃，「下焦」是肝和腎，它是按位置來規定的。

癌症轉移透過三焦

亥時是21點到23點，這時就是三焦經當令。什麼叫「三焦」？胸腔加腹腔就叫「三焦」。一般按照五臟的說法，心肺為「上焦」、脾胃為「中焦」、肝腎為「下焦」，這個說法是不對的。「中焦」、「下焦」系統包括大小腸、膽、膀胱等，兩脅肋骨叉以上是五臟，肋骨叉以下是六腑，六腑加五臟，全都叫「三焦」。

「三焦」是什麼意思呢？就是五臟六腑彼此之間都有繫掛，掛在一起形成一個立體的網膜，這個立體的網膜就叫「三焦」。

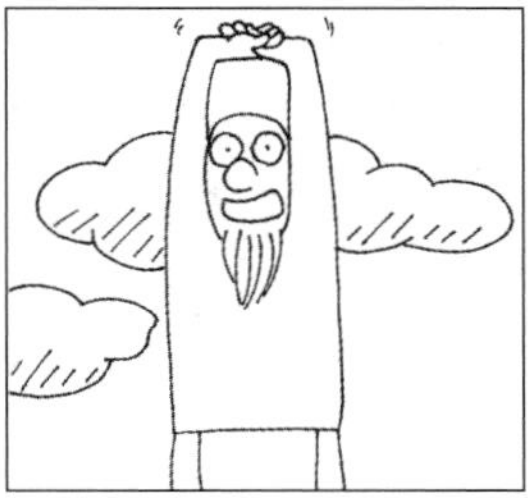

雙手托天理三焦

假如肝上長一個囊腫，或變成西醫所謂的「癌」，是透過哪裡轉移呢？答案是透過「三焦」轉移。

八段錦的第一個動作叫「雙手托天理三焦」。這是一個什麼樣的動作呢？自然站立，雙手掌心向上，中指相接置於小腹，兩手上提至胸口高度；雙掌翻轉（掌心向下）下壓；慢慢下壓至小腹前；再慢慢上提至臉前翻掌（掌心向上），上提至頭頂上，手臂伸直，手掌托天，兩眼向上看；兩手分開如抱球狀後，再往下放，慢慢放下；反覆做二輪後，回復自然站立姿勢。

「雙手托天理三焦」這個動作最核心的地方，是手上提到頭頂時，掌根奮力往外推，兩臂自然夾耳，才能解決這個問題，才能真正宣開三焦。這個動作要經常做。

《易筋經》裡面的「韋馱獻杵」第三勢，遠遠超越「雙手托天理三焦」這個動作。「雙手托天理三焦」才活動六條經脈，而《易筋經》裡面的「韋馱獻杵第三勢」則活動了十二條經脈。這兩個動作都可以做。

中醫小辭典

三焦

1. 心肺為「上焦」，「中焦」、「下焦」系統包括大小腸、膽、膀胱等。兩脅肋骨叉以上是「五臟」，肋骨叉以下是「六腑」，六腑加五臟，全都叫「三焦」。
2. 五臟六腑彼此之間都有繫掛，掛在一起形成一個立體的網膜，這個立體的網膜就叫「三焦」。

「韋馱獻杵」第三勢

口訣：「掌托天門目上觀，足尖著地立身端。力周腿脅渾如植，咬緊牙關不放寬。舌可生津將齶舐，鼻能調息覺心安。」

功法：兩腳開立，足尖著地，足跟提起；雙手上舉高過頭頂，掌心向上，兩中指相距三公分；沉肩曲肘，仰頭，目觀掌背。舌舐上齶，鼻息調勻。吸氣時，兩手用暗勁盡力往上托，兩腿同時用力下蹬；呼氣時，全身放鬆，兩掌向前下翻。收勢時，兩掌變拳，拳背向前，上肢用力將兩拳緩緩收至腰部，拳心向上，腳跟著地，要重複要八到二十次。

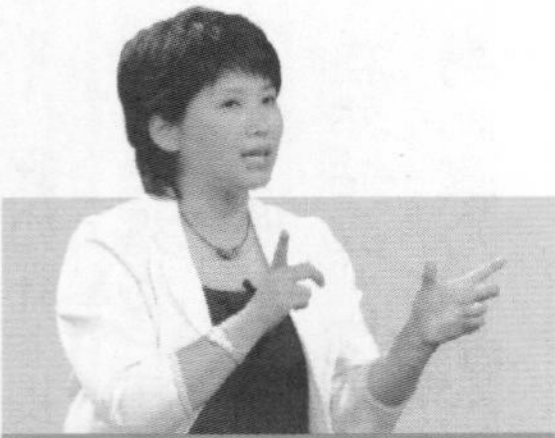

曲老師說分明

三焦的病症

三焦全靠運動，三焦經的疾病包括了耳聾、耳鳴、頭痛等，耳聾尤其跟這個經脈有關，後背疼也跟三焦經有關。

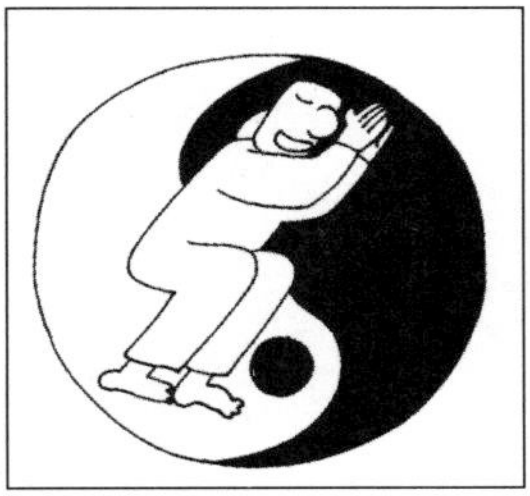

睡眠好比什麼都重要。

2

「睡眠好」容易使人成功？

亥時，生命又回到最原始狀態

亥時這個字就是前面陰陽，上面是一陰一陽，底下是兩個人，一個男人摟著一個懷孕的女人在睡覺。所以什麼叫「亥時」？「亥時」就是生命又回到最原始狀態。

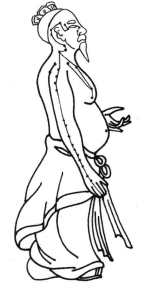

三焦經

西方人認為男女做愛、陰陽結合的最佳時間是晚上22點。古人說：「十年修得同船渡，百年修得共枕眠」，中國古代在「亥時」這個時段之前在做什麼？前面的戌時（晚上7點到9點），是聊天的時間、保持心情愉快，閒談完之後，開始做點事，做完事累了就睡，夫婦好合、溫柔同眠。就這麼簡單，這是人的生命重要的一個過程，睡眠是讓人回到最原始狀態的一種方法。

西方曾用動物做過類似這方面的實驗，讓三種動物，一個不能睡覺，一個不能喝水，一個不能吃飯，哪種動物先死亡？記住，一定是不能睡覺的先死亡。所以能睡得好的人，已經在人生道路上贏得勝利。

「三焦」全靠運動鍛鍊，三焦經的病包括耳聾、耳鳴、頭痛等，耳聾尤其跟這個經脈有關，後背疼也跟三焦經有關。

十二時辰養生法

序號	時辰	時間	說明	養生重點
1	子時	晚上11點到凌晨1點	**膽經當令**（膽經在子時值班）	要睡覺
2	丑時	凌晨1點到3點	**肝經當令**（肝經在丑時值班）	養肝血
3	寅時	凌晨3點到5點	**肺經當令**（肺經在寅時值班）	深度睡眠
4	卯時	早晨5點到7點	**大腸經當令**（大腸經在卯時值班）	應排便
5	辰時	早晨7點到9點	**胃經當令**（胃經在辰時值班）	一定要吃早飯
6	巳時	上午9點到11點	**脾經當令**（脾經在巳時值班）	運送養分
7	午時	上午11點到下午1點	**心經當令**（心經在午時值班）	小睡片刻有益健康
8	未時	下午1點到3點	**小腸經當令**（小腸經在未時值班）	吸收營養精華
9	申時	下午3點到5點	**膀胱經當令**（膀胱經在申時值班）	最佳學習黃金時間
10	酉時	下午5點到7點	**腎經當令**（腎經在酉時值班）	補腎元氣足
11	戌時	晚上7點到9點	**心包經當令**（心包經在戌時值班）	保持心情愉快
12	亥時	晚上9點到11點	**三焦經當令**（三焦經在亥時值班）	陰陽調和享受性愛

3

剪斷臍帶是人後天生命的開端？

剪斷臍帶，人的後天生命就此開始

跟我們身體相關的一條線，非常重要，很多人知道後都覺得非常驚訝，是什麼呢？「臍帶」。臍帶這條線的功用是什麼呢？臍帶是連接人先天和後天的根本，人的先天是在母體內時，人後天的生命，是從離開母體後開始的。

具體來說，從臍帶剪斷的那一瞬間，人後天的生命就開始。在人體上，連接臍帶的部位是肚臍，肚臍在中醫中有一個經穴，叫「神闕」。從人剪斷臍帶的那一瞬間開始，人的先天神明就缺失。

穴位小辭典

神闕穴

位於肚臍，又名「臍中」，是人體生命關鍵的要穴。常溫暖此穴可健脾胃、改善腹瀉，可達預防疾病、延年益壽的目的。

保存臍帶血是救命的根本

現在很多人都會保存「臍帶血」。因為臍帶裡包含人所有先天的東西，它是可以救命的。一旦得到像「白血病」這樣的病症，可以拿自己的臍帶血來治療。所以現在全世界都在宣導保存臍帶血，不少國家也開始著手推廣。

有一部電影叫《姊姊的守護者》。電影的故事大綱是有個孩子得到白血病，在沒有找到合適的骨髓前，小孩的媽媽必須再生一個孩子，並且用人工受精及基因組合的技術，讓第二胎孩子的血，與得到白血病小孩的血液培植配置完全一樣，然後再用新生兒的臍帶血，來救這個已罹患白血病孩子的性命。

所以說「臍帶」是什麼？是連接先天和後天的根本。

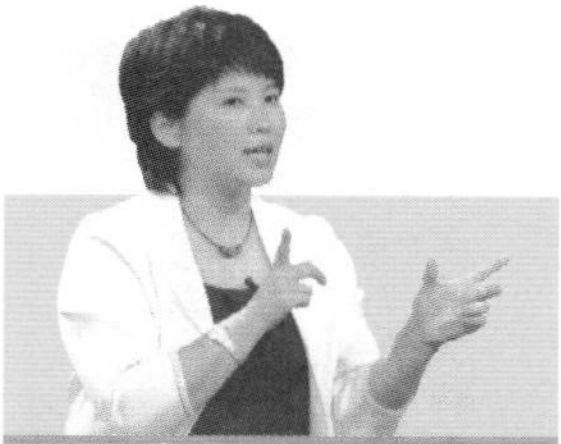

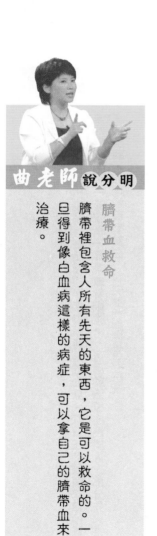

曲老師說分明

臍帶血救命

臍帶裡包含人所有先天的東西，它是可以救命的。一旦得到像白血病這樣的病症，可以拿自己的臍帶血來治療。

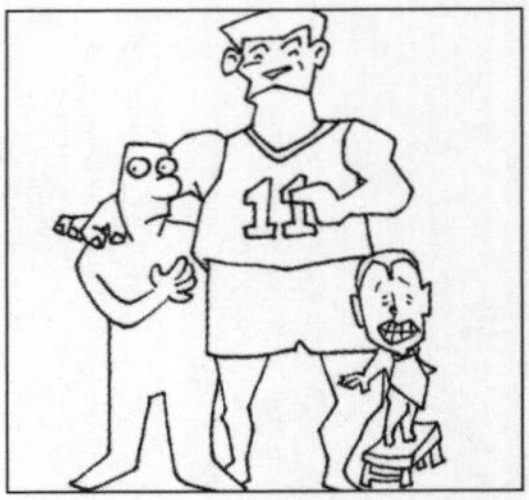

有「移動長城」外號的旅美籃球高手姚明的「寸」和我們的「寸」肯定不同。（姚明為NBA火箭隊中鋒，身高有229公分）

醫學小辭典

臍帶血

指新生兒出生時，在胎盤與臍帶內所存留的血液。其真正的價值來自所富含的幹細胞，一般統稱「臍帶血幹細胞」。可用於治療血癌病人、部分先天性遺傳疾病，如地中海型貧血、有機酸代謝異常等疾病。

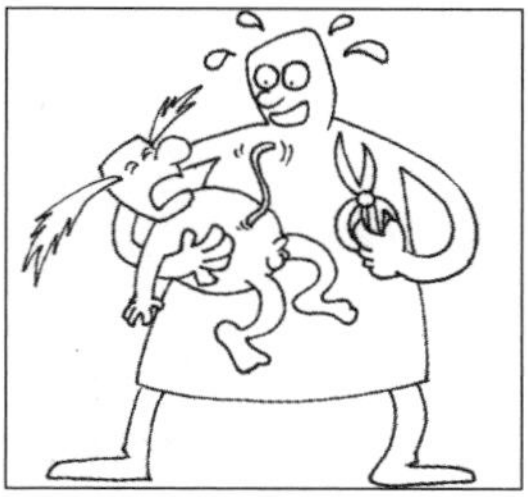

古人說：「臍帶剪得很短，會傷人的脈，會傷息，會氣息不足。」若剪長了，則會消耗人的身體。

出生時，臍帶剪六寸才好

中國古代關於剪臍帶，有個非常有趣的現象，古代對剪臍帶的這個過程，非常巧妙且十分講究。

古代的胎孕裡，有一條專門規定：剪臍帶時，一定要剪到六寸長。這裡說的「寸」不是指現在的丈量尺寸。這個「寸」指的是什麼呢？也就是人的「同身寸」。

「同身寸」指的是「大拇指上的橫紋」，橫紋的長度，就是一個人自己的「寸」。還有一個同身寸的計算方法，就是中指彎曲以後，由指尖往指根數的第二個關節，這部分的長度叫「一寸」。稍微比較一下，它們可能有一點差異，但不會太大。

所謂「同身寸」，就是說這個「寸」是專屬自己，獨一無二的。例如，有「移動長城」外號之稱的旅美籃球高手「姚明」的寸，跟我們的寸肯定不同。古代買衣服，都是按照個人所量尺寸去製作。例如，什麼叫「尺」？就是人手腕到胳膊肘的長度，這是一個人自己的「尺」，所以古代人做衣服都是「量身定做」。

名詞小辭典

同身寸

意指這個「寸」是專屬自己、獨一無二的。

同身寸的計算方法：

1. 大拇指上的橫紋。
2. 中指彎曲以後，由指尖往指根數的第二個關節，這部分的長度叫「一寸」。

一般來講，臍帶剪成六寸，指的是小嬰兒的同身寸，小嬰兒大拇指橫紋的長短。為什麼是六寸呢？剪八寸可以嗎？不行，古時候的人認為，這個「六寸」的長度跟人體密切相關：一呼一吸，脈走六寸。

如果臍帶剪成四寸，會出什麼問題？古人說：「臍帶剪得很短，會傷人的脈，會傷息，會氣息不足。」那剪太長呢，八寸、十寸？剪太長則會消耗人的身體。有些人問：「那我們已經剪了怎麼辦？」別擔心，這些都是古人的說法，現代人有現代人的說法，況且現在後悔也來不及了。

剪臍帶的學問

臍帶要剪多長？	說明
臍帶剪成六寸	「六寸」指小嬰兒的同身寸，小嬰兒大拇指橫紋的長短。這個「六寸」的長度跟人體密切相關：一呼一吸，脈走六寸。
臍帶剪太短	會傷人的脈，會傷息，會氣息不足。
臍帶剪太長	會消耗人的身體。

字義小辭典

「機」的涵義

1. 剪斷臍帶的那一瞬間，叫做「機」。
2. 能把握的那一瞬間，叫「機」。

人生無法算計，而是靠機遇

嬰兒出生的時候，手都是握拳的，大人不知道如何去掐嬰孩的六寸。用古代的說法就是，老天不讓我們在小孩一出生時就算計好，即使古代說：「臍帶要剪六寸」，但實際上是不是六寸，也只能靠揣測。人生不是算計出來的，人生就是隨機的一瞬間，所以現代經常講「機遇」，這都是有文化傳承的。

什麼叫「機遇」？「機」字左邊為「木」，右邊為「幾」，「幾」是由一個「戈」字和絲線組成，「戈」是一把刀，上邊左右是絲線。剪斷臍帶的那一瞬間，叫做「機」。我們在作決斷的那一瞬間，能不能做到當機立斷？若能，我們就要把握那一瞬間，這才是最重要的，所以這就叫「機」。

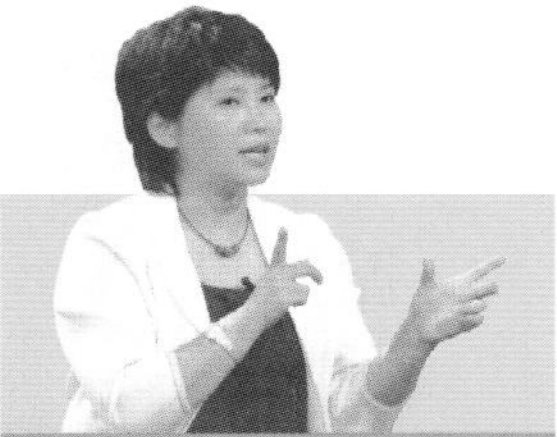

曲老師說分明

決斷的時機

我們在作決斷的那一瞬間，能不能做到當機立斷？若能，我們就把握那一瞬間，這才是最重要的，所以這就叫「機」。

附錄

五行對應關係表

五行	土	火	水	木	金
五臟	脾	心	腎	肝	肺
五方	中央	南方	北方	東方	西方
五色	黃	赤	黑	青	白
五腑	胃	小腸	膀胱	膽	大腸
五聲	歌	笑	呻	呼	哭
五志	思	喜	恐	怒	憂
五官	口	舌	耳	目	鼻
五味	香	焦	腐	臊	腥
五液	涎	汗	唾	淚	涕
五味	甘甜	苦	鹹	酸	辛辣
五體	肌肉	脈	骨	筋	皮毛
官職	諫議之官	君主	大力士	將軍	丞相
五華	唇	面色	髮	手（爪）	毛
五變	噦	憂	慄	握	咳

2008~2009
誠品排行榜

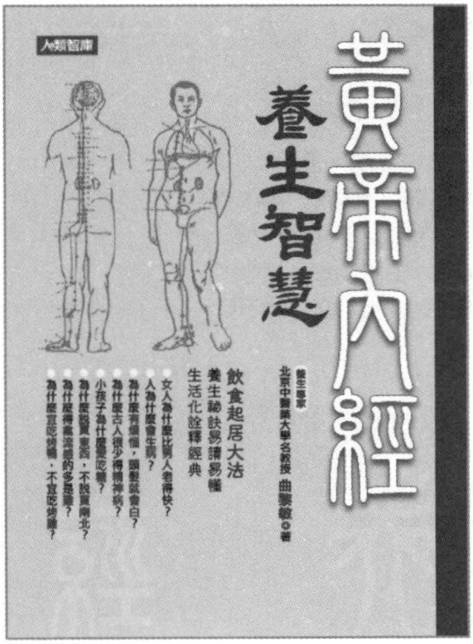

黃帝內經養生智慧

規格：15 x 21cm / 印刷：套色
裝訂：平裝・軟精裝 / 頁數：384頁
定價：360元（平裝）/ 380元（軟精）
ISBN：978-986-84257-8-1（平裝）
978-986-6612-22-0（軟精）

養生專家
北京中醫藥大學名教授 **曲黎敏** 著

- 北京中醫藥大學副教授、碩士研究生導師
- 北京天人醫易中醫藥研究院院長
- 《名家論壇》專家 ● 清華大學特邀顧問

主要著作：
《黃帝內經養生智慧》
《黃帝內經養生智慧❷—從頭到腳說健康》
《黃帝內經養生智慧❸—曲黎敏談養生》
《中醫與傳統文化》《中華養生智慧》
《易學氣功養生》

內容特色

- 女人為什麼比男人老得快？
- 為什麼宜吃烤鴨，不宜吃烤雞？
- 為什麼古人很少得精神病？
- 為什麼說買東西，不說買南北？

掌握十二時辰保健祕訣
順應四季自然健康養生法
啓動人體的自癒力

中國大陸銷售突破一百萬冊

* 榮登誠品、金石堂、法雅客、Page One 三民書局、家樂福、大潤發、博客來等暢銷書排行榜
* 誠品2008年好書 Top 100
* 金石堂2009、2008年好書Top 300
* 榮登博客來2009年度百大好書Top 100

◎ 神奇的老祖宗智慧

《黃帝內經》二千多年來一直是中醫理論的基礎，更是中國人所奉行的生活飲食起居大法，幫助我們認知日常事物中的玄妙智慧，說的是和我們息息相關的調養、體質、飲食、情緒等。

◎ 名家開講引領入門

曲黎敏教授精彩解讀《黃帝內經》，用現代話語詮釋，拉近經典與讀者之間的距離，讓讀者既能領略中華傳統文化的智慧與奇妙，又能學到實用的養生知識，強健身心、延年益壽。

2009
誠品排行榜
第1名

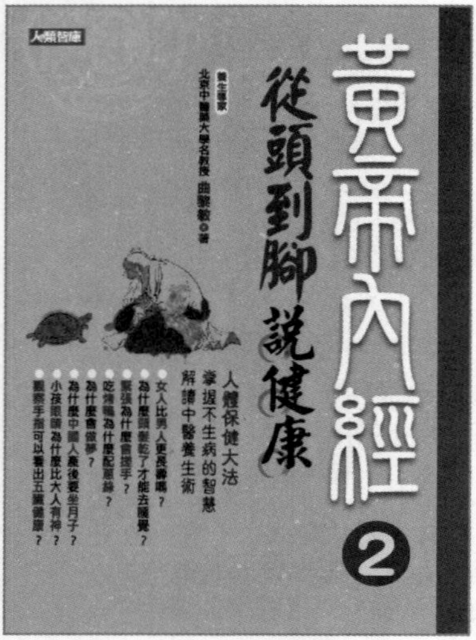

黃帝內經 ②
從頭到腳說健康

規格：15 x 21cm / 印刷：套色
裝訂：平裝・軟精裝 / 頁數：448頁
定價：380元（平裝） / 399元（軟精）
ISBN：978-986-6612-20-6（平裝）
978-986-6612-51-0（軟精）

養生專家
北京中醫藥大學名教授 曲黎敏 著

內容特色

人體保健大法
掌握不生病的智慧

- 女人比男人更長壽嗎？
- 吃烤鴨為什麼配蔥絲？
- 小孩眼睛為什麼比大人有神？
- 觀察手指可以看出五臟健康？

* 誠品2009健康生活類暢銷書第1名
* 榮登誠品、金石堂、法雅客、Page One 三民書局、家樂福、大潤發等暢銷書排行榜
* 入選金石堂2009年好書 Top 300

◎ 生活化詮釋經典

人首先要對自己的身體有一個深刻的認知，雖然不一定要明醫理、明藥理，但一定要明生活、明情理。講《從頭到腳說健康》無非是一種方便法門，是拋磚引玉，是多少年苦心積慮學習的一次總結，是一次分享，本書獻給所有辛勤的父母、所有親人、所有熱愛生命的同修者。

◎ 養生祕訣易讀易懂

改掉導致身體衰弱的壞習慣，養成符合生命本性的生活習慣。醫食同源，讓食物成為你的藥物，掌握十二時辰保健祕訣，順應四季健康養生法，啓動人體的自癒力。

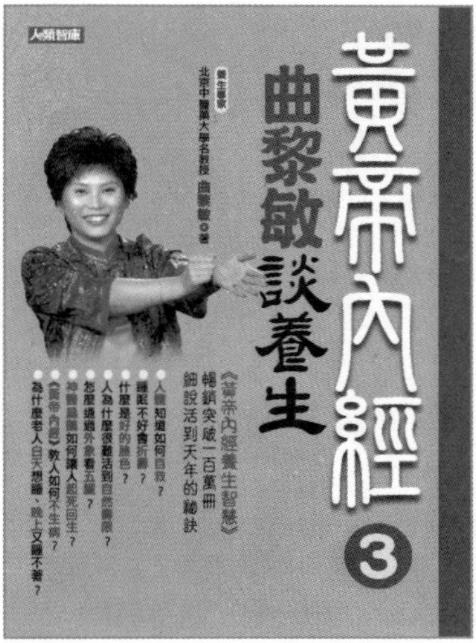

黃帝內經 ❸
曲黎敏談養生

規格：15 x 21cm / 印刷：套色
裝訂：平裝・軟精裝 / 頁數：448頁
定價：380元（平裝） / 399元（軟精）
ISBN：978-986-6612-17-6（平裝）
978-986-6612-52-7（軟精）

養生專家
北京中醫藥大學名教授 曲黎敏 著

《黃帝內經》實際上講的是如何不生病的道理，它的前提不是建立在如何治病上，而是建立在如何不生病。 —曲黎敏

內容特色

名家開講中國最古老養生經典
精彩絕倫又簡明實用的解讀

- 人為什麼很難活到自然壽限？
- 睡眠不好會折壽？
- 神醫扁鵲如何讓人起死回生？
- 人體知道如何自救？
- 《黃帝內經》教人如何不生病？

◎ 醫道即生存之道

曲黎敏以《黃帝內經》的傳統醫學理論為基礎，結合常見的病症，詳細介紹中醫養生理念和方法，闡釋「醫道即生存之道」，說明中醫不只是救人治病之術，更是解決人類生命困境之道。

◎ 細說活到天年的祕訣

大道從不遠人，本書不像西醫書籍總是在解析生理、病理等艱澀專業詞彙，它還幫助我們認知日常事物中的玄妙智慧，比如東南西北、春夏秋冬、陰陽調和等，說的是和我們息息相關的順時調養、體質、飲食、修養性情等。

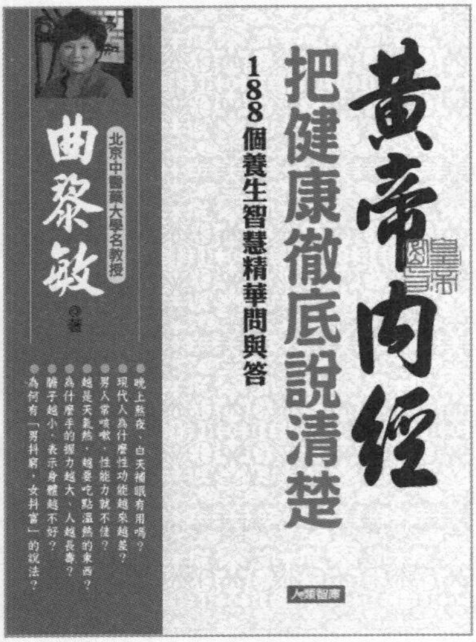

黃帝內經 ⑤ 漢字故事養生智慧

規格：15 x 21cm / 印刷：套色
裝訂：平裝・軟精裝 / 頁數：448頁
定價：380元（平裝）/ 399元（軟精）
ISBN：978-986-6238-12-3（平裝）
978-986-6238-13-0（軟精）

養生專家

北京中醫藥大學名教授 **曲黎敏** 著

名家分享養生智慧

曲黎敏老師精通國學、傳統醫學，寫作深入淺出、內容廣博，藉由對漢字的深層探索，喚醒對生命更深刻的認知，領略養生文化精華。

內容特色

中文是全球使用人口最多的語言，全球正掀起中國風
中國人應重新、從心看待漢字和中華文化
從漢字之美，探索天地規律的養生面向，擁有健康身心！

- 先喝湯後吃飯，還是先吃飯後喝湯？
- 吃生魚片為何要配清酒、沾芥末？
- 泡溫泉真的對身體有好處嗎？
- 冬天得的病和夏天有何關係？
- 人越快樂，免疫力就越強？

◎ 從古籍深入詮釋養生意義

本書集《黃帝內經》、《說文解字》、《本草綱目》、《爾雅》、《方言》、《釋名》等古籍經典，透過作者妙筆，開啓閱讀漢字的全新視角，研究人的問題，多元探討養生真諦。

◎ 融合醫學和文化，展現大醫學高度

本書結合文化，以中醫理論的「陰陽」、「五行」、「氣血」等觀念為基礎，解說中藥的品位等級、君臣佐使的用藥方略，展現全方位解決生命問題之大醫學高度。

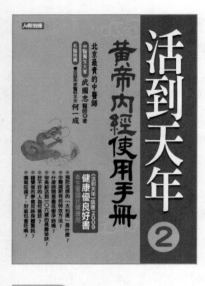

活到天年 ②
黃帝內經使用手冊

規格：15 x 21cm / 印刷：套色
裝訂：平裝・軟精裝 / 頁數：448頁
定價：380元（平裝） / 399元（軟精）
ISBN：978-986-6612-70-1（平裝）
978-986-6612-71-8（軟精）

中醫養生大家 武國忠 著

你想活到幾歲？
《黃帝內經》：
「盡終其天年，度百歲乃去」

名醫推薦
書田家醫科主任＆榮新診所副院長 何一成

內容特色

以養生為己任，做自己的上醫
黃帝內經＆中醫養生智慧
教你健康活到100歲

- 預防流感的「太和湯」是什麼？
- 中醫減肥有何特效方法？
- 什麼時間是最佳懷孕時機？
- 宋美齡活到106歲的長壽祕訣？
- 肝不好的人為何易怒？

◎ 升發陽氣改變命運

保養生命的最大玄機，是明白自己是哪種體質，才能運用正確的養生和祛病方法。體質先天注定，是「命」。但你可以決定如何調理養護，是「運」。

◎ 細節決定長壽關鍵

世間最好的藥，都在自己身上。養生之道，貴在日常的生活細節。生活處處有中醫，細節決定長壽關鍵，吃得好不如吃得健康，陽氣啓動人體大藥，做簡單的養生樁，就能養身和養心。

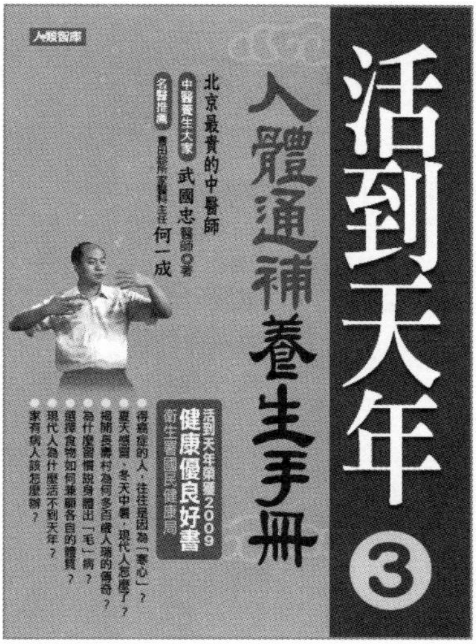

活到天年 ❸
人體通補養生手冊

規格：15 x 21cm / 印刷：套色
裝訂：平裝・軟精裝 / 頁數：448頁
定價：380元（平裝） / 399元（軟精）
ISBN：978-986-6612-81-7（平裝）
978-986-6612-82-4（軟精）

中醫養生大家 **武國忠** 著

活到天年的健康公式：
好醫生＋真藥＋好患者＝健康人

名醫推薦
書田家醫科主任＆榮新診所副院長 何一成

內容特色

北京最貴的中醫師教你，想要命好、活得長？
要以「通」為「補」，
從頭到腳都通補，健康長壽到天年！

- 現代人為什麼活不到天年？
- 很多婦女病都是高跟鞋惹的禍？
- 男人如何有效提升性能力？
- 親吻耳朵，為什麼能挑起女性情慾？
- 說話真的很消耗精氣神嗎？少說話也是養生？
- 為什麼發怒時，按太沖穴能消氣？
- 為什麼酒後容易吐真言？
- 東方人、西方人的體質哪裡不同？

◎「通」才是最大的「補」

古人云：「一通百通」。身體的六腑、經絡、關竅乃至毛孔，都要保持通暢，養生大家武國忠，聚焦通補之術，以數種單方一味通補藥方，教您輕鬆養生祛病、活到天年。

國家圖書館出版品預行編目資料

把健康徹底說清楚／曲黎敏著.
——初版. ——臺北縣新店市：源樺，2010.08
面；　公分
ISBN 978-986-6238-14-7（平裝）
ISBN 978-986-6238-15-4（精裝）
1.中醫　2.養生
413.21　　99011274

本書功能依個人體質、病史、年齡、用量、季節、性別而有所不同，若您有不適，仍應遵照專業醫師個別之建議與診斷為宜。

人類智庫 1979年2月22日 創立

把健康徹底說清楚

作　　者　曲黎敏
主　　編　鄭如玲
文字編輯　陳台華　陳亭妤　林雅婷
美術編輯　張承霖　黃蕙珍　藍麗楓
繪　　圖　夢想國工作室
特約校對　陳小瑋

發 行 人　桂台樺
總 編 輯　鄭如玲
投資控股　人類智庫股份有限公司
人類智庫網　www.humanbooks.com.tw
發行出版　源樺出版事業股份有限公司
公司電話　(02)2218-1000（代表號）
公司傳真　(02)2218-9191（代表號）
公司地址　台北縣新店市民權路115號5樓
劃撥帳號　01649498　戶名：人類文化事業有限公司
書店經銷　聯合發行股份有限公司
經銷電話　(02)2917-8022

出版日期　2010年8月8日
定　　價　380元（平裝）/ 399元（精裝）

新、馬總代理
新 加 坡：諾文文化事業私人有限公司
Tel：65-6462-6141　Fax：65-6469-4043
馬來西亞：諾文文化事業私人有限公司
Tel：603-9179-6333　Fax：603-9179-6060